《本草綱目》是全世界最早、最完整的本草藥學博覽全書！
全世界有日文、韓文、拉丁文、義文、英文、德文、法文、俄文等版本。

本草綱目
養生智慧全書

趙靜濤　著

U0085133

前言

從《本草綱目》中汲取養生大智慧

如今，越來越多的人意識到：眞正的財富，其實不是豪宅華廈，不是雙B轎車，不是名牌包包或存款數目，而是擁有健康的身體，那才是人生最珍貴的財富。簡而言之，再優越的物質條件，也要有健康的身體，才能夠消受得起。

在追求健康的路上，你也許嘗試過很多的偏方、驗方、祕方、仙方，或許還被不少滋補品、保健品「迷惑」過。但是某一天，你可能會突然發現所有的這些努力都收效甚微，或者適得其反，自己的健康狀況並沒有由此改善，仍是該得什麼病得什麼病。對於養生保健，我們不可謂不用心，但是問題到底出在哪裡呢？好身體又究竟怎樣得來呢？

決定人健康狀況主要有四大基本因素：（1）是父母遺傳；（2）是環境因素；（3）是醫療條件；（4）是個人的生活習慣。

在這裏，除了父母的遺傳因素是屬於不可自控的因素外，其他環境、醫療及個人生活方式，都是屬於可控因素。這幾者相加達80%以上。由此可見，我們人完全可以成爲自己身體健康的構建者。所以說，你想要健康，想要長壽，想要永保青春，歸根結柢還要從日常點滴中的養生做起。

明代李時珍的《本草綱目》就是這樣一本日常養生保健「聖經」。它集古代養生保健知識之大成，收載了三百九十餘條有關輕身、延年、益壽的醫理及方藥，並設有長壽例案數十則，爲我國的保健醫學、老年醫學的發展做出了巨大的貢獻。

李時珍遵循《內經》五字要旨，闡發歧黃養生之精微，兼收縱蓄百家長壽之祕訣，一一載入《本草綱目》之中。《本草綱目》蘊藏著衆多抗衰老、養生延年的觀點與知識，除了在有關藥物的附方中收錄了抗衰老方劑285種，涉及衰老性病症211種外，更有鮮明的醫學理念作爲理論支撐。

比如，《本草綱目》在說到養腎這個話題時，提出了這樣的觀點：「命門即腎……命門者……爲藏精系胞之物，爲生命之源，相火之本，精氣之府。」明確指出了「腎爲先天之本」，「腎爲性命之源」，腎藏精而肝藏血，精血相生，同盛同衰。對後天之生殖、發育、衰老起著關鍵作用。李時珍又進一步指出：腎氣虛弱，陽氣衰微，不能薰蒸脾胃，則脾胃虛寒，運化無力，致使腎氣失去補充而虧乏。

在這個理念的指導下，《本草綱目》中記載了一系列養肝補腎的藥物和食材，有枸杞子、女貞子、絲子、紫河車、地黃、鹿茸、山萸肉、刺五加、何首烏、續斷、補骨脂、益智仁、肉蓯蓉、黃精、狗脊、巴戟天、淫羊藿、仙茅等30餘種。對於想在書中尋訪長壽靈方的人們來說，一部好的醫書應是既可以從中了解到養生理念，又可以對照書中所述在生活中隨處能用的，而《本草綱目》正是把這個特點發揮到了極致。

由於《本草綱目》成書的文法體例與現代漢語相去甚遠，對於現在的讀者來說，其語體和形式對全書的可讀性造成一定的影響。鑒於此，本書特別精心遴選《本草綱目》在養生保健方面的精華內容和藥方、食譜，圍繞現代人關注的養生保健話題從不同的角度對這本經典著作進行了重新整合，以一種更適合現代人閱讀習慣、更加系統的歸類方法與耐讀的形式把《本草綱目》這部傳世醫書展現在讀者面前。以期讀者在領略《本草綱目》魅力的同時，能夠從中吸收實用的養生保健智慧之精華。

CONTENTS

第二章

藥補不如食補，食為主藥為輔／93

第六章 察顏觀面，健康由你自己來解讀／185

第七章

第八章

第九章 從頭到腳，細節處的養生激發長壽潛能／333

第十章 寒濕是健康殺手，健康要有效掌控「冷暖」／379

第十四章 冬日養生，養腎進補正當時／459

第一章

不老之藥只是傳說，健康養生壽命才長

李時珍在《本草綱目》中收載了數百項有關輕身、延年、益壽的醫理及方藥，爲後人留下了寶貴的精神財富。他的目的不是實現長生不死的神話，而是幫助人們更健康地生活，享受養生所帶來的健康身體和恬靜的心情。

每個人的健康與壽命60％取決於自己，無論從什麼角度上來說，其實人完全可以是自身健康的規劃者。養生是什麼？養生不僅是一種文化，更是一種生活方式。養生是對自己的一種生命理念，一種生命態度。它不是商業運作，不是精明計算。養生，養的不僅僅是身體，養生的至高境界還是養心，是很內在的東西。

健康養生食為先

養生的智慧是未病先防，並且是以食補為先。所以飲食養生由古至今都是最為重要、最貼近於生活、最容易掌握和實施的養生法，《本草綱目》中記載：「飲食者，人之命脈也，而營衛以賴之。」但此法需要的是時間、精力和智慧。掌握好飲食養生的方法和規律，並付之於行動是我們健康生活、頤養天年的祕訣。

現在人生活壓力都挺大，誰都不想生病，生病了花錢是小事，耽誤了時間也損傷了身體，那是相當令人痛苦的。其實很多疾病，我們的祖先就已經幫助我們尋找到了解決的良方，而那些可怕的現代病，也一樣能夠預防，一樣可以從生活裏趕走它們。方法在哪裡?從吃開始!眞的。吃已經不再是個低級的問題了，吃得好，這是基礎；吃得對，這就是大智慧。因爲，從吃這個方面，我們來講養生，是非常根本的，是抓住最本質的。甚至可以說，只要我們吃得對，我們就可以不生病!

古往今來，健康、幸福、長壽，一直是人們追求的美好理想，但是無數的偏方、驗方、祕方、仙方試過了；無數的滋補品、保健品，「天天驚喜……」「無效退款……」

「還你一個美麗健康的人生……」用過了，都收效甚微，或者適得其反。那麼，問題出在哪裡呢？健康長壽又是怎樣得來的呢？

這就帶來一個問題，爲什麼物質豐富了，吃穿不愁了，生活小康了，但心腦血管病、糖尿病、腫瘤等慢性病反而增多了，發病也更早了？許多人即使未得病，也是處於「亞健康」狀態：即使不屬於「亞健康」狀態，心情也是灰濛濛一片，而不是春光明媚、春意盎然、自由自在的。特別是兒童肥胖、高血壓，罹患了成人病；青年動脈硬化，血栓形成，罹患了老年病。提前得病，提前衰老，「亞健康」倒成了普遍現象、流行病。

養生是什麼？養生不僅是一種文化，更是一種生活方式。養生是對自己的一種生命理念，一種生命態度。它不是商業運作，不是精明計算。養生，養的不僅僅是身體，養生的至高境界還是養心，是很內在的東西。

健康長壽的關鍵，是健康的生活方式，但是要長期維持健康的生活方式是困難的。人們總是盼望能發現一種延緩衰老、甚至返老還童的靈丹妙藥。這種心態滋生了一個巨大的保健品市場。但是目前沒有任何療法、食品、藥物，已被證實能夠抗拒衰老或延長壽命。由於人類衰老因素、機制極度複雜，未來能夠發現返老還童的靈丹妙藥的可能性微乎其微。迷信某種保健品，最多只能起到心理安慰的作用，卻浪費了時間、金錢，甚至可能由於副作用而損害身體。如果因此而無視、放棄健康的生活方式，更是等於放棄了獲得健康長壽的可能性。

一個人的健康狀況和壽命是遺傳因素、環境因素和偶然因素相互作用的結果，因此健康的生活方式並不可能保證每個人都健康長壽，但是在目前，卻是保證大多數人健康長壽的最可靠的途徑。

人到底能活多少歲？

人到底能活多少歲？人的自然壽命究竟有多長？這是每個人都十分關心的問題。《本草綱目》博取了我們日常生活中的眾多食物和藥材，這部奇書揭示人體長壽密碼就隱藏在許多天天可以見到的天然靈藥中。

人生無常，變幻非知。說到人生壽數，自古而今漸續延長，古人說「人生七十古來稀」，便是說人活到七十歲已經是很不容易的幸事，是值得慶賀的。但隨著歷史的長河滾滾流淌到今天，人的壽數又延長了許多，活到八十歲、九十歲是很平常的事情；甚至也有許多百歲以上的人瑞，依然身輕體健，奔走不停。

人到底能活多少歲？人的自然壽命究竟有多長？這是每個人都十分關心的問題。古希臘科學家和哲學家亞里斯多德認爲：「動物中凡生長期長的，壽命也長。」

法國著名的生物學家巴豐指出，哺乳動物的壽命約爲生長期的5～7倍，通常稱之爲「巴豐係數」，或巴豐壽命係數。人的生長期約爲20～25年，因此預計人的自然壽命爲100～175年。

本世紀初，路比勒提出代謝率和個體大小壽命相關，認爲個體大的哺乳動物，比個體小的代謝率低而壽命長。弗里德洛爾提出腦部發育與壽命密切相關，認爲哺乳動物的頭蓋係數愈大，則壽命愈大，人類的頭蓋係數爲0.7，因此壽命可達百年。

20世紀60年代實驗證實人的成纖維細胞，在體外培養時可分裂50次左右，然後細胞衰老死亡。體外培養細胞的分裂次數通常稱爲傳代次數，與生物個體的壽命長短相關，來自長壽個體的細胞在體外培養時傳代次數多。人的細胞傳代次數一般爲40～60次，由此推算出人的最高壽命應爲110歲。

隨著現代科學的發展，生命科學、遺傳學、基因學理論方面的研究，將會取得突破性進展，在前不久的北京諾貝爾科學家論壇上，有的科學家已經指出，十年後我們就能從三歲的幼兒身上，推測出他未來的健康情況和大致的壽命。目前，有的科學家正在研究把一個人的遺傳基因資料、身體的各項指標、周圍環境狀況，輸入一個名爲「功能定位」的模型中，這樣就可迅速預測出此人將來的健康狀況，甚至還可測算出他的壽命。

美國學者海爾弗里根據細胞分裂次數來推算人的壽命，得出的結論是人的壽命應該爲120歲。這些研究結果，與我們祖先對天年壽數的記載驚人的一致。但是，爲何現代人的平均壽命才七、八十歲，而且大多是死於疾病。爲什麼今人比古人所預期的天年壽命減少了將近三分之一呢？是什麼導致我們生病，是誰偷走了我們四、五十年的陽壽呢？當然是陰氣。

陰氣是我們自己造成的。我們經常人爲地傷害自己的陽氣，助長自己的陰氣，以至於半百而衰，不能終其天年。這一點，我們的先人早在幾千年前就幫我們指出來了。《黃帝內經．上古天眞論》中說：不善養生的人喝酒就像喝飲料那樣沒有節制。喝酒喝多了以後，既傷人的精神，又傷人的臟腑和血脈。還有，常常把有害身心健康的生活方式當成正常的，深陷各種健康誤區而渾然不覺。比如，醉酒之後入房縱欲，傷於酒又勞於色，只貪圖一時的歡欣，而肆意地縱欲妄泄，不知道保持自身的精氣。另外，像熬夜、暴飲暴食、生活起居沒有規律等等諸多不健康的生活方式，都能導致人們半百而早衰，疾病纏身而不能終其天年！

據世界衛生組織統計，目前人類平均壽命，男性最長爲81歲，女性最長爲86歲。而有史以來，據記載，只有法國的珍妮．路易絲．卡門活了122歲，於一九九七年去世。爲什麼人很難達到壽命極限呢？

目前，台灣人的平均壽命爲男人爲76歲，女人爲82.5歲，平均爲79歲，以此爲基數，回答下列問題，進行加減，最後就可得出你可能的壽命。

- 如果你是男性，減3歲；女性則加1歲。
- 居住在100萬人以上的城市，減2歲；居住在人口少於1萬人的小鎮或農村，加2歲。
- 祖父母或外祖父母中有一位活到85歲，加2歲；四位祖輩都活到80歲，加6歲。
- 父母有一人在50歲以前死於中風或心臟病，減4歲；父母、兄弟姊妹中任何一位50歲前，得癌症或心臟不正常，或自幼就有糖尿病，減3歲。
- 如果你是一位富翁，減2歲。
- 如果你大學畢業，加1歲；65歲仍在工作，加3歲。
- 如果你有配偶並住在一起，加5歲；如果沒有，從25歲起每獨居10年，減1歲。
- 如果你常伏案工作，減3歲；如果你常從事體力勞動，加3歲。
- 如果你每星期進行球類、游泳、跑步等運動5次，加4歲；每星期2次，加2歲。
- 如果你每晚睡眠超過10小時，減4歲。
- 經常緊張、易怒、性急，減3歲；感到生活很輕鬆，工作應付自如，加3歲。
- 如果你常常感到快樂，加1歲；經常感到不快，減2歲。
- 如果你每天抽煙2包，減8歲；每天1～2包，減6歲；1包以下，減3歲。
- 如果你每天喝白酒50～100毫升，減1歲。

● **體重超過標準5公斤以上，減2歲；超過15公斤以上，減4歲；超過25公斤，減8歲。（標準體重簡易計算方式是，身高減100乘0.9即可）**

你計算出你的大致壽命了嗎？如果你算出的結果不令人滿意，也不要灰心喪氣，從現在做起，改變不良生活習慣，戒煙、戒酒、正確進行身體鍛鍊、樂觀地生活，你的壽命就會延長，生命的鑰匙就在你自己手上。

壽終正寢是一種福分

人活百年，終有一死。最幸福令人嚮往的死法是壽終正寢，無疾而終，像一根蠟燭，從頭到尾，熬到蠟乾芯盡，無聲無息地熄滅。但大多數人都沒這麼幸運，百歲大關，能過去者不足十萬分之一。我們絕大多數人都會因疾病早衰，那麼如何才能享受到壽終正寢的福分呢？我們不妨從李時珍的《本草綱目》中學習健康養生的方法，減少疾病早衰的悲劇。

衰老又稱老化，通常指生物發育成熟後，在正常情況下隨著年齡的增加，機能減退，內部環境穩定性下降，結構中心組分退行性變化，趨向死亡的不可逆的現象。衰老和死亡是生命的基本現象，衰老過程發生在生物界的整體水準、種群水準、個體水準、細胞水準，以及分子水準等不同的層次。生命要不斷的更新，種族要不斷的繁衍。而這種過程就是在生與死的矛盾中進行的。至少從細胞水準來看，死亡是不可避免的。

按照現代科學計算，人體的自然壽命約120歲。而組成人體組織的細胞壽命有顯著差異，根據細胞的增殖能力，分化程度，生存時間，可將人體的組織細胞分爲四大類：

(1)更新組織　執行某種功能的特化細胞，經過一定時間後衰老死亡，由新細胞分化成熟補充，如上皮細胞、血細胞，構成更新組織的細胞可分爲三類：❶幹細胞，能進行增殖又能進入分化過程。❷過渡細胞，來自幹細胞，是能伴隨細胞分裂趨向成熟的中間細胞，❸成熟細胞，不再分裂，經過一段時間後衰老和死亡。

(2)穩定組織細胞　是分化程度較高的組織細胞，功能專一，正常情況下沒有明顯的衰老現象，細胞分裂少見，但在某些細胞受到破壞喪失時，其餘細胞也能進行分裂，以補充失去的細胞，如肝、腎細胞。

(3)恒久組織細胞　屬高度分化的細胞，個體一生中沒有細胞更替，破壞或喪失後不能由這類細胞分裂來補充。如神經細胞，骨骼細胞和心肌細胞。

(4)可耗盡組織細胞　如人類的卵巢實質細胞，在一生中逐漸消耗，而且不能得到補充，最後消耗殆盡。

正常衰老是一個生理過程，但衰老的生理改變和病理變化並無明確的界限。隨著衰老的進程，抗病能力減弱，爲老年病的發生奠定了病理基礎。同時老年病的產生和發展，加速了衰老的進程。二者互爲因果，經常形成惡性循環。

中醫對衰老的機制的研究源遠流長。《養老奉親書》記載：「年老之人，痿瘁爲常。」老年人的主要生理特點是臟腑機能痿瘁，外表體竅也表現出衰老退化徵象，臟腑組織、四肢百骸功能衰退。

中醫衰老學說包括腎虛致衰、脾胃虛弱致衰、氣滯血淤致衰等幾種學說。《素問》強調衰老與否、衰老的速度，決定於腎氣的強弱。名醫李皋則十分重視脾胃在衰老中的作用，指出——「胃之一腑病，則十二經元氣皆不足也……凡有此病，雖不變易他疾，已損其天年」。

人體是一個自組織系統，出現不平衡狀態時，人體具有自動恢復到正常的能力，即自組織能力。進入老年期後，這種自組織能力日益減弱，存在著血液循環和微循環障礙，呈現一種嗜血栓狀態。淤血產生後，氣血運行受阻，臟腑得不到正常濡養，氣化功能受損；同時，代謝產物不能排泄，堆積體內，毒害機體，從而形成惡性循環，導致對各種疾病的易感性增強。各種疾病的發生發展又進一步破壞了人體的自組織能力，更加速了衰老。

人體是個有機整體，但每個「零件」走向衰老的過程卻有先有後。衰老，是一個必然的自然規律，除了關注臉上第一道皺紋是何時產生的以外，你有沒有意識到身體是何時一步步走向衰老的？哪裡是身體上最先衰老的部分？

·**臉部皮膚**　女性19歲半就開始長出第一條皺紋；男性35歲臉部皮膚開始出現乾燥、粗糙、鬆弛、面部輪廓不再清晰。

·**大腦和神經系統**　22歲開始衰老。大腦中的神經細胞會慢慢減少。40歲後，神經細胞將以每天1萬個的速度遞減，從而對記憶力及大腦功能造成影響。

·**骨骼**　35歲開始衰老。25歲前骨密度一直在增加。但35歲骨質開始流失，進入自然老化過程。80歲時身高會降低5公分。

·**心臟**　40歲開始衰老。隨著身體日益變老，心臟向全身輸送血液的效率也開始降低。45歲以上的男性和55歲以上的女性，心臟病發作的機率較大。

·**牙齒**　40歲開始衰老。40歲以上成年人唾液的分泌量會減少。唾液可沖走細菌，唾液減少，牙齒和牙齦更易腐爛。牙周的牙齦組織流失後，牙齦會萎縮。

·**腎**　50歲開始衰老。腎濾過率從50歲開始減少，後果是人失去了夜間憋尿的功能，需要多次跑廁所。75歲老人的腎濾過率是30歲時的一半。

·**聽力**　55歲左右開始衰老。60多歲以上的人半數會因爲老化導致聽力受損。這叫老年性耳聾。老人的耳道壁變薄、耳膜增厚、聽高頻度聲音變得吃力，所以在人多嘈雜的地方，交流十分困難。

．**腸**　55歲開始衰老。健康的腸道可以在有害和「友好」細菌之間找到良好的平衡。腸內「友好」細菌的數量在55歲後開始大幅減少，這一幕尤其會在大腸內上演。結果，人體消化功能下降，腸道疾病風險增大。

．**舌頭和鼻子**　60歲開始退化。一生中最初舌頭上分布有大約一萬個味蕾。60歲後這個數目可能減半，味覺和嗅覺逐漸衰退。

．**肝臟**　70歲開始衰老。肝臟似乎是體內唯一能挑戰衰老進程的器官。肝細胞的再生能力非常強大。手術切除部分肝後，三個月之內它就會長成一個完整的肝。如果捐贈人不飲酒不吸毒，沒有患過傳染病，一個70歲老人的肝也可以移植給20歲的年輕人。

目前公認的人類壽命至少是120歲。你可以想像嗎？我們120歲的生命大廈如何建造？如果把生命的成長過程比作建一座大廈、一座120歲的生命大廈，你本人無疑是這座生命大廈無可爭議的「建築師」，遺憾的是你只是憑著感覺往上蓋，蓋多少層是多少層，多一層是一層。如此不負責任的「蓋法」，「倒塌」只會提前降臨。但是，會有人這麼蓋樓嗎？答案是沒有人會這麼傻！這麼高的樓一定需要設計、一定需要藍圖、一定需要探勘，因爲樓越高就越需要精準的資料，即使是再高明的施工者，也無法憑感覺完成整座大廈。

是嗎？聰明又充滿智慧的人類會這麼做嗎？遺憾的是：答案是肯定的！理由是——歷來如此！我們已經習慣了沒有藍圖來蓋120歲的生命大廈。因爲從沒有誰告訴我們蓋這座大廈，還要設計、還要藍圖、還要探勘。

所以，我們大都只「蓋過」了70歲，這也是國人的平均壽命。更有甚者才「蓋」了30多年就轟然倒塌，40多年、50多年、60多年倒塌的就更爲普遍。即使有人「蓋」過了70年、80年、甚至90年，也完全是一種錯誤的施工結果，只不過大家都「蓋」這麼高，也就覺得是「很不錯」的高度了。

這是人類的可悲！我們都非常清楚，120年的生命大廈憑感覺是難以「蓋」成的。現在則是該改變這種現狀的時候了，現在的科技對於要「蓋」120歲的生命大廈來說，並非不可能，需要的只是我們改變觀念：改變目前的「憑感覺施工」的傳統和習慣，按照全新的數位理念，來設計、繪藍圖、探勘、「精準施工」。

那麼，人人都可以將生命「蓋」到120歲！

想要長壽，內在的心態是關鍵

俗語說：「靈機一動，計上心來」。這個「機」字如果能真正領悟透了，那麼你的悟性就算是開了。想要長壽的人，不妨多研讀一下我國的醫學巨著《本草綱目》，從中學習一些養生的智慧，如長壽求諸內在的心態更為重要。

決定人壽命幾何的主要有四大基本因素：(1)是父母遺傳，占15%；(2)是環境因素，占17%；(3)是醫療條件，占8%；(4)是個人的生活習慣，占60%。

在這裏，除了父母遺傳屬不可自控的因素外，環境、醫療及個人生活方式，都屬於可控因素。這幾者相加達80%以上。而在這80%多的比例中，個人生活習慣佔據了絕大部分。由此可見，長壽並不是中樂透，人完全可以成爲自身壽命的規劃者。

疾病的到來，如同一場戰爭，一場以生命做賭注的戰爭。贏者，將獲得健康，輸者，將失去生命，失去愛人，失去溫馨的家庭，失去財富以及這一生，你所努力贏得的一切！應該將逆轉和克服疾病帶來的危險過程，看成一場戰爭。

在任何戰爭中，你首先需要認清誰是敵人，當你在恐懼中舉起武器掃射的時候，小心，你可能對準的是你自己的軍隊！當敵人來到門口，或更糟糕的是敵人走進家門，重要的就是動員所有可以利用的力量和武器，而不是首先邀請外國軍隊。那就是我們爲什麼要宣傳對主要敵人從各個方面加以痛擊的原因，整體自然療法的意思，就是發動全部的身體潛力，從各個不同的角度，痛擊敵人！

第一位敵人是我們自己　很少人相信自己每天正在生產和製造疾病。對了，你正是疾病的積極製造商！

大多數人在明顯的症狀出現前，幾乎都不願意及時關注提高健康水準和預防疾病。更不幸的是，醫學界也是在疾病出現症狀後（症狀—控制醫學）才開始檢查和診斷，所以大多數人能夠從醫學界獲得的健康指導是很有限的。你不應該等待別人來告訴你通往健康的道路，唯一能夠對你的健康負責的只有你自己。

第二位敵人是疾病　記住，是疾病，而不是身體的反應。身體對疾病做出的反應，往往被當作敵人，這些反應，又叫做症狀！實際上，是身體拉響的警報，以及投入戰爭的方式。醫藥的介入，通常，眞的消除了症狀，但也同時，解除了身體的武裝！

那麼長壽從何處來？靠補藥，靠食療，靠遺傳，這些都只能是一些輔助性的措施和條件。實踐證明，長壽關鍵靠自己。大致包括如下幾點：

第一，要想長壽就得相信自己　無論維護健康或戰勝疾病，均須有自信，任何時候都不能失去信心。科學家說人類的壽命可達到150歲，而實際生活中大多數人只能活到90歲以下，如此看來，人的壽命其潛力是很大的，可以從先天到後天的素質中去挖掘這種潛力。要做到這一點，首先應充滿自信。自信的力量，即是長壽的一個重要源泉。

第二，要想長壽就得說服自己 人生從來就不是一帆風順的，也可能歷盡坎坷和險惡，遭受許多重大的困難和挫折，甚至會受到致命的打擊。只要不灰心喪氣，就必定有重整旗鼓和東山再起的一天。在困難的時候，不斷調節心緒，眞正駕馭自己的命運。這樣，就爲長壽打好了心理基礎。

第三，要想長壽就得發現自己 從某種意義上講，長壽要以自己潛在能力發揮得如何來決定。人易於發現世界，發現他人，而往往會把自己忽略掉。生命中有一種巨大的潛能需要我們去發現。一個能夠發現自己的人，就能不斷地調整自己，改造自己，更新自己，從而發展、壯大和鞏固自己。這樣就能戰勝困難，戰勝疾病，最終贏得長壽。

第四，要想長壽就得征服自己 要征服自己，就是指要克服自己的惰性和保守性。在攝生頤養方面也要有獨創精神，不要機械地模仿他人，要敢於標新立異地走自己的道路。就拿飲食起居和體育運動來說，不要別人吃什麼，你也跟著吃什麼；別人起早，你也跟著起早；別人快速長跑，你也跟著快速長跑，那樣效果必然不好。應當根據各自的生活條件和體質特徵，來選擇自己的飲食起居與運動方式，因人而異，總以適應自身的實際需要爲宜。

古往今來，不少人爲了能夠長壽，到處尋求所謂的神仙，以期覓到「長生不老」的仙丹。殊不知健康長壽靠自己。越來越多的國內外醫學研究結果均表明，積極奮發的精神世界、歡悅愉快的心理狀態，對於強身健體、防病祛病、延緩衰老等，都具有其他任何方法所無法替代的作用。

1．培養生活情趣

步入老年以後，生活的空間和領域總會相對縮小，生活中缺少興奮點，大腦得不到更多的良性刺激，就會感到生活索然無味。在這種心理作用下，老人會對生活採取消極態度，起居無常，生活懶散，打不起精神，消極地打發時間。作爲老人，應充分認識到不良生活習慣和因素對自己身心健康的危害性，根據自身的條件和特點，積極尋求生活的樂趣，培養自己的生活愛好和情趣，在讀書、下棋、唱歌、練氣功、聽音樂、養花草、觀魚鳥等活動中尋找樂趣，培養自己的興趣，既可以陶冶情操，又可以活躍身心，增強機體的活力。

2．樂觀開朗

有的人剛過中年，就忘不了自己的年齡，長吁短歎「來日不多」；有的人見朋友、熟人發生不幸，總聯想到自己將來的結局，悲天憫人。常言道：哀莫大於心死。種種負性心理狀態是一些人難以長久保持健康生命活力的重要原因，它侵蝕著人們的身心，導致機體免疫力下降，內環境紊亂，帶來心理和生理疾病，加速人的衰老進程。

3・注意平衡

中醫認爲，萬物均有陰陽屬性，人亦如此，人一旦陰陽失衡，就會出現種種病態。老年人應在觀念上時時注意到主動地平衡自己的「生態」，以使機體處於最佳運行狀態，保持旺盛的生命力。首先要做到自身與環境的平衡，以防病邪的侵襲；其次，要保持營養平衡，勞逸結合，做到有張有弛，不過度勞累，也不貪圖安逸，根據自己的身體狀態和興趣愛好，進行適當運動鍛鍊；再次，保持心理平衡，不過度歡喜、悲傷，過度的喜怒哀樂對老人健康不利，容易引起疾病。

總之，健康長壽就掌握在自己手中，求人不如求己，只有靠自己內在的心態，才能敲開長壽的大門。

健康養生中的自然砝碼

老子說：「人法地，地法天，天法道，道法自然。」縱觀《本草綱目》，其內在的養生祕訣也是遵循自然的養生之道，因此人的養生必需順應自然規律，只有因時、因地，根據人的生長自然規律，選擇相應方法進行生活、養生，才能健康長壽。

養生，就是養陽氣。當人體有不適的時候，體內就好比是陰冷潮濕的天氣，但只要太陽一出來，這種環境就不利於疾病的生長、發展了。所以，我們一定要用自己的雙手，把人體的太陽托起來，讓它光耀我們的五臟六腑，給我們帶來長久的健康。

任何人只要陽氣旺盛，就可以百病不侵。在六淫邪氣中，陽氣旺盛的人可以輕而易舉地把邪氣攔在身體之外。所以，不管環境如何惡劣，不管外面流行什麼樣的病菌，他都不會生病。爲什麼有的人能逃過瘟疫，就是因爲他的陽氣非常旺，而陽氣虛的人就不同了，邪氣在體表沒有遇到什麼抵抗，就長驅直入，直傷人體。

只要陽氣足，我們就不怕生病、不怕衰老，再沒有對死亡的恐懼。醫生能做的，只是用針用藥調動人體的陽氣，恢復人體的自我修復功能而已。如果我們自己懂得固護陽氣，培養陽氣，那麼，我們可以毫不慚愧地說：最好的醫生就是我們自己。

睡覺是養生第一要素。睡覺的時間應該是晚21：00~早3：00。因爲這個時間是一天的冬季，冬季主藏，冬季不藏，春夏不長，即第二天沒精神。

壽命超過百歲的張學良先生被問到養生之道時回答：「我並沒有特殊的養生之道，只是我能睡、會睡罷了！」俗話說：「每天睡得好，八十不見老。」這是因爲人一生中差不多有三分之一的時間都是在睡眠中度過的，越來越多的人認識到睡眠之重要。

據專家研究，失眠不僅降低人的智力，影響人的日常工作，而且長期睡眠不足還容易使人體免疫力極度下降。如果一個人經常睡眠不足六個半小時，不但很容易透支了自己的健康，同時也容易形成「睡眠赤字」，加快機體的衰老速度，從而縮短人的壽命。

另據一項權威的研究顯示，在人體內部有一個控制睡眠的生理時鐘，它位於人的下丘腦部位，決定著不同年齡人群睡眠時間的長短。比如，剛出生的嬰兒每天需要16～20個小時的睡眠，三歲左右的孩子每天需要10～12小時的睡眠，而成年人則每天需要6～8小時的睡眠時間。當睡眠生理時鐘正常運行時，人的睡眠就處於正常狀態，一旦生理鐘受到破壞，就會發生睡眠紊亂的現象，造成睡眠障礙。

「食補不如藥補，藥補不如覺補」，說到底，睡眠才是最好的補藥！睡眠飲食二者爲養生之要務，人們在勞動、工作、學習中消耗的大量能量，除了靠飲食來補償外，還需要靠睡眠來補償。彭祖有「服藥百裏，不如獨臥」的說法，意思就是安穩地睡個好覺勝過服補藥。

正所謂「睡眠者，能食，能長生。」睡眠既是補充、儲備能量、消除疲勞、恢復體力的重要途徑，又是調節各種生理機能，穩定神經系統平衡的重要環節，睡眠充足，可得到新的精神和體力。在極度疲勞時，哪怕只是20分鐘的小睡，也能讓你像加滿油的汽車一樣動力十足。

一個人假若睡眠不足，或睡眠品質不好，往往會精神委靡不振、注意力渙散、頭痛、眩暈、肌肉酸痛，甚感疲勞。一個人如果長期缺乏睡眠，處於過度勞倦的狀態中，機體就會產生耗氣傷血的病理變化，損及五臟。心勞則血損、肝勞則神損、脾勞則食損、肺勞則氣損、腎勞則精損，進而爲許多疾病埋下禍根。

產生疾病的原因，在人體外有六淫，在人體內則有七情，就是：喜、怒、憂、思、悲、恐、驚這七種情緒。大喜傷心，大怒傷肝，憂思傷脾，大悲傷肺，驚恐傷腎，五臟的病變很多都是由於情緒波動產生的。人的情緒在什麼時候波動最大呢？還是在陽氣不足的時候。陽氣充足的人樂觀、通達，陽氣不足的人悲觀絕望，憂思綿綿。所以，把陽氣提升起來了，人的精神面貌就會有一個重大的改觀，所謂「七情」產生的病，也都會統統離我們遠去。即使偶爾不愼生病，人體的自癒功能也會在最短時間內把我們的身體修復如初。

順應自然是養生的最高境界。該做什麼，不該做什麼，該吃什麼不該吃什麼，如果能順著自然去做，就會平安無事。養生絕對不是簡單模仿，人云亦云。不要去羨慕別人，要從自己的心裏找到自己的悟性。那麼人如何才能發現自己是否順其自然了呢？其實這太簡單不過了，你生病了，你不舒服了，你不自在了，那你就是違背自然了。要做到順外面大自然的自然，還要順自己內在命運的自然，這二者是不可或缺的。

人只有悟到什麼是「自然」了，才算是得道了。自然就是任何事物都有陰陽兩面，任何事物都要經過生、長、收、藏的過程。你順應這個過程，採用五行相生相剋的原理去調節病人的平衡，怎麼會治不好病呢？

有一個令你一定大跌眼鏡的事實：古往今來爲了養生而死的人，占死去人總數的十分之三！

因爲養生死於養生，這到底怎麼回事呢？

說到底，是因爲太愛惜自己的身體了。爲了這副臭皮囊，怕受辱，怕受寵，怕吃虧，怕上當，瞻前顧後，左顧右盼，擔驚受怕，患得患失……這樣，他那顆心整天縮成核桃樣，像是被狗反覆啃咬，怎麼能不死。越怕死，越死得快。你要想養生，就得不怕死。只有不怕死，才能遠離死。眞正不怕死的人，走路不會遇上老虎，就是遇上老虎也不吃他。打仗遇不上刀槍，就是遇上，刀槍也不傷他。爲什麼？因爲他不把死當回事，不怕死。

環境對人養生的重要性是不言而喻的。人在安靜的狀態下，慢慢深呼吸就能體會到人和天地精微之氣的交換：在吸氣時，實際除了肺在吸氣，整個身體是在把體內的氣向外排，即把人的氣釋放到天地；而肺在呼氣時，實際人是在通過全身毛孔吸收天地的精微之氣。這大概就是老子所說的——「天地之間，其猶橐籥乎」。

力量在於心才能和自然交融。當你眞正成爲自然的組成部分時，自然的力量才眞正屬於你。正如眞正的拳師是用心在打拳，眞正的書法家是用心在寫字。養生也是如此，當悟出天地之大道理時，才能在天地間長存。

向老壽星學習養生真經

長壽的人都活得很超脫，而不會以自我為中心。受制於自身的性格。自我中心的虛榮對他們來說是完全陌生的東西。他們或許會為自己的工作、自己的發現或者創意而感到自豪，但從不覺得他們自己有什麼了不起。

一位83歲的日本老人家總結他的健身之道說：「人的生命就像火爐。把火爐放在風口上吹，當然滅得快。可是，你把它搬到屋裏來守護著，讓火燃得小一點、慢一點，生命當然就能延長。」

著名中醫專家朱丹溪有句名言：人體「陽常有餘，陰常不足。」按陰陽理論，陰與水在，與靜在；陽與火在，與動在。人體表面上能看到的生命活力、動態屬陽。但是眞正支撐生命活力的內在因素，離不開陰。具體到五臟，每個臟器都有陰、陽屬性。人們都聽說過，陰虛才陽亢，水衰才火熾，講的就是陰和陽的關係。

中醫所說的陽大都是肉眼看得到的，它與養生長壽關係密切。看得見的固然重要，但看得見的是由看不見的支撐著，比看得見的更重要。

長壽老人中很多都是心怡氣靜，而患病老人則氣躁神疲。你只看到情緒的表面，但究竟是什麼在支配他們的情緒？你卻看不到。中醫講：「五臟要和，神怡！」五臟是看不到的，如果五臟中陽亢，這個老人肯定火大；如果陰陽平衡，這個老人體格就健康。故《陰陽應象大論》中說：「陰陽者天地之道也，實物之綱紀生殺之父母，變化之本始……又論，陰平陽祕精神防治、陰陽離絕，則精神乃絕，又論，陽在外陰之使也，陰在內陽之守也」。說明陰陽關係既是對立的，又是統一的，誰也離不開誰。

根據對數百個長壽者的生平研究，有一些特性看來是和這些人的健康、長壽有關的。其中，有的是一目了然的，有的則不然。

下面這些，可以說是有利於長壽的主要因素：

1．散步養生

特別長壽的人，有許多是興致勃勃的散步者。至於散步的活動爲什麼會如此明顯地有利於長壽，這是有特殊原因。因爲此活動屬於「非緊張型」全身運動，散散步這種純粹的娛樂活動即使天天做也不會叫人厭煩，這才稱得上具有「保健功能」。

2．平靜養生

平靜的心態有利於長壽。平靜、放鬆的心態和消沉、懶散的性格是兩碼事，分清這兩者的區別很重要。這並不是說人是不能退休的，一退休就什麼都完了，而是說，一旦沒有了職業，要馬上用某種活動——某種同樣有吸引力的興趣愛好——來替代它，以此爲你的生活提供新目標和新刺激。咳聲歎氣、得過且過是消極因素；樂觀才會長壽。

3・休閒養生

古人云：「人生不能無所適以寄情意。」人生在世，總要找一些東西來寄託自己的情感，而高雅的休閒活動正是人們生活中怡情養性、促使人們走向長壽之路的妙方。

休閒養生又稱情趣養生，它是一種以休閒來調節身心健康、陶冶情操，從而達到延年益壽的養生方法。

一、**讀書**　哈爾濱市香坊區三輔街103歲的張合皋，一生博覽群書，這種嗜好直到百歲以後也未曾改變。他說：「讀書，會從中獲得很多可貴的知識，學會很多修身養性的本領，對自己的健康長壽有很大的好處。」張老的話並非沒有道理，研究發現：讀書不但能增加生活情趣，還能使人擺脫不良情緒的困擾，保持積極向上的心理狀態，對身體大有裨益。

二、**釣魚**　四川成都青羊區的百歲壽星醫生吳澤銘，他平生嗜好釣魚，每當有人問及此事，他總是頗爲自得地說：「我們成都大大小小的魚塘，我都去釣過。」老人認爲：釣魚是一種腦、手、眼相結合，動、靜相輔助的活動，不論對腦力勞動者還是體力勞動者都很有裨益。老人101歲仍然每天騎半小時的車，到醫院去看診。

三、**弈棋**　原中國象棋協會副主席、百歲棋王謝俠遜，一生馳騁棋場90餘年，直到百歲高齡時，仍不憚疲勞，欣然開局。他的家人把謝老的長壽祕訣列爲四條，其中首條就是弈棋，傳統養生學認爲：下棋不但能鬆弛神經，消除疲勞，而且能鍛鍊思維，增強記憶，保持智力，對人體的健康有著積極的作用。

四、種花　濟南市曆城區的百歲壽星孫文元，從年輕時就喜歡養花種草，晚年時仍嗜好此道。在他的院子裏，種滿了石榴、月季、葡萄、菊花等，看上去就像一個大花園。老人認爲：種花既有期待的愉悅，又有通過自己勞動獲得報酬的歡樂，同時也豐富了自己的晚年生活，時間一長，必將促進健康和高壽。

長壽的人都活得很超脫，而不會以自我爲中心。受制於自身的性格。自我中心的虛榮對他們來說是完全陌生的東西。他們或許會爲自己的工作、自己的發現或者創意而感到自豪，但從不覺得他們自己有什麼了不起。

現代人都明白，粗茶淡飯是有益於養生的，我們調查了一些人瑞，發現衆多長壽者無一例外，都是如此。

・喜歡喝粥　從飲食習慣看長壽老人無一不喜歡喝粥。上海的百歲老人蘇局仙先生，一日三餐喝大米粥，早晚喝稀粥，中午喝稍稠粥，每頓定量爲一淺碗，已養成習慣。他們說：「喝粥渾身舒坦，對身體有益。」粥易消化、吸收，能和胃、補脾、清肺、潤下。

・小米是最佳補品　長壽老人多喜歡小米，把小米當成最好的滋補佳品。小米是穀子去皮後的顆粒狀糧食，歷來就有「五穀雜糧，穀子爲首」美稱。體弱有病的老人常用小米滋補身體。中醫學認爲，小米益五臟，厚腸胃，充津液，壯筋骨，長肌肉。

·**玉米當主食**　玉米是世界公認的「黃金作物」，也是長壽老人離不開的主食。醫學家研究中發現老玉米裏含有大量的卵磷脂、亞油酸、穀物醇、維生素E，所以不容易發生高血壓和動脈硬化。

·**偏愛紅薯**　吃紅薯是長壽老人的一大喜好。紅薯含有大量黏蛋白，故能防止肝臟和腎臟結締組織萎縮，使人體免疫力增強。還具有消除活性氧的作用，避免了活性氧誘發癌症。

·**豆腐是平民的美食**　長壽老人們普遍愛吃豆腐。「魚生火，肉生痰，白菜豆腐保平安。」常吃豆腐對於血管硬化、骨質疏鬆等症都有良好的食療作用。

·**大白菜**　大白菜，平常菜，老年人，最喜愛。老人常說：「白菜吃半年，大夫享清閒。」可見，常吃白菜有利於卻病延年。從藥用功效說，大白菜有養胃、利腸、解酒、利便、降脂、清熱、防癌等七大功效。

·**冬天不離蘿蔔**　長壽老人冬天飲食不離蘿蔔。他們說：「冬吃蘿蔔，夏吃薑，一年四季保安康。」中醫認爲，蘿蔔能化積滯、消食積，療痰咳失音，治吐血、衄血、消渴、止痢、祛頭痛。

·**胡蘿蔔功不可沒**　研究表明，胡蘿蔔能提供抵抗心臟病、中風、高血壓及動脈硬化所需的各種營養成分。

胡蘿蔔素在高溫下也很少被破壞，而且容易被人體吸收，能治療夜盲症和眼乾燥症。必須注意的是，胡蘿蔔素只有溶解在油脂中才能被人體吸收。

長壽需要一輩子的經營

其實像經營事業、家庭一樣，健康也需要經營；人不是因為美而健康，而是因為健康而美。但健康不是一朝夕之間能形成的，就像人的事業，必須要你經年累月地堅持下去，方能得見成效。

中醫養生不是刻意的，而是遵循自然規律的，不是傾盆大雨，而是綿綿細雨。

·**雜食**　雜食充分體現食物互補的原理。日本提出「每天至少吃30種食物」，如果你做不到，可先從每天吃10種、15種食物做起。雜食是獲得各種營養素的保證。

·**慢食**　專家已證明，「一口飯嚼30次，一頓飯吃半個小時」有多重效應：減肥、美容、防癌、健腦。

·**素食**　原意爲「基本吃素」，而不是一點葷也不吃，這也是人的進食原型。素食是防治文明病的核心措施。

·**早食**　即三餐皆需早。早食與晚食大不一樣，可避免一天中營養的短期不平衡。早餐早食還是一天的「智力開關」；晚餐早食可預防十餘種疾病。

·**淡食**　包括少鹽、少油、少糖三大內容。多鹽、多油、多糖稱「三害」。

·**冷食**　低溫可延壽，目前多爲「外界降溫」，而冷食則是內部降溫法。冷食還可增強消化道功能。

·**鮮食**　絕大多數食物均以新鮮爲上，許多「活營養素」可得以保持。提倡「鮮吃鮮做」、「不吃剩食」。

·**潔食**　「乾淨」包括無塵、無細菌病毒，以及無污染物。

·**生食**　並非一切均生食，而是「適合生食的儘量生食」。

·**定食**　定時定量進食，久之形成動力定型，這是人體生理時鐘的要求，也是最佳的養生之道。

·**稀食**　食粥養生自古延續至今，除粥外，還包括牛奶、豆漿等流質，已形成許多粥、湯模式。

·**小食**　21世紀進餐制以日進五餐或六餐爲宜，三頓正餐外的小餐（上午10點、下午16點及20點左右）稱爲「小食」，具多重功效。它與平時所說的零食有別，零食是無定時定量的概念，導致與正餐的矛盾。

·**選食** 新世紀已進入個體營養時代，應根據自身情況來選擇食物（甚至可根據個體基因類型），使營養更具針對性。

·**斷食** 即在一定時間內，一頓或一天不進食。可有效地增進消化道功能，還可徹底地排除體內毒素，利於挖掘人體潛力。

·**乾食** 乾食增強了咀嚼功能，較強地刺激牙周、牙齦豐富的神經末梢，而起到健腦的作用。乾食還可健胃、美容等。

若想健康長壽，這裏綜合了五大生活習慣。這些健康生活習慣是從世界各地的壽星那裏，直接獲取的第一手資料。如果你能照做的話，你一定會每天都充滿活力！

這些做法大概需要連續堅持14～21天來在你大腦中形成新的生活習慣。一旦新的生活習慣形成，它就成爲了一個無意識的身體反應。一旦你養成了新的健康生活習慣，那麼以前的不好的生活習慣就自然的被取代了。

1．少量多餐——每天吃五頓飯

西方的生活習慣是每日三餐，但是如果選擇少食多餐——每天五餐的話，也許會更有利於你的健康。當你每天分5次用餐，每餐都只吃少量食物的話，這將有助於你體內營養、血糖和能量的平穩吸收。另外，這種飲食方式將減輕你的消化和新陳代謝系統的負擔，並且降低你罹患心臟病的風險。

2．選擇爬樓梯而不是乘坐電梯

日常生活中你可以找到很多鍛鍊的機會。快步走，跑步，或者選擇騎自行車而不是開車上班。每天打一會兒太極。或找個健身房鍛鍊！

3．大聲地笑出來

研究表明笑聲和快樂會提高你的身體免疫力，特別是它們會產生的自然殺傷細胞能使你免受疾病和癌症的侵害。平時多笑一笑，這會讓你的大腦分泌更多的安多芬——一種能使你感覺愉快的化學物質。快樂的人們更長壽，這是毋庸置疑的。

4．每天喝8杯水

日本的長壽老人都把家鄉的水，比作他們健康長壽的源泉——科學家們也都同意他們的這種說法。

5．通過冥想來放鬆自己

現代社會的壓力越來越大，冥想是釋放壓力使你重新擁有活力的最好途徑——除非你發現了別的對付壓力的方法。冥想能教會你一種新的呼吸方式，這種呼吸方式能釋放你體內70%的毒素與廢物。

你可以試著這樣開始冥想——

找張椅子坐下來，或者地板上。閉上眼睛，自然呼吸。每當一個想法出現在你腦子中時你就把它放進一個氣球，然後放飛它，讓它在天空中越飛越高，直到消失不見。反覆的這樣做，過一會兒之後，你會感覺你的身體變輕了，思維也越來越平靜。

6．老年人要睡好午覺

國人特別強調老年人要睡子午覺，就是子時和午時，這是兩個很重要的時辰，半夜12點至1點是子時，這時陰氣最盛，陽氣初生的時間；中午11點至1點是午時，是陽氣最勝，陰氣初生的時候。陰陽兩氣只有生才有升，有了升才有化、收、藏，如果在生的時候你就轉化了它，那就找不到感覺了。

8《本草》教你如何養生才能長壽

李時珍窮其一生，寫了一部《本草綱目》，這可不僅僅是一部「中藥教材」，更是一部養生教材，裏面如何補腦、養心，如何養氣血、如何長壽的內容，還真不少。按李時珍在中國醫藥史上的地位，跟他學養生，包準沒錯。

《本草綱目》是我國醫藥學中的集大成之作，李時珍數十年辛勞，收載藥物一八九二種，輯錄藥方一萬多劑，世人多以醫家聖典視之，殊不知《本草綱目》也浸透著養生的博大智慧，繼承了中醫養生學的精粹。

《本草綱目》中收載七千三百多項輕身、延年、卻老、耐老、增壽的醫論及方藥，可謂延年益壽學之大典。如七寶美髯丹、枸杞酒、瓊玉膏、人參膏……皆爲養生良方。不過，現代人卻因爲文言晦澀，或是不通醫理而不能一覽這些珍貴的方劑。

例如，《本草綱目》中記載羅漢果：「甘而涼，清肺止咳，潤腸通便。」羅漢果又稱「長壽果」，經常飲用能令你驅邪降火、清熱解毒、滋養氣血、健身美容、青春年少、健康長壽。這個結論在現代醫學中得到了充分的論證。

現代醫學認爲羅漢果因其含有的清涼且具抗生素的成分，能增強人體的抗病能力、解毒能力和消炎抗菌能力，調節和增強人體的免疫系統。起著「健康天使」的守護作用，因此被人們稱之爲「長壽果」。羅漢果既有滋陰清熱、消炎殺菌、止咳化痰、生津潤肺、涼血滑腸、排毒通便、護肝健脾、強心降壓的作用，故可治療糖尿病、咽喉炎、急慢性支氣管炎，百日咳，肺結核，痰火咳嗽、血燥胃熱便祕，急性胃炎、暑熱煩渴等症；又有防治呼吸道感染、口腔包括牙齒、咽喉腫痛和抗癌的功效，可防治感冒發熱、牙齒腫痛等症。

生活中最常見的紅薯。《本草綱目拾遺》裏記載，紅薯有「補虛乏，益氣力，健脾胃，強腎陰」的功效，使人「長壽少疾」。還能補中、和血、暖胃、肥五臟等。

現代科學研究則發現，紅薯中含有豐富的澱粉、膳食纖維、胡蘿蔔素、維生素A、B、C、E以及鉀、鐵、銅、硒、鈣等10餘種微量元素和亞油酸等，營養價値很高，被營養學家們稱爲營養最均衡的保健食品。這些物質能保持血管彈性，對防治老年習慣性便祕十分有效。遺憾的是，人們大都以爲吃紅薯會使人發胖而不敢食用。其實恰恰相反，吃紅薯不僅不會發胖，相反能夠減肥、健美、防止亞健康、通便排毒。每100克鮮紅薯僅含0.2克脂肪，產生99千卡熱能，大概爲大米⅓，是很好的低脂肪、低熱能食品，同時又能有效地阻止糖類變爲脂肪，有利於減肥、健美。紅薯含有大量膳食纖維，在腸道內無法被消化吸收，能刺激腸道，增強蠕動，通便排毒，尤其對老年性便祕具有較好的療效。吃紅薯時要注意一定要蒸熟煮透。還有食用紅薯也不宜過量，中醫診斷中的濕阻脾胃、氣滯食積者更應愼食。

在日本國家癌症研究中心公布的一份列有20種抗癌蔬菜的「排行榜」中，成員有：紅薯、蘆筍、花椰菜、捲心菜、綠色花椰菜、芹菜、倭瓜（葫蘆科，南瓜屬植物）、甜椒、胡蘿蔔、金花菜、莧菜、薺菜、芥藍、芥菜、番茄、大蔥、大蒜、青瓜、大白菜等，其中紅薯名列榜首。

日本醫生通過對26萬人的飲食調查發現，熟紅薯的抑癌率（98.7％）略高於生紅薯（94.4％）。美國費城醫院也從紅薯中提取出一種活性物質——去雄酮，它能有效地抑制結腸癌和乳腺癌的發生。《本草綱目》對紅薯特性的說明與現代科研成果不謀而合。

第二章 補益氣血扶正固本，由內而外的健康動力

氣血是人體臟腑、經絡等一切組織器官進行生理活動的物質基礎，而氣血的生成與運行，又有賴於臟腑生理機能的正常。

氣血精津，是人體內的重要物質成分，它們其實是相互聯繫的。精可以轉化爲氣、轉化爲血，使氣血充盛，以保證生命活動的旺盛。

養生就是養氣血，了解氣血才能更好養生

在《本草綱目》有「通十二經脈」之論，也就是說連接各臟腑而環繞人體的主要經絡為十二正經和任脈與督脈，它們是氣血流通全身的道路。經脈暢通、氣血暢通，人體平衡，也就是健康。

西醫說人體需要各種各樣的營養元素，而對於中醫來說，人體最需要的就是氣和血。可以說人體就是靠氣血在供養著，氣行血行，氣滯血淤。氣血充足，運行通暢，人就會健康，否則人就容易患病。

「氣血」，中醫指人體內氣和血的統稱。中醫學認爲氣與血各有其不同作用而又相互依存，以營養臟器組織，維持生命活動。中醫認爲：疾病的發生無非是陰陽失衡所至，氣血循環不暢必然導致陰陽失衡，是百病產生的根源

氣血不足即中醫學中的氣虛和血虛。氣血不足的結果會導致臟腑功能的減退，引起早衰的病變。氣虛即臟腑功能衰退抗病能力差，氣虛者症狀爲畏寒肢冷、自汗、頭暈耳鳴、精神委靡、疲倦無力、心悸氣短、發育遲緩。血即流動於經脈中的紅色液體。血虛

比較通俗的說法就是指血少。血虛者症狀爲面色無華萎黃、皮膚乾燥、毛髮枯萎、指甲乾裂、視物昏花、手足麻木、失眠多夢、健忘心悸、精神恍惚。

中醫認爲，氣可以推動血液運行，血可以運載氣，氣血相互滋生，氣虛則血少、血少則氣虛，故在中醫臨床上一般是氣血雙補（或稱爲氣兩虛、氣血不足）。

「氣」字，在我們中國人的話語當中，幾乎是無處不在的。比如說我們說一個人生氣了，叫「怒氣沖天」；高興叫「喜氣洋洋」；如果委靡不振，叫「洩氣了」；如果精神抖擻，叫「神氣十足」等等。「氣」字在《黃帝內經》當中，出現了三千多次，是出現最多的一個詞，整個《黃帝內經》都在講這個「氣」。

氣是維持我們生命的活力的一種精微的物質。可是它和「精」這種精微的物質又不完全一樣。精是能看得見的，基本上呈液體，而氣是一種氣體的東西，是看不見的。氣既是維持人的生命活力的物質，又是人體各臟腑器官活動的能力。

氣的運行通道就是經絡。雖然「氣」是什麼、經絡是什麼，我們目前還說不清楚，但有一點很重要，就是我們可以通過修煉在身體上體會到、感覺到。

人體的呼吸吐納、水穀代謝、營養敷布、血液運行、津流濡潤、抵禦外邪等一切生命活動，都是通過氣的作用來實現和維持的。

1．氣有五大作用

一、推動作用　氣可以推動經氣的運行、血液的循行，以及津液的生成、輸布和排泄。促進人體生長發育，激發各臟腑組織器官的功能活動。

二、**溫煦作用**　氣維持並調節著人體的正常體溫，是人體熱量的來源。保證人體各臟腑組織器官及經絡的生理活動，並使血液和津液能夠始終正常運行而不致凝滯。

三、**防禦作用**　氣具有抵禦邪氣的作用。既可以護衛肌表，防止外邪入侵，又可以與入侵的邪氣作抵抗，把邪氣驅除出去。

四、**固攝作用**　氣可以保持臟腑器官位置的穩定，並可統攝血液防止其溢於脈外，控制和調節汗液、尿液、唾液的分泌和排泄，防止體液流失，固藏精液以防遺精滑泄。

五、**氣化作用**　氣化作用即通過氣的運動可使人體產生各種正常的變化，包括精、氣、血、津液等物質的新陳代謝及相互轉化。

實際上，氣化過程就是物質轉化和能量轉化的過程。人體內有著各種各樣的氣，亦即人體身上到處都有「氣」，人一旦沒有氣，就「斷氣」了。

不管你是否會意識到它們，那些在你身體裏運行的血液卻從未停止過奔流。血液能把從肺部獲得的氧氣和從小腸等消化器官吸收的各種營養成分運輸到大腦。當我們在思考或者閱讀時，大腦就在積極地活動著，消耗氧、糖等營養成分。

當然，通過血液得到氧和營養的不僅是大腦，全身所有的組織和細胞都要依靠血液才有活力。除此以外，血液還具有各種各樣的功能，它能把體內新陳代謝產生的廢棄物運輸到腎臟，它能運送激素和擔任免疫功能的抗體，它還能傳遞熱量保持體溫……總之，血液承擔著維繫生命的重要任務。

正因爲血液有這麼多的功能，所以一旦流動受阻就會發生許多問題。常見的現象如肩膀酸痛、手腳冰涼等就是由血流不暢而引起的。

如果某種原因使血液停止流動，情況就更加嚴重。例如發生凍傷時，如果不及時治療恢復血流，就會造成組織壞死。腦和心臟都是極爲重要的臟器，其中的血管一旦出現毛病就會發生腦梗塞或心肌梗塞，結果可能會留下嚴重的殘疾，甚至造成死亡。

年輕在於流動，氣血淤滯不僅會加速人體衰老，而且容易使人臉上生斑。因此，想要保住年輕的容顏，就要注重活血化淤。那麼，氣血爲什麼會淤滯呢？

一般說來，血要在氣的推動下才能把血中的營養送達全身各處。一旦氣虛，血就會缺乏動力，從而導致血停留於某處，或者運行不通暢，就會形成氣血淤滯。

氣血淤滯是導致衰老的主要原因之一，因爲氣血欲發揮其正常的生理功能，就必須始終處於一種運行狀態。只有這樣，它們才能到達相應的臟腑組織，發揮其濡潤、滋養、推動的作用，所以氣血以流通爲和。一旦氣血運行受阻，就會因氣血不能供養人體而發生各種病症，同時人也很容易衰老。

2．怎樣才能預防氣血淤滯呢？

比較關鍵的一點是要避免容易出現的一種惡性循環。人體中的垃圾越多，越需要更多的血氣來清除它們，但人的血氣又會因爲體內垃圾的增多和血脈的阻塞而減少，這就形成了惡性循環，這也正是人體衰老的原因所在。所以，人要想健康不老，就要做到以下三點：減少體內的垃圾；增加血脈經絡的暢通；增加體內的氣血。

氣血精津，是人體內的重要物質成分，它們其實是相互聯繫的。精可以轉化爲氣、轉化爲血，使氣血充盛，以保證生命活動的旺盛。津液與氣血的關係也很密切，津液停滯不化，就會導致氣機阻滯；津液虧乏，造成血燥生熱，或血液流通欠暢引起血淤；津液丟失過多，也可能形成氣隨津液外泄，出現冷汗淋漓、四肢厥冷等症。

養生就是養氣血。西醫說人體需要各種各樣的營養元素，而對於中醫來說，人體最需要的就是氣和血。可以說人體就是靠氣血在供養著，氣行血行，氣滯血淤。氣血充足，運行通暢，人就會健康長壽，否則人就容易生病。

中醫所推崇的阿膠、紅棗、當歸，流傳千古的四物湯等都是補血的；而氣功、太極拳、六字訣等都是用來調氣的，只要氣血和順，人體自然就不會出問題。所以我們說，養生最重要的一點就是養氣血。

而養氣血又分兩個方面：一是補，通過睡眠、藥物和食物等方法，來補充足夠的氣血，氣血充足是人體健康的基礎。二是運，光把氣血補足了不夠，還得把它們運送到身體各個部位，否則還是徒勞無功。

這就相當於我們開工廠，先要投資（買藥物和食物），然後生產出成品（經過脾胃消化成氣血），然後再運輸出去（氣血運行），前面都是輔助工作，最後才是產生效益

（身體健康）的關鍵。

金元四大家之一的張子和說的——「氣血流通爲貴」也是這個意思。但如何才能補足氣血呢？現在的人物質條件充裕，第一方面也不用格外強調。反倒是第二方面一直以來被人們忽視，似乎吃進去了東西，就等於補充了營養，身體就健康了一樣。

其實不是這樣的，自然界的風寒燥火，人的喜怒哀樂，都會對氣血的運行產生影響，會干擾本來正常運行的氣血，使之偏離正常的軌道，從而導致臟腑得不到該有的滋潤而出現病變，所以中醫說：「怒傷肝，恐傷腎。」

氣血見證五臟的健康，養生貴在氣血和暢

養生保健貴在氣血和暢，《本草綱目》謂：「少量飲酒則和血行氣，……痛飲則傷神耗血，損胃亡精，生痰動火」。現代醫學研究，經常大量飲酒可使血液中脂肪增多，尤其對心臟不利。

中醫理論認爲，人之一身，不離氣血。《素問・調經論篇》指出：「血氣不和，百

病乃變化而生。」氣血是人體臟腑、經絡等一切組織器官進行生理活動的物質基礎，而氣血的生成與運行又有賴於臟腑生理機能的正常。

因此，在病理上，臟腑發病必然會影響到全身的氣血，而氣血的病變也必然影響到臟腑。氣血的病理變化總是通過臟腑生理機能的異常而反映出來。由於氣與血之間有著密切關係，所以在病理情況下，氣病必及血，血病亦及氣，其中尤以氣病及血爲多見。

中醫重視氣、血、津液的正常運行。氣停滯不行則氣滯，津液停滯不行則痰濕，血停滯不行則成血瘀。七竅之靈，四肢之用，以及髮得血而能生等，血運正常對於機體生理功能的維持是很重要的。中醫學認爲，氣和血一陰一陽，互相依存，互相滋生。

氣血與五臟的關係非常密切。

一、**心主血脈**　血液能運行於脈道之中，循環周身，須依賴心氣的推動。

二、**肝藏血**　人活動時血運於經脈以滋潤周身，人靜時則血歸與肝臟儲藏待用。

三、**脾生血**　脾胃攝取水穀之精微爲血的源泉，又統攝血液運行脈中防止妄行。

四、**肺布血**　一是肺主氣，助心行血，爲血行之動力。二是肺朝百脈，施氣布津於脈。三是吐故納新，保持血液清新。

五、**腎藏精，精化血**　腎中命門爲原氣之所繫，十二經之根，生化之源，也是溫煦、促進血液生化的原動力之所在。腎是形成血液的重要臟器之一，故有「生血根本在於腎」之說。而血之精華又可化爲腎精，故常精血並提。由此可見，氣血之病可及五臟，五臟又可及其氣血。

五臟病機五臟的陰陽、氣血，是全身陰陽、氣血的重要組成部分。各臟的陰陽和氣血之間的關係是：氣屬於陽，血屬於陰，氣和陽，均有溫煦和推動臟腑生理活動的作用，故陽與氣合稱為「陽氣」；血和陰，均有濡養和寧靜臟腑組織及精神情志的作用，故陰與血合稱為「陰血」。

臟腑病機是疾病在其發生、發展過程中，臟腑的正常生理功能發生失調的內在機理。任何疾病的發生，無論是外感還是內傷，都勢必導致生理功能紊亂而臟腑陰陽氣血失調。因此，臟腑失調的病機，在病機理論中佔有重要的地位，是辨證論治的主要理論依據。

氣血失調的病機，同邪正盛衰，陰陽失調一樣，不僅是臟腑、經絡等各種病變機理的基礎，而且也是分析研究各種疾病的病機基礎。

氣和血的關係極為密切，生理上相互依存，相互為用，故病理上也相互影響而致氣血同病。氣對於血，具有推動、溫煦、化生、統攝的作用，故氣的虛衰和升降出入異常，必然影響及血。如，氣虛則血無以生化，血必因之而虛少；氣虛則推動、溫煦血液的功能減弱，血必因之而凝滯；氣虛則統攝功能減弱，則血必因之外溢而出血。氣滯則血必因之而瘀阻；氣機逆亂血必隨氣上逆或下陷，甚則上為吐衄，下為便血、崩漏。另一方面，血對於氣，則具有濡養和運載作用，在血液虛虧和血行失常時，也必然影響及氣。如，血虛則氣亦隨之而衰；血瘀。則氣亦隨之而鬱滯；血脫，則氣無所依而脫逸。氣血關係失調，主要有氣滯血瘀、氣不攝血、氣隨血脫、氣血兩虛和氣血不榮經脈等幾個方面。

如今嚴重威脅中老年人的心、腦、腎、血管病，常常和高凝血症、高血糖、高血脂症有很大關係。現代生物流變學告訴我們，人體血液的流動，血管和心臟的彈性，都與血液的流變性密切相關。高血脂症病人的血液可以狀如乳脂，血流緩慢；高血壓、糖尿病、冠心病、缺血性腦血管病，以及肺氣腫、肺心病等，其血黏稠度都比較高，循環阻力大，血流速度緩慢，導致微循環流量下降，所以這些病臨床上多表現有淤血症狀。

但是，從陰陽、氣血和各臟生理活動的關係來說，則陽和氣、陰和血又不能完全等同。一般來說，臟腑的陰陽，代表著各臟生理活動的功能狀態，是興奮還是抑制，是上升或下降，還是發散或閉藏。臟腑的氣血，是各臟腑生理活動的物質基礎。氣不僅具有推動和溫煦各臟腑生理活動的作用，同時還具有重要的固攝作用。

養生保健貴在氣血和暢，我們需要做到以下幾點：

1．遇事不怒

中醫學明確指出：「怒傷肝」，「多怒則百脈不定」。「氣逆不順，足以傷身」。《素問．生氣通天論》指出：「大怒則行氣絕，而血菀於上，使人薄厥……」。也就是說，大怒可造成腦中風而死亡。

現代醫學認爲，憤怒時機體處於一種壓力下的狀態，使血壓升高，血糖分解加速，腎上腺素反射性地加速分泌，引起心動過速、氣促和焦慮不安。易怒可致高血壓、潰瘍病、風疹、心悸、失眠、腦血管意外、心源性猝死和各種精神病。凡是易怒者，要注意思想修養，不讓憤怒折磨自己，要善於自我控制，使憤怒情緒得以緩解。因此，若欲養生延年，切記要戒怒。

2．節制飲食

《養生論》說：「飲食不節以生百病。」歷代醫家均認爲飲食宜少不宜多，食少則脾胃易化，中氣轉運，氣血周流；食過多則脾胃損傷，氣血阻滯，對人體有害無益。所以「節食」對於保護腸胃很重要。

3．謹防跌倒損傷

《靈樞．賊風》說：「若有所墮墜，惡血在內而不去，……血氣凝結……」，老人腿腳不夠靈活，稍有不慎，容易發生閃挫撲跌，再加上骨質疏鬆，跌倒撞傷後易致脈絡破損，出血致淤，故老年人活動時更應小心謹慎，防止跌倒撞傷。

4．莫大量飲酒

《本草綱目》謂：「少量飲酒則和血行氣，……痛飲則傷神耗血，損胃亡精，生痰動火。」現代醫學研究，經常大量飲酒可使血液中脂肪增多，尤其對心臟不利。

5・避寒暑

《靈樞・癰疽》說：「寒邪客於經絡之中則血泣，血泣則不通。」寒邪內犯，損傷陽氣，血失氣溫，凝而留止，經絡不通，血流無路，橫溢脈外而出血。上了年紀的人，代謝低，循環差，既怕冷又怕熱，對天氣變化很敏感，應注意防寒避暑，及時增減衣服，以利氣血正常的流通。

氣血兩虛不容小覷，《本草》教你如何調補氣血

氣血兩虛，即氣虛和血虛同時存在的病理變化，多因久病消耗、氣血兩傷所致，或先有失血，氣隨血耗；或先因氣虛，血的生化無源而日漸衰少，從而形成肌膚乾燥、肢體麻木等氣血不足之證候。《本草綱目》中記載：黨參、當歸、黃精、黃酒、熟地等藥材對補養氣血有突出功效。

虛症在臨床上十分常見，老年多虛症，久病多氣虛，其他如先天不足、煩勞過度、飲食不節、饑飽不調等，皆能導致虛症。虛證有氣虛、血虛、陰虛、陽虛之分。

氣虛主要指肺脾氣虛，臨床表現爲氣虛、氣短聲低、倦怠無力、面色蒼白，頭暈自汗，食欲不振、大便溏薄等。常用的方劑有四君子湯（黨參、白朮、茯苓、甘草），補中益氣湯（黃芪、黨參、白朮、炙甘草、當歸、陳皮、升麻、柴胡），生脈散（人參、麥冬、五味子）。這些方劑都是以補肺健脾的中藥爲主而組成的。

血虛包括心血虛與肝血虛，主要表現爲面色萎黃、指甲蒼白、頭暈目眩、心悸失眠等。常用的方劑有四物湯（熟地、當歸、白芍、川芎）、當歸補血湯（黃芪、當歸）、歸脾湯（白朮、茯苓、黃芪、龍眼肉、酸棗仁、黨參、木香、炙甘草、當歸、遠志）等。

氣血兩虛一般出現在貧血、白血球減少症、血小板減少症、大出血後、婦女經血過多者等，其主要表現爲：既有氣虛的表現，又有血虛的表現，進補宜採用益氣生血、培補氣血、氣血雙補。

氣血兩虛氣虛證與血虛證並見爲診斷依據。少氣懶言，神疲乏力，自汗，脈弱等是氣虛的主要表現；面色萎黃或淡白，舌淡，脈細等是血虛的主要表現。心悸失眠，爲血不養心所致。

氣血雙虛則應氣血雙補，常用的方劑有八珍湯（四君子湯加四物湯），十全大補湯（八珍湯加黃芪、肉桂），人參養榮湯（當歸、黨參、白芍、白朮、茯苓、熟地、炙甘草、黃芪、肉桂、五味子、遠志、陳皮、生薑、大棗）等。相應膳食：氣血：鯽魚豆腐湯；氣血雙補湯：藥膳雞。

中藥的劑型很多，最適合補虛的是煎膏製劑，這是傳統的中藥劑型之一，藥性滋補，味道甘美，濃度高，體積小，容易保存，便於服用，具有良好的滋補效果。從季節而言，一年四季，春夏秋冬，其中冬季是閉藏季節，氣候寒冷，虛證也會加重或復發，因此更宜服用滋補膏。

製做滋補膏，首先是對症選方、看你是氣虛、血虛，抑或是氣血俱虛，然後按上述介紹的方劑選擇。爲愼重起見，最好請當地的中醫師選方遣藥，藥材必須乾淨、品質有保證。中藥材的品質高下懸殊甚大，要選擇上乘者。

以下介紹幾種簡單調理方法：

（1）**韭汁紅糖飲**

〔材料〕鮮韭菜300克，紅糖100克。

〔作法〕將鮮韭菜洗淨，瀝乾水分，切碎後搗爛取汁備用。紅糖放入鋁鍋內，加清水少許煮沸，至糖溶化後兌入韭菜汁內，即可飲用。

〔功效〕具有溫經、補氣之功效。

（2）**烏梅紅糖飲**

〔材料〕烏梅15克，紅糖30克。

〔作法〕將烏梅、紅糖一起入煲，加水一碗半，煎剩至大半碗，去渣溫服。

〔功效〕具有補血止血，美膚悅顏功效。

(3) 黑木耳紅棗飲

〔材料〕黑木耳30克，紅棗20枚。

〔作法〕將黑木耳、紅棗洗淨。紅棗去核，二味加水煮沸，去渣服用。

〔功效〕具有補中益氣，養血止血，美膚益顏功效。

在補益人體的中藥當中，補氣之首爲人參、補血之源爲何首烏，「氣爲血之帥」，「血爲氣之母」，而人體又爲氣血所構成，人體虛證、概括起來不外體虛、陽虛、血虛、陰虛四種類型，根據虛症的不同類型應有針對性地選擇恰當的補虛藥。但人體在生命活動過程中，氣、血、陰、陽是相互依存、相互影響的。一般而論，氣虛和陽虛、表示機體活動能力的衰退，陽虛多兼氣虛，而氣虛也易導致陽虛；陰虛和血虛、表示機體精血津液的耗損，陰虛多兼血虛，而血虛也易導致陰虛。所以，氣血雙虧、陰陽俱虛亦屬常見之症，治當補氣藥與補血藥、補陰藥與補陽藥並用，所謂氣血雙補、陰陽並補之法。另外，氣能生血，亦能生津，故氣虛與陰津不足之症，常以補氣藥配補血藥或補陰藥，即補氣生血，益氣生津之法。

氣血進補如用兵，亂了章法會傷身

「進補如用兵，亂補會傷身」這句諺語告誡人們，服用補藥也必須對症，遵循「一藥一性，百病百方」的原則。據《本草綱目》記載，黨參、黃芪、白朮、茯苓、山藥、蓮肉、扁豆、甘草等適宜益氣進補；當歸、熟地、何首烏、龍眼肉、紅棗、胎胞、阿膠等適宜養血進補。

按照中醫辨證論治原則，進補也要根據各人的具體情況，弄清臟腑陰陽，寒熱虛實，哪些人可以不必進補，哪些人可以進補。對於那些該進補的人來說，補什麼，怎樣補，也應有所不同，有所區別對待。

眾所皆知，中藥有酸、甘、苦、辛、寒五味之分，每一種中藥都有各自的特殊功效，各屬其經，各行其臟。各種進補的藥品只能適合於一定的體質，治療一定的病症。每一個人身體狀況不同，病症有別，體質有異，通補、通治百病的藥品是不存在的。

比如中醫所說的虛症有氣、血、陰、陽虛證四類，就應當根據不同的虛症用藥進補。對於陰陽俱虛、氣血雙虧、數病同發、病情錯綜複雜者，如代謝紊亂綜合出現「四高」，即高血脂、高血糖、高血壓和高尿酸，又當按照辨證論治精神，仔細觀察，全面分析，謹慎配伍，合理用藥，進補「對路」，補瀉得當，方能奏效。

1．益氣進補

主要是脾肺氣虛的老年人或一般體虛患者。脾肺氣虛的特點爲神疲睏倦，納少運化無力，短氣懶言，動輒自汗，舌淡胖，邊有齒痕等等。益氣進補，可在黨參、黃芪、白朮、茯苓、山藥、蓮肉、扁豆、甘草等一類藥中進行選擇。常用的中成藥有四君子丸，補中益氣丸，參芪膏等。如山藥熬粥，不僅適宜冬天，並且一年四季，也都相宜。

2．養血進補

主要是肝脾腎不足的患者或老年人。血虛的主要症狀爲面色萎黃或淡白無華，頭暈目眩，心悸失眠，手腳容易發麻，口唇、舌質、眼結膜淡白；指甲不榮等。這時進補，可以選用當歸、熟地、何首烏、龍眼肉、紅棗、阿膠等藥。常用中成藥有「八珍膏」、「當歸補血膏」等。

3．滋陰進補

主要是肝腎不足，津液虧乏的中老年陰虛患者。肝腎不足，陰虛液虧的跡象爲口燥咽乾，內熱心煩，遺精盜汗，腰疼疲乏，頭目眩暈，舌紅少苔等等。滋陰類進補藥物，主要可從生地、沙參、天冬、麥冬、黃精、玉竹、石斛、枸杞、桑椹、女貞子、龜版、鱉甲等藥中選取。常用中成藥有六味地黃丸、左歸丸、河車大造丸等。

4．助陽進補

主要施用於精神委靡，肢冷畏寒，陽痿早洩，大便溏稀，小便清長或餘瀝不盡等脾腎陽虛不足的對象。助陽進補，可從附片、肉桂、肉蓯蓉、菟絲子、巴戟天、杜仲、鹿茸等藥中去選用。常用的中成藥有右歸丸、全鹿丸、參鹿補膏等。

上述種種，是其主要分類，臨床如遇氣血兩虧，陰陽並虛者，其施補之要，則又「存乎心」了。值得提醒的是，進補雖是好事，然而用得不得法的話，反會弄巧成拙。如沒有必要，大可不必趕時髦，競相進補，而對於那些有必要進補的對象來說，也最好適可而止，不偏不濫，否則就會事與願違，適得其反了。

體虛一般分爲氣虛、血虛、陰虛、陽虛四種類型，不同類型有不同的調理方法：

·**氣虛**——表現爲身體乏力、大便溏瀉、氣短懶言、面色蒼白、食欲不振。氣虛的人應以補氣爲主。

推薦膳食：山藥粳米粥。將熟地、黨參、黃芪、白朮、山藥等一起煎藥取汁後，跟粳米一起熬成粥。粳米性平，能補中益氣；山藥能補肺、脾、腎之氣。

·**血虛**——常見於女性，如經期女性經量過多，容易頭暈乏力、面色不華；絕經期女性雌激素分泌減少，易造成鈣質大量丟失。進補應注重補血、養血、生血。當歸、阿膠、熟地、大棗、鹿角膠可補血養血，可分別與各種湯汁燉服。

推薦膳食：當歸生薑羊肉湯。溫中補血、調經散寒、止痛。

・**陰虛**——又稱陰虛火旺，俗稱虛火。主要表現爲潮熱、盜汗、五心（雙手心、雙腳心與頭頂心）燥熱、口乾舌燥、有時會出現大便乾燥。可選中藥：沙參、麥冬、太子參、桑葚等。

推薦膳食：梨糖膏。將梨打成汁，再用熬稀的冰糖去收成膏狀。由於高溫會破壞蜂蜜的營養成分，所以等梨糖膏稍微溫熱時再加入適量蜂蜜，每天服用30毫升，對於補陰、滋陰、養陰有良好的功效。

・**陽虛**——主要表現爲平時怕冷、四肢不溫、胃中寒冷、「得溫則舒」、形體肥胖。陽虛應採用溫陽補虛的藥：如淫羊霍、乾薑、鹿茸、肉桂。由於溫陽的藥偏燥，單純補陽容易使人體燥熱，可加入適量補益肝腎、平補陰陽的山茱萸；出現口乾舌燥的情況時，要減少藥量。

推薦膳食：核桃仁粥。核桃仁性溫、味甘，用於腎虛腰痛、腳軟、虛寒喘咳、大便燥結，有健胃、補血、潤肺、養神等功效。

俗話說：「一夏無病三分虛」，立秋一到，氣候雖然早晚涼爽，但仍有秋老虎肆虐，故人極易感到倦怠、乏力、納呆等。

春夏養陽，秋冬養陰

一、**忌多多益善**　任何補藥用過量都有害。認爲——「多吃補藥，有病治病，無病強身」是不科學的。如過量服用參茸類補品，會引起腹脹、不思飲食；過量服維生素C，可致噁心、嘔吐和腹瀉。

二、**忌重「進」輕「出」**　現代人天天有葷腥，餐餐大油膩，這些食物代謝後產生的酸性有毒物質，須及時排出，而生活節奏的加快，又使不少人排便無規律甚至便祕。故養生專家近年來提出一種關注「負營養」的保健新觀念，即重視人體廢物的排出，減少「腸毒」的滯留與吸收，提倡在進補的同時，亦應重視排便的及時和通暢。

三、**忌恒「補」不變**　有些人喜歡按自己口味，專服某一種補品，繼而又從多年不變發展成「偏食」與「嗜食」，這對健康是不利的。因爲藥物和食物既有保健治療作用，亦有一定的副作用，久服多服會影響體內的營養平衡。尤其是老年人，不但各個臟器功能，均有不同程度的減退，需要全面地系統地加以調理，而且不同的季節，對保健藥物和食物，也有不同的需求。因此，根據不同情況予以調整是十分必要的，不能恒補不變，一補到底。

中醫的治療原則是虛者補之，不是虛症病人不宜用補藥，虛症又有陰虛、陽虛、氣虛、血虛之分，對症服藥才能補益身體，否則適得其反，會傷害身體。保健養生雖然不像治病那樣嚴格區別，但起碼應把用膳對象分爲偏寒偏熱兩大類。偏寒者畏寒喜熱，手足不溫，口淡涎多，大便溏薄，小便清長，舌質淡脈沉細。偏熱者，則手足心熱，口乾，口苦，口臭，大便乾結，小便短赤，舌質紅，脈數。若不辨寒熱妄投藥膳，容易導致「火上加油」。

古人說：「用藥如用兵，任醫如任將，」進補必須有針對性才能達到調理的目的。但是很少有人可以判斷自己究竟屬於哪種體虛，經常有人覺得哪個症狀都有點像，但又不完全是。中醫的優勢就在於個體化治療，中藥進補同樣應該一人一方。建議不清楚自身體質的人，可到醫院請專業醫生開「進補處方」。

內求自癒力，遠離疾病，身體健康

自癒力，包含著免疫力、排異力、修復力（癒合和再生能力）、內分泌調節力、應付壓力的能力、協同力等等，影響自癒力的主要是組織細胞，據《本草綱目》所說：「藥補不如食補，食補不如水補，水是百藥之王。」組織細胞的一切新陳代謝都離不開水，組織細胞經常缺水，就會使組織細胞不能獲得充分的營養，和及時排出細胞代謝廢物和毒素，從而導致組織細胞病因引起的各種疾病。進而增強自癒力。

說起自癒力，人們其實並不陌生，感冒了，腳磕破了皮，不用管它，過幾天傷病自己好了，也就是說自癒了；如果你注意一下，還會發現自癒力的十分神奇的作用。

自癒力，包含著免疫力、排異力、修復力（癒合和再生能力）、內分泌調節力、應付壓力的能力、協同力等等，出自於人體的自癒系統，這個系統是我們的上祖經過自然界億萬年的洗禮，不斷地歷練而形成，一代代地傳給我們的。

我們現在提自癒力，不是要大家回到遠古時代去，也不是說要有病硬扛著，而是要科學地認識自癒力。首先，生病的時候，千萬不要越過自癒系統，隨意地介入、干擾人體的自癒系統。

人生病後往往食欲不振，就是「調度」的一種表現，是消化系統獲得的養分供給少了。這時人應該吃些容易消化的高營養食物，不要加重消化系統的負擔。

所以對待疾病，不能光依賴藥物，而要想辦法給自癒力以及時的支持，讓自癒力逐漸復蘇，讓機體的生命系統慢慢地回復正常，尋回您渴盼的健康。

自癒系統是生物儲存、補充和調動自癒力以維持機體健康的協同性動態系統。動態這個詞非常重要，那代表了一切疾病的發生以及身體對抗一切疾病的反應，即症狀。對於包括人類在內的高等級生物，自癒系統包含免疫系統、應激（指人體再受到外界不良因素刺激後所產生的一系列非特異性應答的反應）系統、修復系統（癒合和再生系統）、內分泌系統等若干個子系統，當其中任何一個子系統產生功能性、協調性障礙，或者遭遇外來因素破壞，其他子系統的代償能力都不足以完全彌補，自癒系統所產生的自癒能力必然降低，從而在生物體徵上顯現爲病態或者亞健康狀態。

整個整體自然療法的任務，就是修正和維護人體的自癒系統，並以這個系統爲核心，來設計包括各種技術在內的健康管理計畫，以人體的自癒系統爲基礎和根本，以各種技術爲輔助，而不是越過自癒系統，隨意介入干擾人體的系統。

這需要動態地理解人體爲自癒所做的一切調度，而不是去阻止、干擾和破壞，因爲，許多疾病的症狀，都是人體自癒系統的調度所引起的，這種調度，是一種折中技術，需要從身體的資源裏，進行重新分配，待病消除後，在恢復正常。

自癒力的作用是相對的。得了病光靠自癒力硬抗是不可取的，自癒力和免疫力有關，當免疫細胞抵擋不住病毒時，就需要借助藥物，不過最好的藥物依然是食物爲主，一般情況下，通過營養素的補充，可以對抗大多數的疾病。

影響自癒力自然發揮作用的五個要素：

1．組織細胞中毒

人體許多傳染性疾病不單是細菌和病毒入侵的結果，更重要的是由於人體內的毒素破壞了人的免疫系統，使得人體免疫力下降而導致人體感染生病，所以健康第一要務就是及時排出人體腸道、血液、淋巴、皮膚等系統中的毒素，這樣才能提高人體自身免疫力和各系統臟器的功能，防止各種疾病的發生和發展。

2．組織細胞缺氧

由於空氣污染，特別是室內空氣污染和不暢通，諸如居室、辦公室、商場、地鐵等環境，空氣中的氧含量低於正常21%，而多數人一天有90%的時間，是在室內度過的，加之現代人的心肺功能都較弱，使人體的組織細胞經常缺氧。當人體組織細胞中的氧含量低於正常值的65%時，缺氧的組織細胞就容易癌變。

3．細胞營養不均

當正常細胞經常缺乏一定的營養素時，就容易患上各種疾病。現代營養學的原理說明，組織細胞的正常新陳代謝除了需要充分的氧氣以外，還需要均衡的人體七大營養素，即蛋白質、脂肪、碳水化合物、維生素、礦物質、纖維素，和水。

現實情況是很多人不懂得科學飲食和合理營養補充。許多慢性病的發生發展與飲食結構和飲食方式的不合理有關。

4．組織細胞缺水

水是生命之源，沒有水就沒有生命。李時珍在《本草綱目》中說：「藥補不如食補，食補不如水補，水是百藥之王。」組織細胞的一切新陳代謝都離不開水，組織細胞經常缺水，就會使組織細胞不能獲得充分的營養和及時排出細胞代謝廢物和毒素，從而導致組織細胞病因所引起的各種疾病。

5．微循環不暢通

中醫所謂——「通則不痛，不通則痛」，現代醫學研究發現，微循環不暢通導致局部組織細胞缺氧、缺水、缺營養，代謝產物和毒素不能及時排除，使組織細胞病變而產生各種慢性疾病。

自癒系統，在運轉的時候，是身體從常態進入病態的過程，這個過程本身，有可能以減低身體某些機能爲代價，甚至暫時關閉某些機能，以減少養分的消耗，而將養分分配給身體急需的部位。

這些調度極其複雜和精密，許多還不爲人認識。可能會涉及整個人體。如果你還沒有完全理解身體的語言，你就不要輕易干涉身體的策略。

強身健體，調攝胃氣先行

《本草綱目》中記載：「飲食者，人之命脈也，而營衛以賴之。」正如「人以食為天」更是說明飲食對維持人體健康的關係重大。未患病的人，要注意保養脾胃，以免患病；患脾胃病的人，應時常注意調攝以防止病情加重，或引起其他病變；病癒的人，還要注意防止疾病的復發。

脾胃病的發生主要是飲食不節，過食生冷，寒積於中，使脾胃之陽不振；其次是鬱怒憂思，肝氣不調，橫逆犯胃乘脾，要預防好脾胃疾病，關健是如何保護脾胃功能正常的運轉，才能達到健康的目的。

《黃帝內經》中說：「有胃氣則生，無胃氣則死。」也就是說，胃氣決定生死。

「胃氣」有狹義和廣義兩種含義。狹義的「胃氣」是指脾胃的消化功能；廣義的「胃氣」則是指熱之正氣。就人體的生理功能而言，人體的臟腑之間是密切聯繫、息息相通的，正氣的維持健旺有賴各臟腑共同作用來完成，其中人身之精、神、氣、血、榮、衛，都是在「胃氣」的基礎上與它臟化生而出，從而形成不同的生理功能。胃土居中，以灌四旁，五臟皆稟胃氣以行生化之機。心無胃養，無以變神明；腎無胃滋，無以藏精髓；脾無胃養，無以行運化；肺得胃滋，主氣而行制節；木得土培，始可生髮以行春令。榮者水穀之精氣，衛者水穀之悍氣。胃爲津液、宗氣所出之處，氣血之大源。人身之重要物質，無一不是在「胃氣」的基礎上產生的。

所以「胃氣」強壯，精神氣血就會旺盛；反之，「胃氣」一衰，這些物質生源受礙，正氣必虛，疾病亦隨之而來。「胃氣」於人身實爲至關重要。「胃氣」的正常生化，則又佔有重要的位置。人之所以能夠生存，在很大程度上是依賴後天生化之源，生生不息，以滋養身體。

胃上承食道，下接十二指腸，是一個中空的由肌肉組成的容器。胃是人體的加油站，人體所需要的能量都來源於胃的攝取。金朝醫學家說：「胃者，脾之腹也……人之根本。胃氣壯則五臟六腑皆壯也。」胃爲水穀之海，其主要生理功能是受納腐熟水穀、主通降，以降爲和。由於胃在飲食物消化過程中起著極其重要的作用，與脾一起被稱爲「後天之本」，故有「五臟六腑皆稟氣於胃」，胃氣強則五臟功能旺盛。因此，歷代醫家都把固護胃氣當做重要的養生和治療原則。

胃以降爲順，就是胃在人體中具有肅降的功能。胃氣是應該往下行、往下降的，如果胃氣不往下降，就會影響睡眠，導致失眠，這就叫做——「胃不和則臥不安」。

胃有一個重要的功能——生血。「血變於胃」，胃將人體吸納的精華變成血，母親的乳汁其實就是血的變現，血是由食物的精華變成的，在撫養孩子的時候，母親的血又變成了乳汁。

胃氣是人賴以生存的根氣，只可養，不可傷。因此在診斷上要審察胃氣，在治療上要顧盼胃氣，在養生上要調攝胃氣。胃氣強壯，則氣血沖旺，五臟和調，精神充沛，病邪難侵，可卻病延年。所以胃氣是診斷、治療和養生學中的關鍵問題，是解決某些疾病的一個重要的方法。

中醫重視胃氣之思想，源自《內經》或者更早，其後張仲景、李杲、薛立齋、張景岳、周愼齋以及張璐等人，他們各有所長，各有所偏，但重視胃氣則一。誠然，養胃氣，是產生「補土派」的思想基礎，但是重視胃氣，絕非僅此一派，而是各派、各家共同之所宗。試看朱丹溪為「滋陰派」之大旗，葉天士為溫病學之大家，他們對「胃氣」都極為重視。

「存津液，保胃氣」是各種流派統一認識的思想基礎和原則。重視胃氣，是中醫學理論上重要的一章，在臨床實踐中也一直起著重大的指導作用。

飲食適度，是保胃氣的一個重要方面。很多人片面理解食物的營養價值，認為什麼食物的營養價值高，就多吃一些，身體就會健康，結果飲食無度反傷胃氣。在胃氣不強的情況下，損穀是保胃氣的最好方法，而節食則是損穀的最好辦法。適當減少食量，使胃氣運轉遊刃有餘，方能「以通為用」。

調攝胃氣最重要的一點，就是早餐應該吃「熱食」。一些人貪圖涼爽，尤其是夏天，早餐喝蔬果汁代替熱乎乎的豆漿、稀粥，這樣的做法短時間內，也許不覺得對身體有什麼影響，但長此以往則會傷害胃氣。

從中醫角度看，吃早餐時是不宜先喝蔬果汁、冰咖啡、冰紅茶、綠豆沙、冰牛奶的。早餐應該吃「熱食」，才能保護胃氣。因為早晨的時候，身體各個系統器官還未走出睡眠狀態，這時候你吃喝冰冷的食物，會使體內各個系統出現攣縮、血流不暢的現象。也許剛開始的時候不會覺得腸胃有什麼不舒服，但日子一久或年齡漸長，你會發現皮膚越來越差，喉嚨老是隱隱有痰、不清爽，或是時常感冒，小毛病不斷。這就是因為早餐長期吃冷食傷了胃氣，降低了身體的抵抗力。

因此，早飯應該是享用熱稀飯、熱燕麥片、熱牛奶、熱豆漿、芝麻糊、山藥粥等，然後再配著吃蔬菜、麵包、三明治、水果、點心等。牛奶容易生痰，導致過敏，不適合氣管、腸胃、皮膚差的人，及潮濕氣候地區的人飲用。

其次，午飯前先喝肉湯，可以很好地調攝胃氣。常言道：「飯前先喝湯，勝過良藥方」，這是因為從口腔、咽喉、食道到胃，猶如一條通道，是食物必經之路。吃飯前，先喝幾口湯，等於給這段消化道加點「潤滑劑」，使食物能夠順利下嚥，防止乾硬食物刺激消化道黏膜。若飯前不喝湯，則飯後會因胃液的大量分泌而使體液喪失過多而產生口渴感，這時喝水又會沖淡胃液，影響食物的消化和吸收。

曾有人把胃氣比喻為國家之餉道，餉道一絕，則萬衆立散，而胃氣一敗，便百藥難施。證之臨床，此言不虛。中醫流派雖多，但治病置胃氣於不顧者沒有。

胃氣是人賴以生存的根氣，胃氣強壯，則氣血沖旺，五臟和調，精力充沛，病邪難侵，可祛病延年。所以，一定要重視調養胃氣。

上火之因不單純，對症清火有門道

「火」是如何產生的呢？一是直接受自然界「火熱之邪」的侵襲，而引起「上火」症狀；一是機體記憶體在的能推動生命機能而看不見的「火」，由於陰陽失調，失去了正常潛藏功能，而引起「上火」症狀。據《本草綱目》記載，蒲公英可清熱毒、化食毒、消惡腫。經常上火的人不妨試試用蒲公英來降火。

「上火」是中醫學專用名詞。如果出現咽喉乾痛、兩眼紅赤、鼻腔熱烘、口乾舌痛以及爛嘴角、流鼻血、牙痛等症狀，中醫就認爲是「上火」。

「火」是如何產生的呢？一是直接受自然界「火熱之邪」的侵襲而引起「上火」症狀；一是機體記憶體在的能推動生命機能而看不見的「火」，由於陰陽失調，失去了正常潛藏功能，而引起「上火」症狀。

工作壓力或者是生活不規律，就非常容易會「上火」。「上火」是因爲人體各器官不協調造成的。通常，人們在「上火」之前並沒有明顯的症狀，但是發病之後則表現爲咽喉乾燥疼痛、眼睛紅赤乾澀、鼻腔熱烘火辣、嘴唇乾裂、食欲不振、大便乾燥、小便發黃等，而嚴重的口瘡、咽喉腫痛等症狀，還會影響人體的正常飲食，給生活和工作帶來種種的不便。

引發「上火」的具體因素很多。情緒波動過大、中暑、受涼、傷風、嗜菸酒以及過食蔥、薑、蒜、辣椒等辛辣之品，貪食羊肉、狗肉等肥膩之品和中毒、缺少睡眠等都會引起「上火」。

中醫把頭昏、咽喉腫痛等偏上部位的火熱症狀叫「上焦火」，把煩熱口渴、胃脘痛等中間部位的叫「中焦火」，把便祕、尿赤等偏下部位的叫「下焦火」。又按臟腑開竅，把目赤腫痛稱「肝火」，鼻扇氣喘稱「肺火」，口舌生瘡稱「心火」等等。結合內在情況，這些火還可統分「虛實」兩大類，症狀重，來勢猛的屬實火；症狀輕，時間長並伴手足心熱、潮熱盜汗等的屬虛火。這種分類爲有關治療提供了依據。

治療「上火」要注意兩點：一是選用中藥，而不盲目投用西藥。因前者是調理全身以治本，後者卻只能針對症狀治其標。二是遵照中醫理論辨證施治。如治「中焦火」宜投清胃散等，治「心火」用導赤散等，治「實火」用三黃片、牛黃解毒片等藥泄火，最好在醫生指導下進行。若見「火」就用三黃片之類，有時並不奏效，反而誤事。

胃火的主要表現就是口舌生瘡、大便乾燥、煩躁易怒、大便沒有規律、口中有異味、出現慢性胃痛等。一旦出現這些上火的表現，就說明不堪重負的胃腸道該調理了。

中醫將「火」分爲實火和虛火，實火的治療是用清熱、降火的瀉法，虛火是用補法。那麼，怎樣才能知道自己是實火還是虛火呢？

一、**看小便** 小便顏色黃、氣味重，同時舌質紅，是實火；小便顏色淡、清，說明體內有寒，是虛火。

二、**看大便** 大便乾結、舌質紅的爲實火；大便乾結、舌質淡、舌苔白的仍爲虛火；大便稀軟或腹瀉說明體內有寒，是虛火。

二、**看發熱** 如果身體出現發熱症狀，體溫超過37.5℃時，全身燥熱、口渴，這是內熱大，是實火；發熱時手腳冰冷、身體忽冷忽熱，不想喝水，是體內有寒，爲虛火。

所以不論什麼人，當感覺身體內有熱、燥的時候，先按以上這三點對照一下，就知道這「火」是實火還是虛火了。只要是實火，現在中醫最常用的各種清熱、解毒、降火的藥都是瀉火最好的，連吃三天肯定降火。而目前只是單純實火的人已是越來越少了，多數都是虛火。

對於不同體質的人來說，調理方法也是有區別的。對於一些平時體質還不錯，而且不感覺胃疼的人來說，首先要管住嘴巴，別吃辛辣的食物了，而是多吃些蔬菜水果。

如果是孩子，必要時可以吃兩三天小兒化濕丸；如果是成人，要解決大便乾燥等問題，可以吃些牛黃清胃或牛黃解毒片，吃的時間千萬不能太長，三五天就差不多了。但平時如果就有慢性腹瀉的毛病，可千萬不能吃這些藥，最好是先調理飲食。

對於一些平時體質就弱尤其是有慢性胃腸疾病的人來說，晚飯時喝粥也是養胃的好方法，同時還可以安神。如平時就需要健脾補腎的人群，可以用山藥熬大米粥；平時就大便稀、經常感覺肚脹的人群，可以熬些蓮子粥；女士、脾虛、血虛的人群，這時可以熬些紅棗粥。

要想少上火早瀉火，首先要保持科學的生活規律，按時作息，定時定量進餐，不為趕時間放棄一頓，也不為一席佳餚而暴飲暴食。安排各種活動需適當而有節制，保證充足的睡眠，避免熬夜，以免過度疲勞、抵抗力下降。

其次，多吃「清火」食物。新鮮綠葉蔬菜、黃瓜、柳丁、綠茶都有良好的清火作用，而胡蘿蔔對補充人體的維生素B群、避免口唇乾裂也有很好的療效。此外，可以口服各類清涼沖劑，如夏桑菊沖劑、金菊沖劑等對「清火」也很有效。

在「上火」期間，不宜吃辛辣食物、喝酒、抽菸和熬夜，應注意保持口腔衛生，經常漱口，多喝水，並在醫生指導下服用「清火」藥物。如果「上火」症狀比較明顯，一週以上還沒有好轉，須及時到醫院就診。專家特別提醒，不要自己隨意服用一些「清火」藥物，因為有可能服用過度而適得其反。

當然，調整自己的情緒也非常重要。焦躁的情緒會「火上澆油」，保持心情舒暢有助於調節體內的「火氣」。

另外，如果出現口腔潰瘍，病情比較嚴重且一週以上不見好轉的，應當及時到醫院診斷治療。因為口腔潰瘍並不一定是由於「火氣大」的緣故，可能是口腔潰瘍病原被病毒感染，也可能和激素以及遺傳有關。口腔潰瘍也被認爲是身體變弱的信號，所以出現口腔潰瘍時，患者若同時感到身體疲乏，就應檢查自己營養攝入是否均衡，休息是否足夠，並適量補充各種維生素和礦物質。

專家建議「上火」的人們，不妨過上幾天素食生活，遠離大魚大肉和酒類，吃些清淡的蔬菜，多吃些水果。含水量比較多的水果這時吃最合適了，如蘋果、梨，而且香蕉也有助於大便乾燥的人們解決問題。多吃蔬菜也是很好的選擇，含水量比較多、不易上火又富含維生素的蔬菜有冬瓜、苦瓜、蘿蔔、白菜、芹菜等。

無論體質好的人還是體質弱的人，都要遠離寒涼食物，同時都要注意調整生活規律，多運動、多散步。

正確認識氣血，走出補氣血的誤區

補氣血並不是盲目就可以的，尤其是對於一些常用的補氣血的藥物，儘管它們是有益於氣血進補，但我們也要正確地進補，否則會得不償失，如《本草綱目》中記載：「人參，味甘微苦而性溫，入脾、肺經。具補益強壯、補氣固脫、補肺健脾之功效。」

但人參雖是一種滋補強壯藥，但不可人人服人參，藥藥入人參，唯有虛損時才宜進補，而且人參的類似品種非常多，應用時要注意分辨。

人的血從何而來？其實眞的懂得中醫醫理的人，就能夠明白血是從脾胃而來，人體通過消化吸收食物，把食物的營養精華轉化成氣血能量。因爲脾胃主血，脾胃虛弱就會造成氣血不足，要補血的根本辦法是需要好好的養護脾胃，好好的吃飯，好好的睡覺。而亂吃所謂的補血的補品，不但不會有多大的用處，而且常常事與願違，讓身體受到更大的損害。

這幾年，中醫方面的養生保健受到了人們的普遍關注，這是一個好現象，人們開始認識到了中醫的重要性和科學性。但是因爲沒有中醫藥基礎常識，並且走入了一些觀念的誤區，造成了一談到養生保健就變成了一個字：補！

一談到補就立刻是阿膠、人參、當歸的猛吃亂吃一通。藥補不如食補，再好的補藥也不如每天好好吃飯，並且補藥並非人人適合，吃不好可是能要人命的。所以我們首先要認清自己的體質，才能進行合理的進補，否則最好還是在醫生的囑咐下進行爲好。

「氣血」是中醫理論的重要組成部分。「氣血不足」「氣血虧損」「氣血兩虧」等，是中醫臨床上常用的術語。

本文就「氣血」一詞談談在人們在日常生活中的各種誤區。

〔誤區一〕滿面紅光，就是氣血好

在中醫學中，人的正常生理面色表示人體的氣血津液的充盈與臟腑的正常，比如精氣含於內，容光發於外，所以面部顯現光明潤澤、紅黃隱隱。而在臨床上，中年人如果總是「紅光滿面」，很難看出本來的膚色，就要注意查一查自己的血壓了。如果血壓正常，需要考慮是否肝火旺盛，通常肝火旺盛的人易出現急躁失眠、口乾等一系列表現。

〔誤區二〕臉色好，氣色好，就是氣血正常，身體健康

在中醫學中，「氣血」是「氣」與「血」兩個概念的組合。在日常生活中，經常見到某人身體一直非常好，氣色又好，但突然得暴病而亡，人們往往感到不可思議。其實，臉色好，氣色好，氣血正常，絕不能代表臟腑無病，很可能這些「健康人」的某一個器官就有先天或後天的疾患，只是暫時沒有顯現出來而已！

〔誤區三〕身體有疾患，氣血一定差

在中醫學中，「氣血」是構成人體和維持人體生命活動的物質基礎。而我們日常口頭語中的「氣血」只是局部概念，說白了，在不少人的觀念中，僅是單指「血」。比如伏案工作久了會發生頭痛、背痛，老年人常發生腰腿痛等等，從「氣血」角度講，這是局部氣血不和、血淤氣滯，甚至血不養筋而造成肌肉萎縮等等，屬於局部小概念的「氣血」問題。局部的氣血概念，不能代表整體的氣血概念；局部氣血失調，也不能說總體健康出了大問題。

〔誤區四〕「氣血」就是指氣和血，與其他無關

這是人們存在的一個大誤區。僅以氣和血而言，在中醫學中涉及範圍較廣，名稱繁多，概念也不一樣，但是氣血與五臟六腑，與精、津液等有著密切不可分割的關係，在生理上相互依存、相互爲用，在病理上相互影響。中醫經常講到：精與血同病，氣與血同病，氣與津液同病，血與津液同病。這其中包含著更爲複雜的病機。

有些人對補腦、補腎、補氣、補陽的藥物甚感興趣，常常對號入座，認爲自己腎虛、氣虛、血虛而大量服用。實際上，中醫治病講究辨證施治，是虛證才用補藥，非虛證用補藥反而適得其反，加重病情。就算是精神不佳，或是一些「亞健康」狀態，只要適當休息，調節飲食，是完全可以恢復的。「是藥三分毒」，就算補藥也不例外，還是不要濫補爲好。

一說到補氣，很多人就想到一些人參、鹿茸等大補之物。其實，補氣並不需要如此大補，眞正的補氣之物就是五穀雜糧等尋常食品。小米、綠豆、玉米等穀物都是很好的補氣食品，而且比人參、鹿茸等更安全、更有益——身體的改善是需要循序漸進的，千萬不可操之過急。如果想用那些大補食品一下子把身體補好，是很不現實的，因爲虛弱的身體不但不能受補，還會反受其害。現代人工作壓力大，時常擔憂、焦慮，內心苦悶。這樣的心情很難養出好的氣。因爲氣也是一個人內心的反映，只有保持心情的舒暢

才能讓五行之氣運行暢通，精神容光煥發。

人參被喻爲補中之王，一到冬天很多人就開始用人參進補，平時爲了降火常用西洋參片泡水喝。然而人參雖可強身和延緩衰老，但隨意亂用則有害無益，長期過量吃人參要小心——「人參濫用綜合症」。

「人參濫用綜合症」表現爲：欣快、中樞興奮、失眠、全身玫瑰疹、皮膚發癢、眩暈、頭痛、體溫升高及出血等。因此，使用人參必須在醫師指導下，從小劑量開始，不可長期大量應用。

另外，人參是體質壯實之體，兒童、孕婦等均應謹愼服用。

在中藥裏，阿膠確實是婦科上等良藥，有滋陰補血的功效。但並非適用於所有人，有些人在服用阿膠之後，會出現火氣亢盛的表現，如鼻腔、口唇等部位出現許多熱瘡，或眼睛乾澀、發紅、眼眵增多，甚至出現喉嚨乾痛及大便祕結或大便帶血等症狀。有些陽虛者服用後，也會出現食欲不振、胃部飽脹，出現消化功能障礙。

另外，患有感冒、咳嗽、腹瀉或月經來潮時，應停服阿膠，等病情痊癒或經停後再繼續服用。

人的胖瘦不同，補益的方法也不相同。

對沒有明顯疾病而體型較瘦的人，通過進補，增強了脾胃功能，促進營養物質的吸收，以增加體重。這些人應以食補爲主。對於形體消瘦，能食善饑，活潑好動，思維敏捷的人，出現舌紅苦少，口乾咽燥，五心煩熱，大便祕結等津液虧耗，陰血不足的症狀，應採用滋陰補血的方法。常選用沙參、玉竹、牛奶、鴨肉、龜肉、鱉肉、豬肉等，燉服以滋陰降火，應忌食辛辣燥熱之品，以免耗損津液，加重病情。

肥胖之人常出現動則氣喘，心跳加快，心慌汗出，容易疲倦等一系列氣虛的症狀。中醫認爲肥胖多爲氣虛，痰濕內蘊所致，因此有「胖人多氣虛」之說。肥胖者以補氣爲主，脾健則水道暢通，水濕運化正常，痰濕不生。依據這一道理，對於肥胖之人，在補氣的同時要注意健脾，採用益氣健脾的補益方法。

體質強壯的人，不宜進補，以免導致陰盛或陽亢，破壞人體的陰陽平衡。

形體消瘦，面色憔悴，目眩耳鳴，口燥咽乾，五心煩熱，潮熱盜汗，舌質嫩紅、少苔或無苔，脈細等爲陰虛證，這類病症的人不宜服用溫熱類的補品和補藥，如：紅參、鹿茸、桂圓、核桃仁等。

面色蒼白、疲乏無力、少氣懶言，形寒肢冷、蜷臥自汗、口淡乏味、小便清長，大便稀溏、舌質淡、胖嫩、脈遲無力等爲陽虛證，這類病症的人不宜服用寒涼性質的補品和補藥，如：西瓜、龜肉、鱉肉、生地、麥冬等。

發熱、腹脹痛拒按、胸悶煩躁，甚至神昏譫語，呼吸喘促，痰涎壅盛，大便祕結，小便不利，舌苔厚膩，脈實有力等爲實證，這類病症的人不宜服用補品和補藥，以免留邪不出，延長病程。

惡寒發熱、無汗或汗出不暢，頭痛，肢體酸痛，苔薄，脈浮等爲表證，這類病症的人不宜服用補品和補藥，以免誘邪深入，延長病程。

發熱不惡寒，面紅目赤，口唇乾燥，口渴飲冷，小便短赤，大便燥結，舌紅苔黃，脈數等爲熱證，這類病症的人不宜服用溫熱性質的補品和補藥，如：羊肉、桂圓、核桃等，以免助熱耗陰。

惡寒喜暖，面色蒼白，口淡不渴，手足逆冷，小便清長，大便稀溏，舌淡苔白，脈遲等爲寒證，這類病症的人不宜服用寒涼性質的補品和補藥，如：蚌肉、龜肉、鱉肉、西洋參、蜂蜜等，以免助寒傷陽。

唇焦舌燥，咽乾，口渴少津或天津，皮膚乾燥或枯癟，小便短少，大便祕結，舌質乾紅，脈細數等爲燥熱證，這類病症的人不宜服用燥熱性質的補品和補藥，如：羊肉、蝦、以免更灼津液。

頭重而昏，胸悶，脘痞，腹脹，肢體沉重酸困，甚至水腫，小便混濁，大便溏泄，婦女帶下，舌苔厚膩，脈濡等爲濕證，這類病症的人不宜服用滋膩性質的補品和補藥，如：大棗、蜂蜜、鱉肉等，以免助濕生痰。

腦力勞動者的特點是體力勞動相對較少，腦力勞動較多，作息缺少規律，工作節奏緊張，睡眠較少，造成思慮太過而勞傷心脾，起居失常而致心腎兩虧等。其進補要注意補養心、脾、腎三臟。症狀較輕者，可選用粥養的形式。在粥內加入養心、補脾、益腎的食物和藥物，既可以有利於吸收，又可以起到三臟同補的作用。對於病情較重者，可以服用養血安神丸、歸脾湯等。

《本草》教你測測自己的氣血是否充足

人是一個有機的整體，氣和血、津液、精等生命活動的重要物質，都是在生命活動過程中各臟腑的產物，形成之後又都是各臟腑賴以活動的物質基礎，因此氣血津液、精任何一種物質，有波及其他幾者而不是孤立的，要相互參照。據《本草綱目》記載，看眼睛，看皮膚，看頭髮等都能測出一個人的氣血是否充足。

作為氣血是否充足，我們自己也可以對自己通過以下十招做個初步了解：

一、看**眼睛**　俗話說「人老珠黃」，其實指的就是眼白的顏色變得混濁、發黃，有血絲，這就表明你氣血不足了。眼睛隨時都能睜得大大的，說明氣血充足；反之，眼袋很大、眼睛乾澀、眼皮沉重，都代表氣血不足。

二、看**皮膚**　皮膚白裏透著粉紅，有光澤、彈性、無皺紋、無斑代表氣血充足。反之，皮膚粗糙，沒光澤，發暗、發黃、發白、發青、發紅、長斑，都代表身體狀況不佳、氣血不足。

三、**看頭髮**　頭髮烏黑、濃密、柔順代表氣血充足，頭髮乾枯、掉髮、頭髮發黃、發白、開叉都是氣血不足。

四、看耳朵　小孩子看耳朵看形態，大人除了形態就主要看後天的情況了，主要看色澤、有無斑點、有無疼痛。如果呈淡淡的粉紅色、有光澤、無斑點、無皺紋、飽滿則代表氣血充足。而暗淡、無光澤即代表氣血已經下降。

五、**摸手的溫度**　如果手一年四季都是溫暖的，代表人氣血充足，如果手心偏熱或者出汗或者手冰冷，都是氣血不足。

六、**看手指的指腹**　無論孩子還是成人，如果手指指腹扁平、薄弱或指尖細細的，都代表氣血不足，而手指指腹飽滿，肉多有彈性，則說明氣血充足。

七、**看青筋**　如果在成人的食指上看到青筋，說明小時候消化功能不好，而且這種狀態已一直延續到了成年後。這類人體質弱，氣血兩虧。如果在小指上看到青筋，說明腎氣不足。

八、**看指甲上的半月形**　正常情況下，半月形應該是除了小指都有。大拇指上，半月形應占指甲面積的1/4～1/5，其他食指、中指、無名指應不超過1/5。

手指上沒有半月形或只有大拇指上有半月形，說明人體內寒氣重、循環功能差、氣血不足，以致血液到不了手指的末梢，如果半月形過多、過大，則易患甲亢、高血壓等病。

九、看手指甲上的縱紋　當成人手指甲上出現縱紋時，一定要提高警惕，這說明身體氣血兩虧、出現了透支，是肌體衰老的象徵。

十、看牙齦　小孩子不明顯，主要是成人。牙齦萎縮就代表氣血不足。

寒性體質（陽氣不足）：最明顯的症狀就是身體的火力不足，表現爲畏寒怕冷、喜暖喜熱、不愛飲水或只愛喝熱水、腹瀉便溏、四肢不溫、早晨起來就犯睏、一到秋冬便咳嗽流清涕、愛吃蔥薑、不喜梨藕、舌淡苔白、津液較多、面色多青白或青黃、身體稍虛胖、喜安靜獨處、脈搏較緩慢（70次/分鐘以下）。

熱性體質（陰虛火旺）：最明顯的症狀就是喜冷喜寒，多穿一件衣服便燥熱出汗，愛喝水、愛喝綠茶、愛吹風、喜空調、愛吃冷飲，口苦、尿黃赤、煩躁易怒、便祕、口咽乾燥、目赤、發熱、脅痛、失眠，脈搏多較快（一分鐘80次以上），舌紅苔黃、面色發紅、不愛睡覺、體味較重。婦女月經多提前，量大色深。

其實嚴格屬於這兩類體質之一的人並不多，大多是介於兩者之間的平常體質。或偏於熱，或偏於寒，或裏熱表寒，或上熱下寒，或忽冷忽熱。

氣虛證則是指氣的生成不足，或者消耗過度而致氣的功能減退所致病症。「氣機失調症」是指氣的升降出入運動失常所引起的病症。此證又可分爲「氣滯證」、「氣逆證」、「氣陷證」、「氣閉證」、「氣脫證」等的不同類型。由於氣的運動是從各個臟腑經絡、組織器官爲其活動場所，是通過各臟腑、器官的相應功能體現其存在，因此「氣機失調」所致病症，是離不開相關內臟的功能障礙。

人是一個有機的整體，氣和血、津液、精等生命活動的重要物，質都是在生命活動過程中各臟腑的產物，形成之後又都是各臟腑賴以活動的物質基礎，因此氣血津液、精，任何一種物質有波及其他幾者而不是孤立的，要相互參照。

第三章

藥補不如食補，食為主藥為輔

正所謂是藥三分毒，藥補當然不如食補。健康是吃出來的，吃得好才能健康，會吃才能長壽。如果不小心身體生了病，不得不選擇吃藥來治療時，我們千萬要在吃藥的同時，通過飲食來療養，這樣才能有效康復，而且食物比藥物更省錢，如此一來，健康經濟兩不誤。食爲主藥爲輔是健康養生的最佳選擇，如此雙管齊下，你的身體越吃越健康！

認識你的體質，根據體質下功能表

不同的體質生了病，會出現不同的問題與症狀，因此飲食也要因體質的差異而分別對待。《本草綱目》記載了不同體質如氣虛、血虛、陰虛等體質，食用哪些食物可以起到調養作用。

你了解自己的體質嗎？你知道人都有哪些體質嗎？

體質是人的品質。它是人的有機體在遺傳變異和後天獲得性的基礎上，所表現出來的機能和形態上相對穩定的特徵。體質影響著我們的健康，要想有一個好身體，就應該了解它們的，而當我們了解了各種體質的特徵之後，就可以進行飲食調理，從而來指導人們科學飲食。這些體質及菜單如下——

1．氣虛體質

【體質特徵】面色偏白或淡黃，肌肉鬆軟。

【飲食調理】可多吃補氣的食物，如：菱角、荔枝、葡萄、馬鈴薯、山藥、鰱魚、鱔魚等。

2．血虛體質

【體質特徵】面色蒼白，唇甲淡白，兩目乾澀，四肢麻木等。

【飲食調理】多食補血的食物；豬肝、黑米、大棗、花生、桂圓肉、黑芝麻等。

3．陰虛體質

【體質特徵】形體瘦長。

【飲食調理】多吃補陰的食物，如：鴨肉、蕎麥、小麥、甲魚、銀耳、黑木耳等。

4．陽虛體質

【體質特徵】形體白胖、臉色發白、肌肉鬆軟。

【飲食調理】多吃補陽的食物，如：羊肉、白菜、番茄等。

5．痰濕體質

【體質特徵】肥胖、腹部肥滿鬆軟。

【飲食調理】要控制體重和改善飲食習慣。要多吃祛濕的食物，如白扁豆、薏苡仁、香菇、陳皮、鱸魚等。

6．瘀血體質

【體質特徵】易出血、腫塊、中風、得冠心病等。不耐風寒。

【飲食調理】多吃活血食物：薺菜、佛手、黑木耳、洋蔥、藕、桃子、栗子等。

7．氣鬱體質

【體質特徵】瘦子居多，發病傾向爲抑鬱症、失眠等。對精神刺激適應較差。

【飲食調理】多吃理氣的食物，如佛手、柳丁、白蘿蔔、萵苣等。

8．倦體質

【體質特徵】精神容易感到疲乏，平時說話常感氣短，食欲缺乏，易出虛汗。

【飲食調理】穀物以粳米爲宜，說明調養。平性的豆類如黑大豆、玉米、燕麥、黃豆可適量選用。蔬菜應選擇平性的花菜、捲心菜等以及溫性的南瓜等。水果乾果可多吃溫性的。肉類中可多吃豬肉、鵝、鵪鶉、鴿子、烏賊、黃魚等。

9．濕體質

【體質特徵】形體虛胖，口乾又不想喝水，或喝完還是不解渴，大便不成形，舌苔滑膩。

【飲食調理】多吃泡飯利於消化。多選用健脾、利濕的米仁、赤豆、白扁豆、黃豆芽、綠豆芽等。蔬菜中可都吃蘿蔔、冬瓜以及各種豆類。水果、肉類的選擇同倦體質。

10．寒體質

【體質特徵】怕冷、手腳冰涼、腰酸肢軟、性欲減退、夜頻尿。

【飲食調理】穀物應以粳米爲主。蔬菜應選平性的芡實、溫熱的大蒜、蔥、韭菜等。水果則不妨挑選溫熱性的桂圓、荔枝、金桔、橘子、核桃仁等。多吃紅糖。

11．熱體質

火旺。

【體質特徵】形體瘦削，臉色發紅，口乾咽燥，大便乾噪，舌質偏紅，原因是陰虛火旺。

【飲食調理】穀物以平性的粳米爲主。豆類不宜多吃，蔬菜宜多吃青菜、大白菜、銀耳、山藥、芹菜、絲瓜、黃瓜、百合、生菜、蘆筍、番茄、草菇等。

上面講到了寒熱體質，但寒熱表現有假象，在分辨一個人體質的寒性與熱性時，不能孤立地根據某一症狀或體徵判斷，應對體質的全部表現綜合觀察，只有區別了寒熱體質，才能正確地進行飲食調理。

一、**眞寒假熱**　有時候，寒性體質的人生病了會生熱象，如身熱、兩顴潮紅、躁擾不安、舌苔發黑、脈浮大等，表面上看似有熱象，但病人卻喜熱，精神委頓淡漠，舌質淡白，苔黑而潤，脈雖浮大但無力。爲陰盛於內，陽呈於外，其體質實爲寒性，這種現象叫「眞寒假熱」，治療上仍要用溫裏回陽，引火歸元。

二、**眞熱假寒**　有時候，熱性體質的人生病了會生寒相，如表情淡漠、睏倦懶言、手足發涼、脈沉細等，粗看好似寒相，但又有口鼻氣熱，胸腹灼熱，口渴喜冷飲，大便祕結小便短赤。舌紅絳，苔黃乾，脈雖沉細但數而有力之象。爲陽熱內郁不能外達，其體質實爲熱性，這種現象叫「眞熱假寒」，治療上應清瀉裏熱，疏達陽氣。

細嚼慢嚥易補血，食物搭配養血快

《本草綱目》記載了一些補血養血的食物，如枸杞具有較高的食療價值，生津益氣，滋陰補血等。血氣不足的人，可以通過一些日常生活的飲食搭配，多食用一些補血、養血的食物。

《延年良箴》說：「血氣者，乃人身之根本也。」正因爲有血，我們才能有好的精神狀態，沒了它，我們就像病人一樣無精打采。因此，人們要補血，要吃一些補血的食物，但吃的時候要細嚼慢嚥，這樣才有利於吸收。

要想使補血食物起到效果，補血必須把食物的營養充分吸收，經脾胃運化轉爲氣血，這才算從根本上達到了補血的目的。可很多人吃東西不分大小巨細吞進肚裏，結果一天大泄七、八次，攝取的食物原封不動地排了出去。這哪裡達得到補血的目的？

但有些人就不一樣，他細嚼慢嚥，吃進來的食物要用牙撕，用舌攪，用唾化，直到食物變細、變碎、變軟，這才進入了脾胃。這樣的食物吸收充分，該利用到的部分一點都不浪費，沒用處的部分統統則排出體外。

其實，消化道對食物的消化通過兩種方式：一種是通過消化道肌肉的收縮活動，將食物磨碎，並使其與消化液充分混合，並不斷地向消化道的下方推進，這種方式稱爲「機械化消化」，另一種是通過消化腺分泌消化液中的各種酶，對食物中的蛋白質、脂肪、糖類等充分化學分解，使之分成能被吸收的小分子物質，這種消化方式稱爲——「化學性消化」。在正常情況下，機械性消化和化學性消化是同時進行，互相配合的。

兩種消化的目的都是將食物磨碎，分解成小分子物質，順利通過消化道的黏膜進入血液，而大分子的物質只能通過糞便排出。西醫的營養學裏有一種叫「要素飲食」的方法，就是將各種營養食物打成粉狀，進入消化道後，就是在人體沒有消化液的情況下，也能直接吸收，這種方法是在不能吃飯的重症病人，配鼻飼營養液時常用到的。

由此看來，消化、吸收的關鍵與食物的形態有很大關係，而液體的、糊狀的食物因分子結構小，就可以直接通過消化道的黏膜上皮細胞，進入血液循環來滋養人體。細碎的食物容易被消化道充分吸收，轉爲人體所需的氣血，換句話說，就是細碎的食物更補血！既然補血這麼重要，到底吃哪些食物才能達到補血的功能呢？下面就介紹幾種最補血的食物搭配，當然，吃的時候一定要細嚼慢嚥。

補血搭配（1）番茄+優酪乳

鐵是預防和改善貧血所不可缺少的成分，如果和維生素C一起攝入，則更易被人體吸收。番茄中含有大量的維生素C，因此能提高鐵的吸收率，食物中的鐵吸收了，才能達到了補血的目的。熟透了的紅色番茄中所含的維生素C極其豐富。

優酪乳的蛋白質成分能促進鐵的吸收，因此，把番茄和優酪乳搭配在一起榨出的番茄優酪乳汁，是提高體內鐵元素吸收的良好來源。而且，如果將優酪乳中的鈣和番茄中所含的鎂，搭配在一起食用，比單獨喝優酪乳效果更好。優酪乳的種類繁多，爲了避免糖分攝取過量，最好選擇無糖的原味優酪乳。

補血搭配〔2〕荷蘭芹+牛奶

很多人都不喜歡荷蘭芹的特殊味道，其實，從營養學的角度來看，荷蘭芹是非常好的食物，含有胡蘿蔔素、維生素C以及鐵等礦物質。

大部分貧血都是缺鐵造成的缺鐵性貧血，荷蘭芹中含有豐富的鐵，而且還有維生素C，可以幫助鐵發揮作用。

要想生成紅細胞，必須要有蛋白質的加入，牛奶恰恰能發揮補充蛋白質的作用，把荷蘭芹搗碎後，加入適量牛奶，最後再加些蜂蜜調味，這樣製成的飲品補血的同時還能消除荷蘭芹的特殊味道。

補血搭配〔3〕西梅乾+白酒

西梅乾（PLUM）又稱洋李乾，西梅中含有豐富的鐵，每100克西梅中就含有1毫克的鐵，相當於葡萄柚含量的3倍。新鮮的西梅很難買到，但西梅乾在大型的超市都有，把西梅製成酒，更是可以享用全年。西梅酒做起來也很簡單，把西梅乾半斤和900毫升（差不多3～4杯）白酒以及適量冰糖放入瓶子中，浸泡兩個月就成了。

補血搭配〔4〕歸圓燉雞肉

用料：雞肉150克、當歸30克、桂圓肉100克。

製法：將當歸、桂圓、雞肉切片，放入鍋中，文火燉3小時，調味服食。

補血搭配〔5〕蓮子桂圓

用料：蓮子、桂圓肉各30克，紅棗20克，冰糖適量。

製法：將蓮子浸泡後去皮、心，與桂圓肉、紅棗一同放入鍋中，加水適量煎煮至蓮子酥爛，加冰糖調味。睡前食用，每週服用1～2次。

補血搭配〔6〕當歸羊肉

用料：羊肉400克，黃芪、黨參、當歸各25克

製法：羊肉切塊，黃芪、黨參、當歸用紗布袋裝好，同放入鍋內，加水1000毫升，文火煨煮，至羊肉爛時放入生薑和食鹽調味即可食用。

補血搭配〔7〕枸子紅棗煲雞蛋

用料：枸杞子20克，紅棗10枚，雞蛋2個。

製法：枸杞子、紅棗、雞蛋同煮，蛋熟後去殼再同煮10分鐘。吃蛋飲湯，每天或隔天1次。有補虛勞、益氣血、健脾胃等功效。

氣血雙補，十全大補湯來幫忙

《本草綱目》記載了一些補益氣血的食物，如黨參，熟地黃，當歸等，後代人根據這些食物的補血功效，配合其他補血食物，發展了一種補益氣血的湯藥：十全大補湯。

氣血雙補方是指既能補血，又能補氣，適用於氣血皆不足之證。也就是說，臨床上既有因爲氣不夠用而出現的短氣、乏力、不耐疲勞、倦怠之氣虛證，又有因爲血不足而出現的頭暈、心悸、面色蒼白、失眠、健忘等血虛的表現。在這種情況下，就需要使用氣血雙補方。

只有在補血的同時健脾補氣，才能標本兼治。氣血是互生互根的，補血當先補氣，氣血的生化需要靠脾的運化，而且補血之品多黏膩，有礙吸收，所以，健脾益氣還能夠疏通腸胃，幫助補血品的吸收。

那麼，吃什麼才能做到氣血雙補的功效呢，在這裏，介紹一種常用的補益方劑——「十全大補湯」。

「十全大補湯」出自宋代我國第一部由國家頒布的成藥方典《太平惠民和劑局

方》，是由補氣基礎方「四君子湯」與補血基本方「四物湯」合併而成的「八珍湯」，再加補氣之黃　、補陽之肉桂二藥而成。全方具有溫補氣血的功效，適用於氣血兩虛，而偏有陽虛寒象的患者。

聽到「十全大補湯」這一名字，很多人會誤以爲凡是身體虛弱的人都可以服用，實則不然。所謂「十全」，是強調該方共由十味中藥製成，而「大補」，則是在突出其可以氣血雙補。

十全大補湯的做法簡單，是美食藥膳，食譜菜譜裏的常見菜。十全大補湯做法屬煮菜類，但怎麼做十全大補湯最好吃，主要看自己的口味習慣進行細節調整。

自己製作十全大補湯

【原料】

（1）黨參30克，炙黃芪30克，肉桂30克，熟地黃30克，炒白朮30克。

（2）炒川芎30克，當歸30克，酒白芍30克，茯苓30克，炙甘草30克。

（3）豬肉1000克，豬肚1000克，墨魚150克，生薑100克，雜骨適量。

（4）雞鴨爪、雞翅適量，豬皮適量。

【做法】

（1）將黨參、黃芪等10味藥物，用紗布袋裝好紮口，待用。

（2）將墨魚用水發透，除淨骨膜；豬肉、豬肚、墨魚、雜骨、雞鴨爪翅、豬皮分別洗淨，其中捧子骨打碎；生薑洗淨拍碎，待用。

（3）將以上備好的藥物和食物同時放入鍋中，加清水適量，用武火煮沸，打淨浮沫，移文火上燉約2小時，將豬肉、墨魚、雞鴨爪翅撈起，晾涼，切成合適的片、絲、塊，分別取各種食物混合裝碗，注入藥品湯即成。

十全大補湯雖好，也有愼用的情況。首先是屬陰虛的人。該方補益氣血而性偏溫熱，若誤用於此類人，就好比「火上澆油」。所以，若有明顯的陰虛症狀，如手腳心發熱、夜間汗出過多、口乾舌燥、舌質偏紅而舌苔少，甚至無苔等，就應愼用。

另外，中醫認爲，感冒時通常不宜同服補藥，以防影響對外邪的疏散，若病人素體氣血虧虛，可待感冒好轉後再適當施補。總之，十全大補湯作爲溫補氣血的良方，對證施補，方可獲益，如果你有上述症狀，可在醫生的指導下應用。

長食滋陰補血食物讓女人更美麗

按中醫説法，女人不是養水，而是要養陰。比如，女人臉蛋上長痘痘，不是陽氣太盛而是陰氣不足，陰不足以涵陽，表現出來的就是火氣。要想讓女人美麗，就要滋陰補血。據《本草綱目》記載，荔枝，枸杞子等都是女人滋陰補血好食物。

女人身體不好，要滋陰，要補血，但又不能吃一大堆藥，該怎麼辦呢？在這裏，我們介紹幾種滋陰補血的食物。

（1）**荔枝**　荔枝含果膠、蘋果酸、檸檬酸、游離氨基酸、果糖、葡萄糖、鐵、鈣、磷、胡蘿蔔素以及維生素B_1、維生素C及粗纖維等成分。荔枝味甘，性溫，有補益氣血、添精生髓、生津和胃、豐肌澤膚等等的功效。

（2）**枸杞子**　枸杞子含有胡蘿蔔素、維生素B_1、維生素B_2、煙酸、維生素C、維生素E、多種游離氨基酸、亞油酸、甜芋鹼、鐵、鉀、鋅、鈣、磷等成分。枸杞子味甘，性平，入肝、腎、肺經，有滋補肝腎、益精明目、和血潤燥、澤膚悅顏，培元固本烏髮等功效。

（3）**松子** 松子仁味甘，性微溫，有強陽補骨、和血美膚、潤肺止咳、滑腸通便等功效。現代醫藥學研究發現，松子仁中含有較多不飽和脂肪酸、優質蛋白質、多種維生素和礦物質。松子還含有油脂可滋養肌膚，使皮膚細膩柔潤。

（4）**金針菜** 金針菜別名萱草、忘憂草、黃花菜，乾製品稱金針，含有蛋白質、碳水化合物、鈣、磷、鐵、維生素A、維生素B、維生素C等多種營養成分，其中鐵的含量約是菠菜的20倍，且富含抗壞血酸。有清熱、利尿、安神、益智、明目等功效。金針葉花粉具有調節荷爾蒙的功效。

（5）**胡蘿蔔** 即紅蘿蔔，含有維生素B、C，且含有一種特殊的營養素胡蘿蔔素，對補血極有益處，胡蘿蔔煮湯是很好的補血湯飲。

（6）**鐵質豐富的食物** 在果類中以葡萄乾、李子乾、杏子乾、桃子乾爲最多，動物的肝臟、腎臟、心臟、胃腸和海帶、紫菜、黃豆、菠菜、芹菜、油菜、番茄、杏、棗、橘子等，均含有豐富的鐵質。

失血過多的女性，除了選擇性地補充以上食物之外，還應多食用蛋白質豐富的食物，如牛奶、魚類、蛋類、黃豆，以及豆製品等。

上面介紹了一些養血滋陰的食物，那麼你是否知道，有些中藥不但有養血滋陰的功效，還能美容養顏。這些中藥主要有下面幾種——

（1）**靈芝**　靈芝分爲紫芝、赤芝兩種。功效有：抗病強身，延緩衰老，良好的護膚悅色作用，《本草綱目》中認爲靈芝——「好顏色，久服輕身延年不老」。良好的安神定志作用，可治療長期失眠，神經衰弱引起的面色萎黃，精神疲乏，容顏憔悴等。

（2）**何首烏**　何首烏性微溫味苦澀。功效有：養血益精，平補肝腎，烏鬚髮，可治療肝腎虛虧，精血不足，身體衰弱而致的鬚髮枯白者。擴張血管，使皮膚細胞獲得足夠的血量，可治療血虛所造成的面色萎黃。

（3）**麥冬**　麥冬爲上品之藥。具有補陰強壯，益胃潤肺的功效，可使人氣血充足，面色紅潤。吃法很簡單，將麥冬20克，以滾開水沖服，當天服完。

（4）**黃精**　味甘性平。《神農本草經》說：「黃精寬中理氣，使五臟調和，肌肉充盛，骨髓堅強，其力增倍，多年不老，顏色鮮明，髮白更黑，齒落更生。」吃法：黃精根洗淨、陰乾、搗爲細末，每日用水調服。

女人補血聖品：阿膠

女人如何補血？千年的補血聖品阿膠是首選！作為歷代皇宮貢品，經典三大補品之一，阿膠補血美顏的神奇功效，早已深入人心。據《本草綱目》記載，阿膠為「聖藥」，具有滋陰潤燥、補血止血的奇效。

傳說中楊貴妃「膚若凝脂」，是四大美人中皮膚最好的一個；而她膚若凝脂、駐顏不老的祕方即是「暗服阿膠」。今日的阿膠早已走出皇宮，變爲老百姓喜愛的補血產品；它不僅是上品補血藥，還是很好的日常補血食品，常服可美顏輕身、延緩衰老。

現代女性面臨著日益激烈的社會競爭，不斷加快的生活工作節奏，日漸複雜的人際關係，哺育後代的重任等等，這些都使女人同時承受著事業和家庭的雙重壓力，勢必會給她們的軀體和精神方面造成不良影響。尤其是那些對腦力和精神狀況要求更高的白領麗人，她們終日處在高度緊張的工作狀態中，腦力和精神疲勞日益嚴重，必然傷神耗氣耗血，以致血虛，久而久之導致肝血不足，肝鬱氣滯、心腎不交，從而出現疲乏無力、食欲不振、失眠健忘、性欲下降、情緒抑鬱、便祕等不適的狀態。

女人貧血就要補血，在這裏，我們詳細介紹阿膠這種補品。阿膠具有滋陰潤燥、補血止血之功。現代科學證明，阿膠能促進紅細胞與血紅蛋白的生成，有顯著的抗貧血、止血作用，並能改善體內鈣的平衡，促進鈣的吸收，使血清鈣增高。正因爲如此，阿膠是女人一生滋陰養血的最好選擇，女人在不同年齡都可以根據情況，適當服用阿膠，那麼就不僅可以因血滋養順利地度過不同的生理階段，而且對保持容顏、身心健康都有一定的裨益。

阿膠還能滋陰潤肺，善治肝腎陰虛所致的形體消瘦、腰膝酸軟、口燥咽乾、視物昏花、眩暈耳鳴，以及肺陰不足所致的乾咳少痰、痰中帶血、口燥咽乾、五心煩熱等症。

上面講到阿膠對女性具有很多的好處，那它到底是何方神聖？當然它不是香港那位明星「阿嬌」，而是一種中藥。阿膠一般爲長方形塊狀，規則平整，大小厚薄均勻。它的表面爲棕褐色或棕黑色，平滑有光澤，有縱紋，無氣孔、油孔。質硬而脆，一拍即碎，碎片對光照略透明。氣微香，味微甜，以棕褐色、光亮、透明、無腥臭、經夏天不軟者爲佳。

阿膠產生的年代最晚在漢代以前，已經有兩千多年的歷史了。《本草綱目》載：「阿膠大要中是補血與液，故能清肺益陰而治諸症。」《本草綱目》還載：「阿膠乃大腸要藥，有熱毒留滯者，則能疏導，無熱毒留滯者則能平安。」

悠久的歷史，給阿膠在治病和滋補保健方面得以大展風采。阿膠作爲膏方的主要原料，能和很多植物配合。最爲典型的當屬在我國江南一帶，民間每年冬季廣泛服用的自製保健品——阿膠核桃芝麻膏，經過長期的實踐證明確有療效，可以延緩衰老、治病強身。每到天氣漸涼之時，人們便以阿膠作爲基礎配料，用黃酒浸泡至軟，配以核桃仁、黑芝麻這兩種主要配料熬製成糕狀，隨時食用。

此外，阿膠與核桃仁、黑芝麻三者相互協同，相得益彰，在養血、生津的同時，潤五臟、強筋骨、益氣力、烏髮養顏、潤腸通便，通過對人體全身臟腑、血脈的整體調理，濡養機體、去病強身、延年益壽的保健功效。

阿膠雖好，但在服用的時候也要注意以下的情況——

（1）**防火毒** 有些人在服用阿膠之後，會出現火氣亢盛的表現，如鼻腔、口唇等部位出現許多熱瘡，或眼睛乾澀、發紅、眼眵增多，甚至出現喉嚨乾痛及大便祕結或大便帶血等症狀。產生上述症狀的原因是由於服用了新鮮的阿膠所致。從中醫理論來看，剛製成的阿膠即新阿膠不宜服用，須將其置於陰乾處放置三年以上，直至火毒自行消盡之後，方可服用。

（2）**服法** 阿膠的氣味比較濃烈，如果直接沖服，不僅腥膩，味道也不好。因此，塊狀阿膠，要將其砸成小塊，越小越好，這樣可以方便烊化。將阿膠塊、冰糖、黃酒等一起放入一個金屬容器內，上火蒸30～45分鐘，大火燒開後，再改小火慢蒸。蒸化的阿膠，晾涼後會變黏變稠，如此即可食用。

而在罹患感冒、咳嗽、腹瀉等病，或月經來潮時，應停服阿膠，待病癒或經停後再繼續服用。另外，按傳統習慣，服用阿膠期間還需忌口，例如生冷食物、蘿蔔、濃茶等。

(3) **貯存** 阿膠容易受潮，不耐高溫。可將阿膠放入食用包裝袋內，紮緊袋口，然後再放入冰箱內保存。但一旦從冰箱中取出後，就要立即製作。家庭製作好的阿膠膏藥，也須密封貯藏在冰箱裏。

此外，有些女性一味地寄希望於阿膠這樣的補藥是不可取的，平日要注意攝入富含蛋白質、鐵、鋅和維生素的食物，否則不可能擁有氣血充足的好臉色。

《本草》教你氣血雙補食用四物湯

據《本草綱目》記載，白芍、川芎、當歸、熟地這四味藥，都是補益氣血的良藥。將這四種中藥一起熬煮，就是中醫界稱之為「婦科養血第一方」的「四物湯」。「四物湯」是女性保健的好夥伴，氣血雙補的最佳食品。

「四物湯」是中醫補血、養血的經典藥方，該方用當歸、川芎、芍藥、熟地四味藥組成，其中又以當歸、熟地爲主藥。

四物湯是婦科最常用的藥物。熟地含有甘露醇、維生素A等成分，與當歸配伍後，可使當歸的主要成分阿魏酸含量增加，使當歸補血活血療效增強，能對付女性臉色蒼白、頭暈目眩、月經失調、量少或閉經。

四物湯何以能成爲婦科補血調經的經典方呢？中醫認爲，四物湯主要調理肝血，而女性血虛，應該注重調肝，因爲肝和血密切相關：肝臟具有貯藏血液和調節血量的功能，就像一個人體「血庫」一樣，當人體因爲疾病或者生理活動，需血量增加時，這時肝臟就把貯藏的血液排出來，以供機體活動的需要。如果肝臟有病，藏血的功能失常，就等於「血庫」枯竭了一樣，根本不能滿足人體的各項功能，比如，不能滋養眼睛，則兩目昏花、乾澀、夜盲；不能充盈血海，則婦女月經量少，甚至閉經；若是肝失疏泄，就像「血庫」漏水一樣，則藏血不固，易引起出血病變，如衄血、婦女月經過多或崩漏等。當女性吃了四物湯後，就能起到調肝補血的目的。

四物湯之——當歸

當歸補血活血，調經止痛，潤腸通便。用於血虛萎黃、眩暈心悸、月經失調、經閉痛經、虛寒腹痛、腸燥便祕、風濕痹痛、跌打損傷、癰疽瘡瘍等。其中，酒當歸活血通經，用於經閉痛經、風濕痹痛、跌打損傷。

由於當歸對婦女的經、帶、胎、產各種疾病，都有治療效果，所以中醫稱當歸爲「女科之聖藥」。通常由分爲全當歸、當歸身、當歸尾。全當歸補血活血，當歸身補血，當歸尾活血。

當歸可以配著食物吃。如當歸生薑羊肉湯能補血、活血、祛寒；當歸黃　烏雞湯，能補血、補虛、補腎，適合產後的婦女食用，同樣也適合冬季的進補。

因當歸補血、活血的效果好，見效快，還可以將生當歸加工成粉直接吃。如果不喜歡當歸的中藥味，或經常出差的人，可以將當歸粉裝入膠囊內，這樣服用起來就更方便了。但如果準備長年服用的話，還是直接吃當歸粉爲好，這樣較安全。

需要需要注意的是——

當歸性溫，有的人吃後會上火，那就儘量選擇當歸尾。當歸尾活血，通經絡效果明顯，先吃當歸尾1～2週後，再改吃全當歸就可以了。

吃當歸上火時，還可以加上山楂，當歸與山楂的比例是5：1，這樣搭配在一起吃，比較不容易上火。

四物湯之——熟地黃

熟地黃又名伏地、酒壺花、山煙、山白菜。

在有資格被稱爲補品的各種湯料中，總少不了熟地的淡淡滋味。在寒冷的季節裏，爲自己煲上一杯「熟地湯水」，實在是季節裏的享受。熟地，來源於玄參科植物地黃的乾燥根，味甘微溫質潤，入肝腎二經，既可補血滋陰，又能補精益髓。中醫有言，男性氣主其身，女性血主其身，所以對於女人，想留住美麗，補血即成爲了必修功課。熟地即是微溫補血的上好補藥，它的多種配伍成就了它的多種滋補。

【禁忌】用時宜配砂仁、陳皮等，以防膩滯礙胃。脾胃虛弱，氣滯痰多，腹滿便溏者愼服之。

四物湯之——白芍藥

芍藥爲多年生草本，生於山坡地林下。分布於東北、華北、陝西及甘肅等地。各城市多有栽培。

白芍根呈圓柱形，長5～18公分，直徑1～3公分，表面淺棕色或類白色，光滑、隱約可見橫長皮以及縱皺紋，有細根痕或殘留棕褐色的外皮，質堅實。不易折斷，斷面類白色或微紅色，角質樣，形成層環明顯，木部有放射線紋理，氣微，味微苦面酸，以根粗，堅實，無白心或裂隙者爲佳。

芍藥被稱爲女科之花，並不是因爲它的花美，而是因爲它的根好。芍藥的根仍稱爲「芍藥」，是著名的中藥材。南北朝傑出的醫學家陶弘景，把它分爲白芍、赤芍兩種。

它們不同之處在於：赤芍爲野生品，入藥以原藥生用，其功用長於涼血逐淤；白芍爲栽培品，經刮皮、水煮、切片、曬乾而成，功效長於補血養陰。

古方以白芍爲主要藥物的數以百計，如「桂枝湯」用芍藥和肌表之榮衛；「黃芩湯」用芍藥和腹中之榮氣；「炙甘草湯」用芍藥補血脈之陰液。

在婦產科臨床上，芍藥更是得到廣泛應用。例如：

（1）白芍配熟地——肝腎並補

血氣虧虛之症少女發育偏遲，月經推遲，經量少而淡者，用「四物湯」，取芍、地爲主藥。常用熟地30克（脾胃功能不佳者改用炭熟地），炒白芍12克，大補陰血，益腎生精。

（2）白芍配當歸——補血和營，兼以安胎

臨床對於血氣不足，氣血失調，經常二藥等量相配，養血補血，和血斂肝，使營血充盈。

（3）芍藥配川芎——守中有動，血暢氣化

川芎號爲補肝之氣。氣盛者，必須用酸的東西來使它收斂，白芍味酸，號爲斂肝之液，白芍與川芎各用9克（二藥均微炒），對氣機失調，月經先後不均，來潮不暢者，能鼓舞氣化，調整月事。如經期量多，則用炒的白芍12克搭配炒川芎4.5克。

此外，臨床婦科還用赤芍配製大黃及清熱破行之品，治療急慢性盆腔炎；用白芍配白朮治療肝、脾二臟失職所致的崩漏，月經過多；用白芍配枸杞子，治療婦女更年期綜合症；凡此種種，不勝枚舉。芍藥以其養血斂陰，補而不膩，柔肝緩中，止痛收汗等功用，在中醫臨床上得到廣泛的應用，尤其是在婦產科方面。可以說，婦女一生的用藥常見芍藥，芍藥眞不愧爲女科之花，婦女之良友。

四物湯之——川芎

川芎爲傘形科植物川芎的根莖。川芎爲多年生草本，均爲栽培，主產於四川灌縣，陝西、甘肅、江蘇、浙江、江西、湖北、湖南、廣西、貴州、雲南等地也有引種。栽後第2年5月下旬至6月上旬挖出根莖，去掉泥土，除去莖葉，烘乾。

川芎根莖爲不規則結節狀拳形團塊，直徑1.5～7公分。表面黃褐色至黃棕色，有多數平行隆起的輪節；頂端有類圓形凹窩狀莖痕，下側及輪節上有多數細小的瘤狀根痕。質堅實，不易折斷，斷面黃白色或灰黃色，具波狀環紋形成層，全體散有黃棕色油點。香氣濃郁而特殊，味苦、辛、微回甜，有麻舌感。以個大飽滿、質堅實、斷面色黃白、油性大、香氣濃者爲佳。

川芎主治月經失調、痛經、經閉、難產、胞衣不下、產後惡露腹痛、腫塊、心胸脅疼痛、跌打損傷腫痛、頭痛眩暈目暗、風寒濕痹、肢體麻木、癰疽瘡瘍等病症。

川芎適合人群：月經過多，孕婦及出血性疾病愼服；陰虛火旺者禁服。

川芎食療作用：川芎味辛，性溫；歸肝、膽、心經；氣香升散；具有活血行氣，祛風止痛的功效；

（1）血淤所致月經不調、痛經、閉經、難產、產後惡露腹痛，以及腫塊等症，可與熟地（或生地）、白芍（赤芍）、當歸組成基本方，然後根據病情進行加味。

（2）凡偏正頭風頭痛，屬風寒昨，可荊芥、防風、細辛、白芷等配伍。

【四物湯的做法】

上面我們了解了四物湯的功效，並詳細介紹當歸、川芎、芍藥、熟地四味藥，那麼我們下面就該介紹四種藥如何做出四物湯了——

（1）基本煮法

將四物放入鍋中，加水五碗熬煮，將湯汁倒出備用；殘渣再放入三碗水熬煮，與前次湯汁收集在一起備用；鍋中放黑麻油、香菇爆香，放入豆包，再將前述收集之湯汁置入其中；加入地瓜、蒟蒻、黑棗、玉米放入電鍋中蒸熟。

小祕訣：也可隨意加入山藥、百合、蓮子、白果、紅棗等。

（2）肉湯煮法

將當歸、川芎、白芍、熟地洗淨後裝入過濾紗袋中，與去皮土雞腿一隻一起放入鍋中，加水覆蓋，先以大火燒至水滾，後改小火慢燉，煮至雞肉熟透後起鍋。也可以按自己的喜好加排骨或魚肉，這樣燉出來的四物湯味道很好，又不會有很重的中藥味。

【溫馨提示】

1 一般女性喝四物湯沒什麼問題，但如果你喝了之後出現上火現象，就要向中醫師請教，看看自己的體質是否適合服用四物湯。

2 四物湯必須在月經結束後才開始喝，經期中喝會有反效果。

3 養生是要長期堅持才能見效的，不要只在痛經或臉色不好時才臨時抱佛腳，平常就要多喝一些。

第四章

陰陽相衡，讓邪火遠離你的身體

生活中，你經常會聽到有人抱怨說：「最近超級上火，嘴角都爛了，額頭還長了一個大痘痘！」、「上火，嚴重上火，最近老想發火，發火得我嗓子都吼疼了！」

一旦上火，你就會覺得世界很糟糕，覺得什麼都不順心，進而影響你的工作。那麼，該如何防治上火呢？那麼就請平衡你的陰陽吧！只有你身內的陰陽均衡了，邪火才能遠離你的身體！

人為什麼會上火？

快節奏的生活，競爭的壓力，常導致人機體代謝紊亂，一時間，一種亞健康現象——「上火」，成為都市流行語。《本草綱目》記載了集中上火的症狀如：心火，肝火，胃火，肺火等。

你到底上得是什麼「火」呢？如果有一天你突然發現嘴裏長了小泡、潰瘍，牙齒疼痛、出血，咽喉乾痛，身體感到燥熱，大便乾燥……這個時候「火」就上來了，國人稱爲「上火」了。

人爲什麼會上火？我們的老祖宗喜歡用哲學的眼光看問題，「陰、陽」是哲學術語，是指一對既相互對立，又相互依存的矛盾體。就人體來說，「物質」屬陰，「功能」屬陽。正常人體的陰陽是平衡的，但是，如果平衡被打破了，就會出現上火現象。

傳統中醫論的上火有著更深層次的意思，也就是上火的一些廣義的症狀，比如胃火可以有胃疼、大便乾等症狀，肺火可以有咯血、咳嗽、黃痰等症狀，肝火會有一些煩躁、失眠、女性會有乳房脹痛等。

其實，人體裏本身即是有火的，如果沒有火那麼生命也就停止了，也就是所謂的生命之火。當然火也應該保持在一定的範圍內，比如體溫應該在攝氏37度左右，如果火過亢，人就會不舒服，會出現很多紅、腫、熱、痛、煩等具體的表現。超過正常範圍的火就是邪火。邪火又分爲虛火和實火，正常人體陰陽是平衡的，對於實火來說，陰是正常的，但是陽過亢就顯示爲實火。另一種情況是，陽是正常的，陰偏少，顯得陽過亢，這樣就顯示爲虛火。

上火是常見的小病，每個人都經常遇到上火的情況，但在某一些人群，上火的機率高於普通人，他們是——

・**嬰幼兒**　嬰幼兒容易肺生火，其原因，一則因爲小寶寶自身免疫力還沒有完全形成，二則呼吸道與外界直接相通，最易受到外邪的侵襲。

・**老年人**　老人的機體調節能力差了，一有個什麼外界不良的刺激，就會讓機體的陰陽失衡了，代謝紊亂了。外出旅遊的老人，旅途勞頓，如果機體沒能很快適應，調整過來，很可能就會上火。

・**特殊時期的女性**　女性在經期、孕期、更年期，內分泌處在調整期，再加上一些別的因素，如菸酒過量也很容易上火。

・**上班族**　上班族壓力、加班、出差等，都是導致上火的原因。

常見的「上火」症狀，由以下幾種「火」所引起的：

（1）**心火**　中醫認爲心是君主之官，是人體的主宰，而心火則是溫暖全身的主要熱量內源。如果心火太旺，便會出現心煩、心悸、失眠、口舌生瘡、小便赤黃等等的症狀。常用黃連、蓮子芯等藥物清心瀉火。

（2）**肝火**　古人云：「暴怒傷肝，五志化火」。有些人心胸狹小，沉鬱寡歡，遇事心煩易怒，從而導致肝鬱氣滯而肝火上炎。通常表現爲頭痛、頭暈、面紅耳赤、口苦咽乾、胸悶脅疼。中醫常用龍膽草、夏枯草等藥調治，可獲良效。

（3）**胃火**　由於飲食不節，嗜酒、過食肥甘辛辣厚味，形成「食積」，生熱化「火」，以致胃火熾盛。症狀爲胃部灼熱疼痛、口乾口臭、腹痛便祕、牙齦腫痛等。多以山楂、生石膏、鐵樹葉等藥物，瀉胃清火。

（4）**肺火**　產生肺火的原因，或因氣候驟然變化，身體不能適應；或由於勞倦過度，消耗了超量的體內陰液，從而引發肺火亢奮，這在老年群體中是比較多見的。其表現主要是呼吸氣粗、高熱煩渴、咳吐稠痰，甚至痰中帶血等。

上火不是十分可怕的病，有時候它完全是人們不規律的生活造成的，要想減少上火的痛苦，我們平常就一定要養成良好的生活習慣。

・**隨時補充水分**　常喝溫水可以解決許多問題，包括冷卻體內燥熱，促進表皮循環，還能沖刷口腔中的細菌菌落，抑制生長。即使常待在冷氣房的人，水分蒸發較少，一天也要喝2000毫升左右，流汗時更要多喝。「上火」時也適合喝檸檬水，多吃柑橘類等酸味的水果。如果不喜歡水淡無味，也可多喝一些能夠舒緩的茶飲，例如：薄荷、苦茶、菊花、金銀花等花草茶。

・**作息時間要規則**　很多徹夜狂歡或通宵趕工的人，第二天都會覺得特別勞累，口氣也特別污濁，甚至渾身乏力，這都是「上火」的表現。其實，夜晚休息不夠是導致「上火」的重要原因，因此，作息時間規則是預防「上火」的重要措施。

・**提升睡眠品質**　睡眠就像電腦關機休息，睡不好會造成身體過度使用，容易「上火」。日夜顛倒更是大忌，許多輪夜班的人，幾乎都有火氣大的問題，而從事腦力密集工作的人，血液循環會集中在頭部，導致疲累卻睡不穩，這時可利用足浴把火氣往下帶，讓人能夠好睡，一夜無夢。

・**飲食清淡**　一旦吃了辣椒、大蔥或煎炸食品，或遇到好吃的大快朵頤之後，就要考慮如何面對「火氣」的騷擾了。其實，飲食應注重平衡和清淡，即儘量做到肉、蛋、奶、蔬菜均衡攝入，不要暴飲暴食，因爲食物積聚在胃腸道裡更容易「上火」。

・**增加體表散熱**　常到戶外運動、踏青，多流汗，提升體內廢棄物代謝速率，人會感覺比較清爽舒服。

此外，冬末春初是身體各臟器「火證」的多發季節。無論是哪種內臟器官出現的「火」都和心理狀態有著密不可分的因果關係。所以，保持積極、樂觀的心理態度，小心別讓你的身體亮紅燈。

⁂陰陽平衡是根本，養生重在調陰陽

養生的宗旨最重要的就是維護生命的陰陽平衡，陰陽平衡是生命的根本，陰陽要是平衡，那麼我們人體就能夠健康，如果陰陽失衡，那麼就會患病，就會早衰，甚至於死亡。據《本草綱目》記載，飲食和睡眠都是保持陰陽均衡的重要因素。

所謂陰陽平衡，是指陰陽雙方在相互鬥爭、相互作用中，處於大體均勢的狀態，即陰陽的相互協調和相對穩定得狀態。人體的生命過程中，氣的升降運動，血液的循環，物質與能量的代謝，精與氣的轉化，都是時刻不停頓的。

如《素問．六微旨大論》說：「是以升降出入，無器不有。」整個宇宙處於不停的運動變化之中，人體的生命活動也處於運動變化之中。但這種不停的運動變化，必須要有一種自控機制，以使其自律而不至於過度運動或過於靜止。宇宙中一切事物和現象的發生發展與變化，只有處於相對穩定的狀態下才有可能。如果事物內部的陰陽雙方永遠處於消長轉化運動中，永遠沒有均勢、相持、穩定和平衡，那麼宇宙就會處於瞬息萬變之中，生命就不可能產生和存在，人體健康的維持也是不可能的。

因此，只有陰陽二氣相反相成，相互作用和消長轉化，才能維持宇宙萬物整體協調平衡，才能構成繽紛多彩的物質世界。同樣，由於人體內的陰陽二氣的對立互根，相互作用和消長轉化，才維繫了人體整個生命活動的穩定有序。

那麼，我們怎樣維持生命陰陽平衡呢？我們知道人的生命儲備是有限的，任何生命包括一個人，能量的儲備都是有限的。那麼我們要合理地安排，生命好比是燃燒著的一根蠟燭，燃燒得越旺，熄滅得越早。所以，我們生命養生，維護生命陰陽平衡都要注意節能養生這個問題。節能養生包括靜養生、慢養生和低溫養生。

靜養生是對生命的輕撫，它能夠降低陽氣和陰精的損耗，從而維護生命的陰陽平衡，延緩早衰增長壽命。我們靜養首先要先心靜，為什麼呢？因為只有心先靜下來，生命才能靜下來，心靜下來呼吸心跳血壓什麼都能夠減慢，才能夠降低，總的來說要讓心靜，如此人體的生理代謝，陽氣和陰精才能得到更好的保護。

那麼，我建議大家做五分鐘的靜養功，這個靜養功我們可以在工間操、課間操，或者是睡覺前下班後都可以做。它的方法呢？就是說可以採取半坐或者躺下來平臥，然後，眼睛半閉，兩臂自然下垂，然後把意念集中於下丹田，下丹田就在臍下三寸，正好就是三個指頭。然後我們做深呼吸，想一件美好的事，把注意力集中在下丹田，以一念代萬念，如此靜養再加上深呼吸，有節奏地慢呼吸，只消五分鐘就可以見效。

慢養生也是一個非常重要的絕招。隨著人類生活的節奏越來越快，呼吸的頻率也越來越高，那麼生命的長短與呼吸頻率成反比，呼吸頻率越慢，壽命越長，呼吸頻率越快，壽命越短，可見慢養生是多麼的重要，那麼該怎麼做到慢養生呢？

首先我們要做到心慢，心慢下來呼吸心跳才能慢得下來，這樣才能達到減少陽氣和陰精的損耗。上班族，上班的時候當然要進行快節奏，因爲社會是競爭的，不能慢，慢了就要落伍。但是下班以後就應該轉入慢節奏，可以慢慢地做家務、慢慢地洗澡、慢慢地帶孩子，跟上班的時候應該要有鮮明的不同的節奏，先快後慢，這樣讓人體的能量節約下來。那麼總的原則是有快有慢，有緊有鬆，有忙有閑。

低溫養生，它可以降低代謝，降低代謝的速度，降低陽氣和陰精的損耗，那麼，我們該怎麼樣做到低溫養生呢？冬天，我們室溫不能過高，暖氣不要開得太大，這不利於低溫養生。另外，我們要多接地氣，多吸陰氣，多飲地下水。另外，低溫養生還要多吃水生食物，比如說水稻，越冬食物如小麥、大白菜，水果如梨、棗等等。

另外，維持陰陽平衡還要增加「生命儲備」。決定生命儲備的有三個方面：一個是飲食、一個是睡眠、一個是性，這三大本能是增加生命儲備的三大要素，是維持身體陰陽平衡的主要環節。

首先我們看食養生，食養生就是對生命的營養。食養生首先要通過補和泄來維持生命的陰陽平衡。先看看補，補就是補充營養，我們人從生下來，五臟就在不停地消耗，不停地損耗，所以我們要不停地補充營養，這就是補。另外，就是要泄，泄就是要清理垃圾，人的一生在不停地產生垃圾。所以，我們首先要剷除生命垃圾。

對青少年來說，人處於陽長的階段，就應該補陽爲主，多吃一些動物蛋白，可以多喝牛奶；中年時期，陰陽消長是持平，那麼我們就應該以動物蛋白和植物蛋白並重；老年階段是陰長陽消的時候，就應該以養陰精爲主，飲食以植物蛋白爲主，那麼多喝豆漿，可以降低血脂，所以我們日常飲食營養是非常重要的。

飲食一定要全面不能偏食，就是說什麼都要吃，才能夠補偏救缺，如此才能維持生命的陰陽平衡。我們的主食應該是以米和麵爲主，其他的豆類、玉米、小米只能爲輔，不能顛倒過來，否則我們也要犯矯枉過正的毛病。

如何通過飲食來調整人們的陰陽，我們主張要吃時令蔬菜，什麼時令出什麼菜，我們就吃那個菜。比如夏天的番茄、黃瓜是品質最好，營養價值最高；冬天的白菜和蘿蔔營養價值最高，我們冬天就應該多吃，千萬不要做反了，爲什麼呢？因季節菜即是時令菜，它是和自然界的陰陽氣化相順應的，它得天地之氣最濃厚，故營養價值也最高，，夏天的白菜遠遠不如冬天的白菜味好，冬天的番茄我們看雖然紅紅的很好看，但是質地和營養就不如夏天，爲什麼？就是它和陰陽氣化有關係，所以反季節的蔬菜我們儘量不吃，反季節菜雖然我們也可以吃，因爲可以換換口味。但不能以反季節菜爲主。

除了飲食之外，就是睡眠，睡眠養生是對生命的充電。睡眠的目的也是在於通過調整陰陽平衡，而達到生命的涵養的儲備。我們提倡要睡子午覺，子午覺是什麼？就是子時大睡，午時小睡，爲什麼？子時是23點到1點，這個時候，是夜晚陰陽大會，按照中醫理論，《黃帝內經》就是說子時的時候，23點到1點是陰陽大會，這個時候，稱爲合陰時間，萬民皆臥。你若能在這個時候進入熟睡狀態，對養生的效果是最好的。

性養生的重大意義在於協調人體的陰陽平衡，陰陽平衡得好，衰老就能夠減緩，壽命就會延長。實踐也證實，家庭幸福、夫妻恩愛的壽命都偏長，反之家庭不幸、夫妻不和的人少有長壽的。可見性養生是多麼的重要，那麼如何性養生？夫妻性生活切忌過度，因爲過度則容易使腎精損耗太過，而導致腎虧。

所以，慢養生、靜養生、低溫養生，是生命的節能養生；食養生、眠養生、性養生是生命的儲備養生，互相結合，互相配合，對維護人體的陰氣和陽精的平衡，維護生命的陰陽平衡，具有非常重要的意義。把這些生命陰陽平衡好，那我們就能夠健康一生。所以總的來說，我們的養生原則是通過各種方法維護生命的陰陽平衡，我們的養生理念是陰陽平衡、健康一生。

飲食療養，以免「引火上身」

春夏之交，氣溫回升，人體內熱較旺，各種火氣容易乘虛而入，如不注意飲食和規律生活，極易「引火上身」。當上火的時候，就要吃一些消化的食物，這樣既營養又治病。據《本草綱目》記載，胡蘿蔔，蓮藕，百合等食物，都是清熱去火的食物。

上火重在預防，日常生活中可以結合自身體質進行相應調節、調理，從而避免上火症狀的反覆發作。具體來說，可以多吃一些益氣養陰的食品，如：胡蘿蔔、豆腐、蓮藕、荸薺、百合、銀耳、蘑菇、鴨蛋等，有條件的也可以適量進食一些甲魚。

再者，具有清理胃腸濕熱功效的低脂肪、高纖維素、高礦物質的食物，比如新鮮的薺菜、韭菜、芹菜、菠菜和香椿等，日常買菜燒菜時，不妨多選擇一些。

對於上呼吸道感染的患者，也可以將香菜、蔥、薑，以及適量的醋熬成湯服用，能起到發散內熱的作用。

不同特徵的上火症狀，有不同的食療方法，要根據自身的症狀對號治療，看看自己屬於哪種火，再通過飲食調節，針對不同的火，有如下的特效食物——

·**蓮子湯去心火**　蓮子30克（不去蓮心），加冰糖適量，水煎，吃蓮子喝湯。

·**梨水去肺火**　梨2個、荸薺2個、藕一節切塊，冰糖適量，加適量清水燉服。

·**綠豆粥去胃火**　粳米、綠豆各適量，煮粥食之。

·**菊花去肝火**　決明子10克，白菊花15克（用紗布包好），冰糖適量，粳米一握，共煮至粥熟，吃粥。

·**豬腰去腎火**　豬腰2個，枸杞子、山藥各30克，共放入砂鍋內煮至豬腰子熟，吃豬腰子喝湯。

上面介紹了那麼多去火的食物，下面再為你介紹一款既能去火、潤肺，又能排毒養顏的美味佳餚——火龍銀耳雪梨。

【主料】火龍果、銀耳、木耳、雪梨。

【輔料】冰糖、青豆、枸杞。

【做法】（1）銀耳、木耳用開水泡開、摘洗乾淨，火龍果取果肉，果殼待用，火龍果肉和雪梨切成均勻的塊。（2）將切好的火龍果、雪梨塊同銀耳、木耳、冰糖一起加滿水用文火熬制一小時。與此同時，將青豆煮熟備用。（3）將燉好的湯盛入火龍果殼中，撒上青豆、枸杞即可。

紅棗雖補血，經期也要慎用

《本草綱目》記載：大棗氣味甘平，安中養脾氣、平胃氣、通九竅、助十二經，補少氣，……久服輕身延年。然而選用紅棗進補，並非適宜所有的女性朋友，如體質燥熱的女性，在月經期間就不適合服食紅棗。

紅棗性溫味甘，具有補益脾胃、調和藥性、養血寧神的效果，是中醫處方裏最常見的一味藥。紅棗還含有蛋白質、多種氨基酸、胡蘿蔔素、維生素A、維生素B_2、維生素C、維生素P、鐵質、鈣質、磷質等，對肝臟、心血管系統、造血系統都很有益。

紅棗什麼時候都能吃嗎？不是的，對有些人來說是不能多吃的。在生活中，很多女性認爲月經期間應該吃一些溫熱的東西，例如紅棗、阿膠等來補血，其實這是很籠統且錯誤的觀點。

女性在月經期間有出現眼腫、腳腫的現象，這是所謂的濕重現象，這類女性就不適合食用紅棗，因爲紅棗味甜性溫，吃的太多容易水濕積於體內，這樣會加重水腫的狀況。同樣在體質燥熱的女性，在經期也不易大量吃紅棗，如果吃得過多可能引起經血過多、對身體健康有害，還有紅棗的製品，由於在加工時候大部分都添加了糖分，所以糖尿病患者不宜食用。

此外，紅棗雖然可以經常食用，但一次最好別超過20枚，吃得過量會有損消化功能，引發便祕。由於紅棗中含糖量較高，吃多了還容易導致蛀牙。此外，紅棗的表皮堅硬，極難消化，吃時一定要充分咀嚼，否則會損傷胃腸，也會影響營養物質的吸收。

因此，月經前應及時調和氣血，不能吃紅棗等太熱性的食物，可以服用一點山藥（健脾胃）、當歸、藕（補鐵）、海帶（化痰利尿、通便排毒）。月經後要滋陰養血，補充之前流失的氣血，可以煲一些滋補的湯，例如烏骨雞加枸杞子等，也可以吃山藥、藕，當然最好是能夠服用滋陰養氣血的中藥。同時在此期間也可以多吃一些「黑色」的食物，例如黑木耳、黑豆、黑魚。

但紅棗也有著很高的營養和醫學價值，我們該怎樣食用它呢？科學的方法，是要根據自己的實際情況而飲用，下面我們來介紹紅棗正確服用法——

女性在經期，如果出現月經量過多、氣血虛、體虛乏力、頭昏等症狀，可以在經期剛剛過後，適當進食一些阿膠和紅棗，以達到補氣養血的作用。食用量依各人情況而定，症狀嚴重者，可連續食用兩三天，症狀較輕者食用一兩天。但如果出現血熱、血色偏黑、便祕、口乾舌燥、月經不通暢等症狀，則不宜食用，否則易加重症狀。

水中「人參」，滋陰去火的良藥

中醫認為，泥鰍味甘、性平，具有調中益氣、祛濕解毒、滋陰清熱、滋陰去虛火等功效。《本草綱目》中記載，泥鰍有「暖中益氣」之功效，能解渴酒、利小便、壯陽、收痔。

泥鰍亦稱「鰼」，又叫「鰍魚」，含優質蛋白質、脂肪、維生素A、維生素B_1、煙酸、鐵、磷、鈣等。其中，泥鰍中含一種特殊蛋白質，有促進精子形成作用，可以調節性功能，因此，成年男子常食泥鰍可滋補強身。

泥鰍還是一味良藥。經現代醫學臨床驗證，泥鰍祛濕解毒、滋陰清熱、通絡補益腎氣，既能強身增加體內營養，又可補中益氣，壯陽利尿，對年老體弱者、孕婦、哺乳期婦女，以及患有肝炎、高血壓、冠心病、貧血、潰瘍病、結核病、皮膚癢、痔瘡下垂、小兒盜汗、水腫、結核病、老年性糖尿病等引起的營養不良、病後虛弱、腦神經衰弱和手術後恢復期病人，具有開胃、滋陰去虛火等效用，尤其在夏季，泥鰍特別肥美，爲炎熱夏天的良好藥品。

泥鰍也是兒童的天然藥品。已爲人父母的可能都經歷過孩子睡熟後出虛汗的狀況，這時，就可以給孩子煮泥鰍湯喝，具有補氣虛、暖脾胃、止虛汗的功效，適合因身體虛弱、脾胃虛寒、營養不良而盜汗的小兒食用，可以一週吃2～3次，有助於生長發育。

具體做法是：取泥鰍3～4條，按照上面的方法洗淨後，放入油鍋內榨成微黃色，再加水和少量的蔥、鹽煮湯就可以食用了。

既然泥鰍有滋陰去虛火的功效，當你上火的時候，不妨嘗嘗泥鰍的美味。那怎麼做生泥鰍才能吃得乾淨吃得放心呢？

我們可以看一看下面的介紹——

一、泥鰍買回來後放在清水中，滴入幾滴植物油，每天除去污水，換入清水，養上一週，待牠排去腸內泥水污物後才可食用。

二、將泥鰍剖開後，將泥鰍的頭、腸子去掉，在流水下沖洗幾分鐘，徹底洗乾淨後再在乾淨的砧板上剁碎，生泥鰍沒有任何異味，可以直接生吃。

三、生泥鰍不能多吃，畢竟寒涼，只要火消了就不要吃了。一般來說，肝火旺的人只吃1～2條就能消了肝火，量很小，是不易患上寄生蟲病的，如果吃了3～4條生泥鰍後還是虛火大，就不只是肝火的問題了，說明內熱大是身體裏的寒濕重，經絡不通引起的，就不要再用生泥鰍祛火了，這時候要用各種祛寒濕的方法，再配合食療補血，火自然會慢慢消除。

四、泥鰍的生存環境容易受到各種干擾和污染，尤其是在髒水中生長的泥鰍，不僅容易寄生車輪蟲、舌杯蟲、三代蟲等病原體，還會沉積重金屬。以前就曾經出現過吞食活泥鰍而導致的食源性寄生蟲病。所以一定要注意生吃泥鰍的潛在危害，不要貿然嘗試。如果要吃泥鰍一定要徹底清潔和加熱，充分蒸熟，千萬不要害怕破壞所謂的活性成分而不進行消毒和烹煮。

泥鰍是很好的美食，吃了牠不僅滋陰去虛火，而且味道鮮美，有著很高的營養價值，下面就介紹幾道泥鰍的美食——

1．老鍋泥鰍

選用上好泥鰍，以洋蔥辣椒等作爲配料。用大料調製後再用生鐵鍋燒製。大火燒，小火收乾，即可起鍋盛盤上桌。

2．生薑泥鰍湯

泥鰍250克，薑5克，植物油10克，鹽3克，白酒5克。

【做法】先將泥鰍放在水中，滴少許植物油在水中，使泥鰍吐出泥土。再把魚切好洗淨，下油鍋煎至呈金黃色；用適量清水和酒，以慢火蒸煮，至湯呈現乳白色，加入鹽、白酒調味即成。

3．香爆泥鰍

【主料】泥鰍佐料：香菜，泡椒。

【調料】花椒粉，蔥，薑，椒絲，白糖，醋，料酒，雞精，食用油。

【做法】將泥鰍放入水中加入幾滴油，讓其游動自然除去泥垢，排盡腸內雜物，再剪去頭部和內臟，洗淨瀝乾用醬油、料酒塗抹表面和內臟；坐鍋點火放油，待油6～7成熱時，放入泥鰍炸至外表酥脆撈出瀝油；鍋內留餘油放入蔥薑、椒絲煸炒出香味，倒入泥鰍、醬油、白糖、鹽、高湯待鍋開時，調入醋、雞精收乾汁液，撒上花椒粉淋入香菜即可起鍋盛盤上桌。

食用「發物」須知的禁忌

發物是——「誘發、引發、助發」某些疾病的食物。《本草綱目》記載：「凡服藥，不可雜食肥豬犬肉，油膩羹膾，腥臊陳臭諸物。凡服藥，不可多食生蒜、胡荽、生蔥、諸果、諸滑滯之物。」因此，食用這些食物一定要特別小心。

所謂「發物」，是指特別容易誘發某些疾病（尤其是舊病宿疾），或加重已發疾病的食物。發物禁忌在飲食養生和飲食治療中都具有重要意義。在通常情況下，發物也是食物，適量食用對大多數人都不會產生副作用或引起不適，只是對某些特殊體質，以及與其相關的某些疾病才會誘使發病。

發物這類食物，在古醫籍中雖描述生動、形象、具體，但從概念上講尚缺乏系統、完整、準確的理論闡釋。一般多習稱爲辛熱物、海鮮物、腥發物等，其致病具有發熱、發瘡、發毒、動火、動風、助濕、生痰、動氣、積冷和發痼疾等的不同的特點。

發物之所以會導致舊病復發或加重病情，歸納起來認爲有三種可能性——

一、是某些動物性食品中含有某些激素，會促使人體內的某些機能亢進或代謝紊亂。如糖皮質類固醇超過生理劑量時，可以誘發感染擴散、潰瘍出血、癲癇發作等，引起舊病復發。

二、是某些食物所含的異性蛋白成爲過敏源，引起變態反應性疾病復發。如海魚蝦蟹往往引起皮膚過敏者蕁痲疹、濕疹、神經性皮炎、膿皰瘡、牛皮癬等頑固性皮膚病的發作。豆腐乳有時也會引起哮喘病復發。

三、是一些刺激性較強的食物，如酒類、蔥蒜等辛辣刺激性食品對炎性感染病灶，極易引起炎症擴散、疔毒走黃。

總結起來，**發物**一般分爲七種類型——

（1）**動火發物**　多具辛熱燥烈之性，能助熱動火、傷津劫液。如菸、酒、蔥、薑、辣椒、蒜、韭、芥、羊肉、滷製食品、煎炒、油炸之物。素體熱盛，陰虛火旺，諸熱所致病症不宜食用。

（2）**動風發物** 多具升發、散氣、火熱之性，能使人陽氣升散發越，內風亢逆，邪毒走竄。如海鮮魚、蝦、蟹、貝、豬頭肉、雞肉、鵝肉、牛乳、雞蛋、蘑菇、木耳、茄子等。蕁痳疹、丹毒、濕疹、瘡癰疔癤、中風、頭暈目眩、驚風、痹證等不宜食用。

（3）**助濕發物** 多具膠著黏滯、肥甘澀膩之性，能阻脾、助濕、戀邪。如大棗、麵食、肥肉及甘甜滋膩諸物。濕熱病、黃疸、淋證、痢疾、帶下、瘧疾等忌食。

（4）**積冷發物** 多具寒涼潤利之性，能傷陽生寒，影響臟腑運化。如冬瓜、四季豆、冬寒菜、莧菜、萵筍、柿子等。素體陽虛、陰寒內盛，泄瀉、冷痛、陽虛水腫等不宜食用。

（5）**動血發物** 多具活血散血、作用峻烈之性，能動血傷絡，迫血外溢。如慈姑、胡椒、羊肉、菠菜、燒酒等。各種出血性疾病，崩中漏下、痔瘡、月經過多、吐血、咯血、鼻衄、皮下出血、尿血等病症忌食。

（6）**動氣發物** 多具滯澀阻氣、固硬難化之性，能壅塞氣機，妨礙臟腑運化功能。如：黑大豆、芡實、蓮米、芋頭、薯類、豆類及某些瓜果。食積、諸痛、症瘕包塊等實證患者不宜。

（7）**動病發物** 多具較強刺激之性，能誘發痼疾，突發諸症，常受一定的外部因素的影響，如：魚、蟹、貝、蛋、蘑菇、椿菜、木耳、莧菜等。曾患過敏性疾病者，應注意選擇避食。

按發物的來源，又可分爲以下幾類：

（1）**食用蕈類**　主要有蘑菇、香菇等，過食這類食物易致動風生陽，觸發肝陽頭痛、肝風眩暈等宿疾，此外，還易誘發或加重皮膚瘡瘍腫毒。

（2）**海腥類**　主要有帶魚、黃魚、蝦、螃蟹等水產品，這類食品大多鹹寒而腥，對於體質過敏者，易誘發過敏性疾病發作如哮喘、蕁痲疹症，同時，也易催發瘡瘍腫毒等皮膚疾病。

（3）**蔬菜類**　主要有竹筍、芥菜、蔥、蒜、韭菜等，這類食物容易誘發皮膚瘡瘍腫毒。

（4）**果品類**　主要有桃子、杏等，前人曾指出，多食桃易生熱，發癰、瘡、疽、癤、蟲疳諸患，多食杏生癰癤，傷筋骨。

（5）**禽畜類**　主要有公雞、豬頭肉、鵝肉、雞翅、雞爪、獐肉等，這類食物主動而性升浮，食之易動風升陽，觸發肝陽頭痛、肝風腦暈等宿疾，此外，還易誘發或加重皮膚瘡瘍腫毒。

發物確有引起發病的情況，但食用發物不一定發病，關鍵在於食物搭配。比如生痰性發物，如牛、羊肉，配上蘿蔔利濕化痰，就可以不至於發病。動火動血類發物，如黃鱔，如能配上寒涼的豆腐、茼蒿、白菜，就可制約其熱性，讓疾病不「爆發」出來。

那麼，什麼情況禁忌發物呢？當食物易與藥物產生不良反應時，就要忌口。在吃飯時，當所吃食物的作用與藥物產生的作用一致時，就會減弱、抵消藥物療效，甚至產生毒副作用，從而妨礙疾病的治療。如《本草綱目》記載：「凡服藥，不可雜食肥豬犬肉，油膩羹鮒，腥臊陳臭諸物。凡服藥，不可多食生蒜、胡荽、生薑、諸果、諸滑滯之物。」李時珍說得很有道理，如食用黃連、甘草、蒼耳子、烏梅、桔梗等忌食豬肉，鱉甲忌莧菜，地黃、首烏忌蔥、蒜、蘿蔔等。

當食物對病後調整康復不利時也要忌口。大病初癒，消化力弱，正氣未復，飲食失當，可使病情反覆或變生他疾。如魚、蝦、蟹、貝、椿芽、蘑菇，以及某些禽畜肉、蛋等，曾患過敏性疾病者，應注意選擇避食。又如高脂血症、高血壓、冠心病、中風等，病後飲食宜清淡，不可過食油膩厚味之物。

同時，某些患者只對一、二種食物過敏，因此，不要對禁忌食物的範圍過大。患者可將吃進食物的種類和時間與症狀發生的時間記錄下來。若在進食後12～24小時發病，就為致敏食物。這樣忌口就有針對性，縮小了忌口的範圍。日常生活中，常見一些人不管患了哪種皮膚病，也不管自己對什麼食物過敏，凡是所謂的「發物」，統統忌口。結果造成營養不良，反而影響了身體健康。

疾病類型不同，需要忌口的食物也有差異。具體整理如下：

(1)皮膚癢病少吃韭菜。
(2)肝火旺別吃公雞肉。
(3)易過敏者少吃海鮮。
(4)中風要禁食熱性魚。
(5)呼吸系統疾病忌羊肉。
(6)口腔潰瘍少吃香菇腐乳。

教你如何去除身體裏的邪火

在李時珍的《本草綱目》中，有多篇關於去火植物的介紹，這部醫學聖書會怎麼教給我們有效去火呢？

下文將做詳細介紹——

1．蘿蔔驅邪熱氣

李時珍對蘿蔔極力推薦，主張每餐必食，他在《本草綱目》中提到，蘿蔔能「大下氣、消穀和中、驅邪熱氣」。爲什麼李時珍這麼推崇蘿蔔？古人的飲食完全是靠天吃飯，不像現代人，能隨時吃到這麼多非當季的寒涼蔬菜和水果，而且當時科技不發達，體力勞動較多，易產生內熱，而蘿蔔順氣、理氣、消內熱的作用，可以說是「恰到好處」，比用清熱、解毒、敗火的藥物對身體的傷害要小得多。

冬天更應該多吃蘿蔔，因爲人們在冬天裏的飲食多以溫熱爲主，易上火，而蘿蔔特有的消食、化淤、理氣的作用能消解食物的火性，同時又能促進食物的消化吸收。

但吃蘿蔔也有要注意的地方。在現代社會裏，大量降溫設施的運用，各種寒涼食物的長年食用，使人們體內的寒濕特別重，如果過量吃蘿蔔，對身體的作用就是寒上加寒、虛上加虛了。

老人、身體虛弱的人，以及孩子最好還是少吃蘿蔔，特別是已患有頭、面部疾病的人，就不能再吃蘿蔔了，以免加重病情。

2．去火良藥——蘄竹

另外，《本草綱目》中還記載了一種去火良藥——蘄竹。蘄竹藥用有清熱、去火、熄風等作用，並按其形態、功能稱「桃枝」、「堇竹」、「笛竹」。入藥用堇竹，次用淡苦竹，蘄竹爲竹類入藥首選品。

蘄竹是湖北蘄春縣主要特產之一。明代弘治《黃州府志》：「蘄竹，亦名笛竹，以色瑩者爲簟，節疏者爲笛，帶須者爲杖。」因爲它產在蘄地，其性能狀態與一般竹子不同，故名蘄竹。

3．金銀花解毒消火

金銀花，又叫銀花，在我國已有兩千餘年的栽培歷史。早在秦漢時期的《神農本草經》中就有記載，稱其「凌冬不凋」，冬天人都凍掛了它都不掉。

據《本草綱目》記載，金銀花「善於化毒，治腫毒」。多用於清熱解毒涼血，亦可用於治療風熱感冒，溫病發熱，對外感風熱引起的身熱頭痛、心煩少寐、神昏舌絳、咽乾口燥等都有一定作用。還可以涼血止痢，對熱毒痢疾、下痢膿血、濕溫阻喉、咽喉腫痛等有解毒止痢涼血利咽之效。

4．草莓能補血兼去火

《本草綱目》中記載，草莓可以潤肺、健脾、補血、去火，對老人、孩子和體虛者而言，是滋補的佳品。草莓的營養成分容易被人體消化、吸收，多吃也不會受涼或上火，是一種老少皆宜的健康食品。因爲它的營養價值很高，特別適宜春季養生食用，所以被營養學家譽爲是——「春季第一果」。

第五章

補與瀉雙管齊下，排除毒素一身輕鬆

「補」是一種健康，「瀉」也是一種健康。與「補」相比，「瀉」能排解體內毒素。健康的養生之道，不僅僅是注重「補」，也注重「瀉」，補瀉雙管齊下，排除身體的毒素便輕鬆許多。

因此，如果我們要想有一個健康的好身體，就不僅僅要「瀉」好，更要「瀉」得輕鬆，「瀉」得暢快，這裏面是有科學的，下面我們就來教教你如何補與瀉，才能輕輕鬆鬆地排除掉毒素。

養生求平衡，調整陰陽補瀉要均衡

食物不全是補藥，有的能補，有的能瀉。補也好瀉也好，其本質的作用都是一個「調」字——調整陰陽。所以中醫經常說「調理」、「調補」。只有補瀉平衡了，人的陰陽才能真的平衡。

健康就像一架蹺蹺板，很少有絕對靜止、絕對平衡的狀態，更多的時候是處於左右搖擺之中。這時，我們就需要進行積極的調整。如果蹺蹺板向左傾斜，我們可能需要補一點，而向右傾斜時就要瀉一點，以促進人體趨向絕對的健康。從這個意義上說，補可養生，「瀉」亦可養生。只是，兩者皆不可太過，補多了，瀉多了，超過健康的範圍，就會生病。

通常情況下，出於人體自發的調節，人們會睏了睡覺、餓了吃飯，會有大小便，會出汗、打噴嚏、莫名其妙地生氣、悲傷，這些其實都是補充體力、排除毒素的途徑，而也只有這樣維持「補」、「瀉」的平衡，才能更好地維護健康。

先說補。中醫和西醫都講到了「補」，但是這個「補」的含義並不相同，西醫說補，是眞的往體內輸送身體缺少的營養物質：補鐵，補鈣，補鋅，補維生素，補胃液（胃蛋白酶合劑），還有輸血、打點滴、輸氧等等，都是直接補充人體物質的不足。而中醫用補藥治療的虛證病人，有許多並不是缺乏營養。像脾虛腎虛，主要是脾腎功能發生了障礙，陰陽失去平衡，補藥的作用主要是調整陰陽，使它恢復平衡狀態。

可見，「補」是針對「虛」而設的，如果陰陽平和，沒有虛象，則不需進行藥物補益。不善於進補的人，往往一見虛證，就憂心忡忡，想方設法大補特補，希望在最短時間內能把身體補好，殊不知運用養生抗衰藥物也要恰到好處，如盲目進補，不僅無益，反而有害。養生抗衰藥有不同種類，每類藥物只適用某些相應虛弱之症。因此，應用時須辨明虛實，有針對性的進補，切不可急於求成。

中老年人多有臟腑功能減退，陰陽氣血虛衰。補益藥物作用有補氣、補血、補陰、補陽之不同，藥性亦有寒熱溫涼之異。中老年人養生抗衰，應有針對性而適度，審因論補，循序漸進，既不可偏頗，亦不可補太過。這樣才能起強身健體、延年益壽之功效。否則反而對身體不利，如補氣藥多壅滯，過量則腹脹納呆，口乾胸悶；補血藥多黏膩，過服常有損脾胃；補陰多甘寒滋膩，服之太過則易損傷元氣；補陽藥性多溫燥，有助火劫陰之虞。

爲避免補之過偏，中老年養生抗衰用藥組方應法度嚴謹，君臣佐使分明，藥物配伍得當，補瀉升降，溫清和理，互相協調，有機配合，補中老年人身體之虛衰，防藥物偏頗之弊。

再說瀉。「瀉」不等同於拉肚子，拉肚子其實是一個不好的信號，一旦出現，就證明已經瀉過頭了，反而傷害腸胃。而且，也不是所有的「瀉」都能養生，這取決於兩點，一是瀉的方法，二是針對的體質，不能一概而論。

人們常會出現某一頓吃太多的情況，有的人隔天的排泄物會相應增加，即通過機體的自然反應，排出吸收不了的物質；有的人卻會出現了胃口不好或腹脹等不良反應。這些情況都應該去瀉。

一般人，往往重補而輕瀉。然而，平素膏粱厚味不厭其多者，往往脂醇充溢，形體肥胖，氣血痰食壅滯已成其隱患。因之，瀉實之法也是抗衰延年的一個重要原則。

但在養生調攝中，亦要注意攻瀉之法的恰當運用。不可因其體盛而過分攻瀉，攻瀉太過則易導致人體正氣虛乏，不但起不到益壽延年的作用，反而適得其反。故藥物養生中的瀉實之法，以不傷其正爲原則。

要想讓身體瀉好，平時應多飲水，常食粗糧與纖維食物，定時排便，小便通暢，不讓廢物滯留體內。亦應適時沐浴理髮，勤換衣服被褥，不讓污垢長附肌膚。病時流涕、咳痰、嘔吐、腹瀉、發燒發汗，當因勢利導，切勿盲目用藥強行扼止。夏日不可久用空調室內，使汗液封閉在體內；冬不可久居暖室，使濁氣難以排出。

另一方面，體內廢物要瀉，淤積在心中的煩躁心情也要瀉。你可向至愛親朋敞開心扉，在傾訴中瀉出低沉之鬱；受委曲怒氣升騰時，可到高山或海濱高聲喊叫，在長嘯中發洩不平之氣；遇難題心慌意亂時，可找良師益友述原探因，在交談中尋覓化解之方；逢煩憂自覺壓抑時，可選歌擇詩自唱自吟，在詠誦中舒緩悶緒。

濕邪傷人又傷身，除濕瀉身體才健康

數千年前，中醫就提到氣候環境變化對身體產生的影響，其中「濕」被視為引發及惡化疾病的關鍵，在正常情況下，人體對於外界溫度、濕度變化，有自然調節能力，但有些人因體質、疾病或生活習慣不良，會造成體內水分調控系統失衡，水分排不出去，因此會影響身體健康。

在致病的風、寒、暑、濕、燥、火這「六淫邪氣」中，中醫最怕濕邪。傳統醫學認爲，濕邪過盛可致病。濕邪傷人有內外之分，外濕多由氣候潮濕，坐臥濕地而致病；內濕多因喜食冷飲，貪吃生冷瓜果等寒涼之物，損傷人體陽氣所致。

濕氣太重致人生病後，病人往往出現頭昏頭重、四肢酸懶、身重而痛、關節屈伸不利、胸中鬱悶、脘腹脹滿、噁心欲吐、食欲不振、大便溏瀉、舌苔厚膩等症狀。爲預防、減輕濕邪傷人，必須重視護脾。只有脾胃陽氣振奮，才能有效抵抗濕邪的侵襲。

如何判斷自己是否有濕氣呢？最便捷的方式就是檢視大便：如果大便不成形，長期便溏，必然體內有濕。如果大便成形，但大便完了之後總會有一些黏在馬桶上，很難沖下去，這也是體內有濕的一種表現，濕氣有黏膩的特點。如果有便祕，並且解出來的大便不成形，那說明體內的濕氣已經很重了。

如果你實在不願意觀察大便，吐出舌頭觀察一下舌苔黃中帶膩，那也是體內有濕的表現。黃得越厲害，或者膩得越厲害，就說明濕邪越厲害。

有人每天早上七點該起床的時候還覺得很睏，覺得頭上有種東西再裹著，打不起精神，或是覺得身上被某種東西包著，懶得動彈，也能判斷他體內濕氣很重。中醫裏講「濕重如裹」，這種被包裹著的感覺就是身體對濕氣的感受，好像穿著一件洗過沒乾的襯衫似的那麼彆扭。

濕邪在夏季裏尤盛，不但讓我們體重增加，很多苦夏的症狀如口黏口渴、精力不濟等等，也都與濕邪過旺有關。想要輕身消夏，關鍵是祛濕排水。

1．少鹽，幫助腎排水

吃太多鹽必導致更多的水攝入，很多重口味的人都不苗條。許多科普文章常常提醒大家，夏季要多補充淡鹽開水或含鹽飲料，這種提示是沒錯的。但這主要是針對夏日從事劇烈運動、體力勞動的人，對很少出汗的白領們來說則未必合適。因爲攝入體內的鹽主要通過腎臟排出，當攝入的食鹽太多或腎臟有病變的時候，就不能及時將攝入體內過多的鈉排出。血液中鈉離子濃度升高時較多的水進入血管，極易造成水鈉瀦留，水腫也就不請自來。如果不是出汗太多，夏季仍然要堅持低鹽飲食（世界衛生組織建議，每人每日的鹽攝入量不應超過6克），特別是對於腎臟有疾患的人來說尤其如此。

2．排水減重，從健脾開始

脾虛的人往往更容易濕氣大，體重也會比其他人更重。中醫認爲脾有「運化水濕」的功能，脾胃受損後，不能正常地「運化」而使「水濕內停」。體內濕邪大量積聚後身體沉重、腹脹甚至腹瀉，晨起眼瞼浮腫等不適，就全都找上門來。夏季到來，如果冰淇淋、冷飲吃太多，會加重脾虛的問題，讓體重的困擾更深。因此，這些人要從健脾開始做起。

3．經期食紅豆，補血排水一起來

專家說，經期吃點紅豆，排水又補血。紅豆富含鐵質，有補血的作用，是女性生理期的滋補佳品。現代研究發現紅豆中也含有一種皂　類物質能促進通便及排尿。中醫認爲紅豆性平，有滋補強壯，健脾養胃，利水除濕，清熱解毒，和補血的功能，比較適合脾虛濕熱內盛者食用。經期或經期前後喝點紅豆粥，或吃點含有紅豆的糕點，不僅可消除體內多餘的水分，還能起到預防缺鐵性貧血的作用。

綠豆、扁豆、絲瓜、冬瓜等都具有很好的利濕作用。聰明又健康的你，完全可以根據自己的口味選擇專屬於你的那款輕身排水美食。

除了排水去濕外，還有其他去濕的方法，它們分別是——

一、在夏秋之交，應特別注意居室和工作場所的通風；涉水及淋雨後應及時將身體擦乾並更衣；陰天水涼時不要在河水及游泳池裏長時間浸泡，以防外濕入侵肌表傷人。爲防內濕，切勿過量食生冷瓜果，飲食宜清淡易消化，忌肥甘厚膩及暴食。

二、以中醫而言，會運用芳香、發汗及苦溫藥材，做爲祛濕法寶。運用植物的香氣來對抗感染病，是老祖宗的智慧。譬如南方人隨身佩帶艾草來殺菌，防止感染疾病。或在氣候回暖、細菌病毒好發的五月端午，家家戶戶門口掛把佩藍、石菖及艾葉，取下後用來沐浴，便是取其具消毒空氣飲水之意。現代藥學也發現，這些芳香植物確有抗病毒功效，如被製成流感疫苗的八角，就是一例。

三、熱辣辣的薑汁發汗，最適合在淋雨之後驅散身體濕氣，預防感冒；苦溫的中藥乾薑如同慢墩火，可緩緩地將體內水氣逼散出來。

濕氣一般夾「寒」而來，因此不要吃太涼的事物，應多吃健脾胃、去濕食物並適當溫補，讓濕氣隨大小便排出。另外，還應多進食健脾的食物。健脾的食物有：鯽魚、胡蘿蔔、蘋果、淮山、小米、蓮子、芡實、豬肚、鴨、鵪鶉等；去濕的食物有：鯉魚、豆、金針菜、萵苣、薏米、扁豆、冬瓜等。

下面介紹幾種健脾去濕食療方：

（1）紅豆、冬瓜煲生魚湯

〔功效〕補脾、利水、消腫，其作用爲補脾而不留邪，利水而不傷正氣。

〔配料〕生魚一條，宰淨，冬瓜（連皮）500克，紅豆60克，蔥頭5個，煲湯，不放鹽。

（2）芡實煲老鴨

〔功效〕滋陰養胃，健脾利水。

〔配料〕芡實100～120克，老鴨一隻，宰淨，芡實放鴨腹內加水文火煮2小時，加少許鹽服食。

（3）炒扁豆淮山粥

〔功效〕健脾養胃。

〔配料〕炒扁豆60克、淮山60克、大米50克煮粥服食，小兒減半。

（4）蘿蔔蓮子豬舌湯

〔功效〕清潤滋補，寬中下氣，可除春寒去濕困。

〔配料〕蘿蔔750克、蓮子50克、芡實25克、蜜棗3個、豬舌500克、豬骨750克。

(5) **鵪鶉湯**

〔功效〕健脾開胃。

〔配料〕鵪鶉一隻、黨參15克、淮山30克煲湯。

另外，還有土茯苓紅豆鯽魚湯、綿茵陳煲鯽魚、紅豆煲鯉魚、豬肚粥、冬瓜煲老鴨子等，均有一定的健脾去濕功效。

朝鹽晚蜜，健康長壽原來也可以很簡單

關於鹽的醫學價值，李時珍的《本草綱目》做了詳細的記載：食鹽，亦名鹺。氣味甘、鹹、寒、無毒。《本草綱目》還認為：「蜂蜜益氣補中，止痛解毒、除百病和百藥，久服強志輕身，不老延年。」

老吳，原來患有消化不良等疾病，且入睡不易。近幾年，他堅持每天早晨起床後喝一杯淡鹽開水，晚上臨睡前喝一杯蜜糖水，失眠和消化不良等現象就慢慢消除了。

「朝鹽晚蜜」是一種從古到今廣爲流傳的養生方法，在古代就已在我國民間廣泛

流行了。《本草綱目》說鹽能——「去煩熱，明目鎮心，清胃中食飲熱結」。蜂蜜能治——「心腹邪會，益氣補中，潤臟腑，調脾胃養脾氣，除心煩」。

此外，在秋季，人易出現鼻咽乾燥、聲音嘶啞、乾咳少痰、口渴便祕等一系列症狀，俗稱「秋燥症」。古代醫家給人們提供了一條對付秋燥的最佳飲食良方：「朝朝鹽水，晚晚蜜湯」，換言之，喝白開水，水易流失，若在白開水中加入少許食鹽，水分就不那麼容易流失了。

「朝朝鹽水，晚晚蜜湯」操作十分簡便：在早晨起床後，用開水沖一杯淡鹽水，先漱漱口，然後慢慢飲下；在晚上臨睡前，喝上一杯蜜糖水。早鹽晚蜜，就是可用這兩樣東西祛除胃腸中積聚的熱結，熱結一除，便不會有消化不良，便祕等現象，同時又因蜂蜜有養脾氣，除心煩的功用，所以可使人心神安定，早入好夢。早鹽晚蜜對治療咽炎也有神奇的療效。

爲什麼吃鹽好呢？鹽除了是必不可少的調味品外，還具有不小的保健功能。每天早上空腹喝一杯淡鹽水，清洗腸胃通大便，保護口腔、防細菌、防感冒。

中醫認爲鹽有解毒、清熱、潤燥的功效，最有力的說明就是用鹽擦洗傷口可以消炎。在健康方面，鹽給人們帶來的幫助還有許多。當你在吃下不衛生的食物，或者吃得太多、太雜，感覺腹部脹痛時，可以每隔15分鐘喝一小口淡鹽水（最好先把鹽烘成微黃色）。如果因爲吃煎炸食物引起便祕，不妨早上空腹喝一杯淡鹽水。

關於鹽的醫學價值

李時珍的《本草綱目》做了詳細的記載：「食鹽，亦名鹺。氣味甘、鹹、寒、無毒。」介紹它幾個用途——

1．下部蝕瘡。將鹽炒熱，用布包好，令病人坐布袋上。

2．胸中痰飲，欲吐不出。飲鹽開水可促使吐出。

3．病後兩脅脹痛。炒鹽熨之。

4．下痢肛痛。炒鹽布包熨患處。

5．蟲牙。用鹽半兩、皂莢兩個，同燒紅，研細。每夜臨睡前，用來揩牙，一月後可治癒。

6．齒痛出血。每夜用鹽末厚封齒根肉上。等液汁流盡後才睡覺。流汁時，不斷敲叩牙齒。如此十夜，齒痛止，血亦停。忌食勞腥。

7．眼常流淚。用鹽少許點眼中，冷水洗數次即癒。

8．翳子蔽眼。用生鹽研細，以少許點眼。小兒生翳，亦可用此法治療。

9．蜈蚣咬人，蜂蠆叮螫。嚼鹽塗傷處或用熱鹽水浸傷處。

10．漬癰作癢。用鹽抹患處周圍，癢即止。

而在眾多鹽中，竹鹽的養生效果最好。每天早上空腹喝一杯加了1小勺竹鹽的純淨水，能促進腸蠕動，解除便祕，減少脂肪在腸道中的堆積和過量吸收，減少肥胖。它是將產自韓國西海岸的天然鹽灌進三年生竹筒內，放入黃土做成的窯中，用松木做燃料燒，融合了竹子、黃土、松脂等多種天然材質，所以有很好的保健效果。

爲什麼吃蜜好呢？蜂蜜主要由果糖和葡萄糖構成。這兩種糖都是單糖，毋需經消化分解即可利用。因此，蜂蜜可被迅速地吸收進入血流，快速地提高身體的能量，以適應各種活動的需求。

蜂蜜在醫學上的應用已多年，但近來的研究證明它的優良的自然特性，可作爲主要的抗菌素治療燒傷和潰瘍。其原因是它的滲透壓特性，即其吸水性。蜂蜜中的糖與水分子發生強烈的反應可將水吸盡，使微生物無水可用，即因蜂蜜使它們脫水而死亡。

蜂蜜還含有豐富的鎂。研究表明，鎂對大腦中樞神經具有鎮靜作用，能調節心理，消除緊張心理，減輕壓力。因此晚上睡覺前喝蜂蜜，有舒緩安眠的作用。

《本草綱目》也認爲——「蜂蜜益氣補中，止痛解毒、除百病和百藥，久服強志輕身，不老延年」、「蜂蜜生則性涼，故能清熱；熟則性溫，故能補中；甘而平和，故能解毒；柔而潤澤，故能潤燥；緩可去疾，故能止痛；和能致中，故和百藥，與甘草同功。」

而且現代醫學研究證明，蜂蜜中所含的葡萄糖、維生素以及磷、鈣等物質，能夠調節神經系統功能紊亂，從而起到增加食欲、促進睡眠的作用。因此，每天睡覺之前取蜂蜜10～20毫升，用溫開水調服，不僅可以健脾和胃、補益氣血，還有鎮靜、安神、除煩等的作用。

食用蜂蜜的好處多多

（1）**護膚美容**　新鮮蜂蜜塗抹於皮膚上，能起到滋潤和營養作用，使皮膚細膩、光滑、富有彈性。蜂蜜面膜：用蜂蜜加2～3倍水稀釋後，每天塗敷面部。也可用麥片、蛋白加蜂蜜製成面膜敷面，使用時按摩面部10分鐘，使蜂蜜的營養成分完全滲透到皮膚細胞中。

（2）**抗菌消炎、促進組織再生**　優質蜂蜜在室溫下放置數年不會腐敗，表明其防腐作用極強。實驗證實，蜂蜜對鏈球菌、葡萄球菌、白喉桿菌等革蘭陽性菌有較強的抑制作用。

〔用法〕在處理傷口時，將蜂蜜塗於患處，可減少滲出、減輕疼痛，促進傷口癒合，防止感染。

（3）**促進消化**　研究證明，蜂蜜對胃腸功能有調節作用，可使胃酸分泌正常。動物實驗證實，蜂蜜有增強腸蠕動的作用，可顯著縮短排便時間。

（4）**提高免疫力**　蜂蜜中含有的多種　和礦物質，發生協同作用後，可以提高人體免疫力。實驗研究證明，用蜂蜜飼餵小鼠，可以提高小鼠的免疫功能。

〔用法〕國外常用蜂蜜治療感冒，咽喉炎，方法是用一杯水加2匙蜂蜜和¼匙鮮檸檬汁，每天服用3～4杯。

（5）**促進長壽**　前蘇聯學者曾調查了200多名百歲以上的老人，其中有143人爲養蜂人，證實他們長壽與常吃蜂蜜有關。蜂蜜促進長壽的機制較複雜，是對人體的綜合調理，而非簡單地作用於某個器官。

（6）**改善睡眠**　蜂蜜可緩解神經緊張，促進睡眠，並有一定的止痛作用。蜂蜜中的葡萄糖、維生素、鎂、磷、鈣等能夠調節神經系統，促進睡眠。

〔用法〕神經衰弱者，每晚睡前一匙蜂蜜，可以改善睡眠。採自蘋果花的蘋果蜜的鎮靜功能較爲突出。

（7）**保肝作用**　蜂蜜對肝臟的保護作用，能爲肝臟的代謝活動提供能量準備，能刺激肝細胞再生，起到修復損傷的作用。

〔用法〕慢性肝炎和肝功能不良者，可常吃蜂蜜，以改善肝功能。

（8）**抗疲勞**　蜂蜜中的果糖，葡萄糖可以很快被吸收利用，改善血液的營養狀況。人體疲勞時服用蜂蜜，只消15分鐘就可明顯消除症狀。

〔用法〕腦力勞動者和熬夜的人，沖服蜂蜜水可使精力充沛。運動員在賽前15分鐘服用蜂蜜，可幫助提高體能。

（9）**促進兒童生長發育**　東京大學研究人員的大規模臨床實驗表明，加吃蜂蜜的幼兒與加吃吵糖的幼兒相比，前者體重，身高，胸圍，皮下脂肪增加較快，皮膚較光澤，且少患痢疾，支氣管炎，結膜炎，口腔炎等疾病。

〔用法〕體弱多病，體質較差的兒童可多食蜂蜜。患佝僂病的學齡前兒童，每天可兩三次服30～50克蜂蜜，可改善佝僂病症狀。患感冒兒童，每天兩次，每次飲一杯蜂蜜水，可促進感冒痊癒。睡眠不好的兒童，在睡前30分鐘喝一杯溫蜂蜜水，上床不久便可安然入睡。週歲以內的嬰兒不適宜服用蜂蜜。

（10）**保護心血管**　蜂蜜有擴張冠狀動脈和營養心肌的作用，改善心肌功能，對血壓有調節作用。

〔用法〕患心臟病者，每天服用50～140克蜂蜜，1～2個月內病情就可以改善。高血壓者，每天早晚各飲一杯蜂蜜水，也有益於健康。動脈硬化症者常吃蜂蜜，有保護血管和降血壓的作用。

（11）**潤肺止咳**　蜂蜜可潤肺，具有止咳作用，常用來輔助治療肺結核和氣管炎。

〔用法〕虛弱多咳的人可常吃蜂蜜。蜂蜜可用於輔助治療鼻炎，鼻竇炎，支氣管炎，咽炎和氣喘。其中，枇杷蜜的止咳作用突出。

（12）**促進鈣吸收**　美國農業部人類營養中心專家發現，蜂蜜能防止中老年婦女因鈣流失而引起的骨質疏鬆。這是因爲蜂蜜中的硼能增加雌激素活性，防止鈣的流失。

〔用法〕一匙蜂蜜加上適量的鈣補充劑，可增加鈣的吸收率。

治療便秘的良方：麻子仁丸

有便秘毛病的人可以說是苦不堪言，有沒有一種好方法可以讓我們不再煩惱呢？不要說太難，便秘是因為腸胃裏的有害細菌的增多而造成的，所以呢，我們要對症下藥，而麻子仁丸就是治療便秘的良方。

所謂便祕，從現代醫學角度來看，它不是一種具體的疾病，而是多種疾病的一個症狀。便祕在程度上有輕有重，在時間上可以是暫時的，也可以是長久的。由於引起便祕的原因很多，也很複雜，因此，一旦發生便祕，尤其是比較嚴重的，應及時到醫院檢查，查找引起便祕的原因，以免延誤原發病的診治，並能及時、正確、有效地解決便祕的痛苦，切勿濫用瀉藥。

便祕是排便次數明顯減少，每2～3天或更長時間一次，無規律，糞質乾硬，常伴有排便困難感的病理現象。有些正常人數天才排便一次，但無不適感，這種情況不屬便祕。便祕可區分爲急性與慢性兩類。

中醫認爲，便祕主要由燥熱內結、氣機鬱滯、津液不足和脾腎虛寒所引起。

（1）**燥熱內結**　中醫認爲過食辛辣厚味，過服溫補之品等可致陽盛灼陰；熱病之後，餘熱留戀腸胃，耗傷津液；或濕熱下注大腸，使腸道燥熱，傷津而便祕，這種便祕又稱爲熱祕。

（2）**氣機鬱滯**　情志不舒、憂愁思慮、久坐少動、久病臥床等引起氣機鬱滯，致使大腸傳導失職、糟粕內停，而成祕結，即所謂「氣內滯而物不行」。糞便不結燥，但排出困難是此型的特點，所以又稱爲氣祕。

（3）**津液不足**　久病、產後、老年體衰、氣血兩虛；脾胃內傷、飲水量少，化源不足，病中過於發汗、瀉下傷陰等。氣虛則大腸轉送無力，血虛津虧則大腸滋潤失養，使腸道乾槁，便行艱澀，所以稱爲虛祕。

（4）**脾腎虛寒**　年高久病，腎陽虛損，陽氣不運則陰邪凝結；或素有脾陽不足，又受寒冷攻伐，而致脾腎陽衰，溫照無權則寒凝氣滯，腸道傳送無力，大便艱難，稱爲冷祕。

要治便祕，麻子仁丸有奇效。它出自中醫經典名著《傷寒論》，是漢代名醫張仲景創制的名方之一，屬潤下之劑，具有潤腸通便的功效，非常適合便祕患者服用。

麻子仁丸的製作方法：

【組成】麻子仁二升（20克），芍藥（9克），枳實（9克）大黃去皮，（12

克），厚朴一尺，炙，去皮（9克），杏仁去皮尖，熬，別作脂，一升（10克）

【用法】上藥爲末，煉蜜爲丸，每次9克，一日1～2次，溫開水送服，亦可煎服。

【功效】潤腸瀉熱，行氣通便。

【主治】腸胃燥熱之便祕證。症見大便祕結，小便頻數，苔微黃，脈細澀。

【方解】本方證乃因胃腸燥熱，脾津不足所致。本方在《傷寒論》中爲脾約便祕證而設。由於胃中燥熱，脾受約束，津液不能四布，而偏走膀胱，腸失濡潤，故小便頻數，大便祕結。治宜潤腸泄熱，行氣通便。方中重用麻子仁味甘性平，質潤多脂，入脾胃大腸，益脾胃之陰，尤能潤腸通便，爲君藥。杏仁甘平潤燥，入肺與大腸，宣肺降氣，潤燥通便；白芍養血斂陰，柔肝理脾，共爲臣藥。大黃、枳實、厚朴即小承氣湯，以輕下熱結，除胃腸燥熱爲佐。蜂蜜甘潤，既助麻子仁潤腸通便，又可緩和小承氣攻下之力，以爲佐使。諸藥相合，共奏潤腸瀉熱，行氣通便之功。

【運用】

（1）本方是治療胃腸燥熱，津液不足之便祕的常用方劑。以大便祕結，小便頻數，舌苔微黃爲證治要點。本方爲緩下之劑，故對於孕婦應慎用；對血虛津虧便祕者，不宜久服。

（2）若痔瘡便祕者，可加桃仁、當歸以養血和血，潤腸通便；若燥熱傷津甚者，可加生地、玄參、石斛以增液通便。

（3）現代常用於治療習慣性便祕、痔瘡便祕、老人及產後便祕等屬胃腸燥熱者。

【注意事項】

一、火麻仁食入量大，可引起中毒，據報導：食入火麻仁60～120克，大多在食後1～2小時內發病，且食入量越多，症狀越重，主要表現爲噁心、嘔吐，腹瀉，四肢麻木，煩燥錯亂，瞳孔散大，昏睡，昏迷等。出現此類情況時，應及時去醫院治療。

二、脾虛便溏者不宜選用。

治療便祕不只有麻子仁，具有這樣功效的食品還有很多，效果也很大。

（1）**番薯** 多吃地瓜，可治便祕，使大便暢通易解，民間多有此經驗。《本草求原》亦有記載，認爲紅薯：「涼血活血，寬腸胃，通便祕，去宿淤臟毒。」慢性便祕者食之尤宜。也可炒鮮紅薯葉來吃，早晚空腹各吃一次，適宜大便燥結之人。

（2）**芝麻** 潤腸通便，適宜腸燥便祕之人服食。《上海中醫雜誌》一九六三年9月介紹：趙某某，女，65歲，陰虛液燥，患有習慣性便祕已5年，每4～5天大便一次，伴有頭暈肢麻，口苦咽乾等症。選用古時《醫鏡》中桑麻丸方，以黑芝麻(炒)同冬桑葉等分爲末，蜂蜜調和爲丸，日服12～15克，一個月而癒。

（3）**阿膠**　滋陰補血潤腸，適宜體虛便祕者食用。《仁齋直指方》中介紹：「治老年體虛者大便祕澀，阿膠二錢，連根蔥白三片，蜜二匙，水煎，去蔥，人阿膠、蜜溶開，食前溫服。」此法對產後虛弱，大便祕澀者亦宜。

（4）**香蕉**　能清熱、潤腸、解毒，適宜熱性便祕和習慣性腸燥便祕之人服食。以香蕉生食，每日2～3次，每次2根。

（5）**桑椹**　能滋液潤腸，適宜體虛之人腸燥便祕，也適宜慢性血虛便祕者服食。可用新鮮黑桑椹擠汁，每次服15毫升，每日2次。或用鮮桑椹2公斤，絞汁，白砂糖500克，將白砂糖放入鋁鍋內，加水少許，小火煎熬，待糖溶化後加入桑椹汁，一同熬成桑椹膏。每日2次，每次15克，開水化服，連服一週。

（6）**甘蔗**　功在清熱、生津、潤腸，適宜熱性便祕者服食。可用青皮甘蔗汁、蜂蜜各1酒盅，混勻，每日早晚空腹服下。

（7）**柏子仁**　含有豐富的脂肪油，能潤腸通便，適宜腸燥便祕之人服食。古時《世醫得效方》中有潤滑腸道而通便祕的「五仁丸」，就是以柏子仁配合松子仁、桃仁、杏仁、鬱李仁為丸。也可用柏子仁、火麻仁各10克，微炒研細，以絹包水煎20分鐘，過濾，加白糖適量，一次頓服，每日一次，便通為度。

（8）**韭菜**　可用新鮮韭菜，洗淨，然後搗汁一杯，約30～50毫升，加15～20毫升黃酒，滾開水沖服，適宜便祕者食用。

正確認識排毒，不要走進排毒養生的誤區

「排毒」是現在很時尚的詞，這個「毒」包括「內生之毒」和「外來之毒」。「外來之毒」就是指環境中的毒素，包括大氣污染、農藥殘留。「內身之毒」主要是自己體內產生的代謝廢物，都對人體有不利的影響。有毒就要排毒，但是要小心你的排毒會進入誤區！

什麼叫「毒」呢？毒就是不宜於身體正常健康的以及超出身體負荷的物質。它一般而言來自三個方面：錯食不適宜於身體健康的東西、身體代謝物沉積於體內、攝入食物過多或種類偏少。

根據人體慢性中毒學說和各國專家大量的人體清理實踐，國外的保健專家和學者斷言：任何人如果在吃喝上放縱自己，又不能經常的清除體內毒素垃圾，就會在體內存放大量的毒素垃圾。一般成年人體內約有3～25公斤毒素垃圾。

德國一位傑出的外科醫生解剖了280名死者的內臟，結果發現在其中240名死者的腸道內壁上，都淤積有硬石狀糞便污垢。

倫敦一名醫生解剖一名死者的大腸，從中取出10公斤陳舊的，已經變成像石頭一樣硬的糞便，並將其作爲陳列展品，至今仍存放在盛有酒精的玻璃罐中。看來體內積存毒素是多麼的可怕！

正常情況下，我們的體內本身就有一個「排毒」、「解毒」體系，如果排出通道有障礙，就會鬧病。中醫有一個觀點，「通則不痛，痛則不通」。什麼不通？就是生物管道不通，所以醫生也就是一個「管道工」，把管道打通，毒素可以排得出去，身體裏沒「毒」了，病也就好了。從這個意義上說，醫生治病就是要設計一個排毒、解毒的管道，維持人排泄體系的通暢性，如果這個人出汗不暢，大小便不通暢，健康肯定就受到威脅。

怎樣才能確定自己身上積有毒素呢？當你出現下面情況就要注意了：

(1)頭暈，頭痛，煩躁不安，精神不能集中。

(2)疲勞乏力，昏昏欲睡。氣短，面色無光澤。

(3)食欲不振、口臭、腹脹、腹痛、便秘、排便費力或排了之後仍覺得不爽快。

(4)皮膚色素沉著，皮膚乾燥，脫髮，臭汗，過早衰老。

只要有上述幾組症狀中的1～2個，就說明體內已經有毒蓄積了，需要及早加以治療調理。

⊙如何遠離毒素？

毒素會影響人的健康，所以要遠離毒素，下面就是遠離毒素的幾點原則：

（1）**加大膳食纖維的攝入**　膳食纖維能促進腸胃蠕動，及時清除宿便和腸道垃圾，有效預防便祕和腸胃不適，每人每天的膳食纖維攝入量應在20～30克左右。

（2）**多吃富含維生素的食物**　維生素是參與體內新陳代謝不可缺少的營養素。如維生素C參與排毒解毒，維生素B_1促進碳水化合物的代謝，調節神經系統。

（3）**多吃有利於身體排毒的食物**　如：芹菜、白蘿蔔、胡蘿蔔、韭菜、冬瓜、大蒜、洋蔥、海帶、蕈類、豆製品、豬血、茶、鳳梨、蘋果、木瓜、櫻桃、檸檬、西瓜、草莓、香蕉等。

（4）**合理攝入蛋白質**　優質蛋白質與植物蛋白的比例是3:2，可使膽固醇降低，且富含不飽和脂肪酸及人體必需的氨基酸

（5）**適量喝水**　保證每日飲水量，不要等口渴了再喝。

但很多人排毒的時候，容易進入誤區，如果不能進入這些誤區，不僅達不到排毒的效果，對身體也很不利。排毒容易犯的誤區如下——

〔誤區一〕排毒就不能進補

身體是一個整體，不論正常的新陳代謝，還是把毒素從身體中驅趕出去，只有氣血

運行通暢才能保證這些活動的順利進行。中醫理論講「邪之所湊，其氣必虛」，就是說形形色色的代謝產物在體內蓄積，其實就是人體氣血陰陽運行不調達，缺乏足夠的清除能力，是毒邪害人的內在因素。服用一些補藥、補品，調節補益氣血陰陽，調整臟腑經絡的功能，這樣就可以加速排毒、解毒的進程。

〔誤區二〕服用瀉藥可以有效排毒

瀉藥的使用是有針對性的，有適應證和適宜人群，都應該在醫生的指導下，根據自己的病情而定，不能自作主張，隨意使用。致瀉力量強的藥物不適用於兒童、老年人及孕婦，女性在選擇瀉藥的時候也應儘量避開生理週期。

〔誤區三〕沒有表症也排毒

排毒是一個代謝的過程、平衡的過程，是把過剩的東西排掉。飲酒過剩、濫用藥物等不良生活習慣，都會產生「毒素」，人體積聚了「毒素」以後，就會產生一些表症如長期咳嗽、便祕、皮膚病等。如果沒有出現體內有毒素的表症，就不能隨意且盲目地「排毒」。

〔誤區四〕排毒的功效只是美容養顏

人們往往只是通過發現皮膚表面的變化，才察覺到毒素的存在，至於身體內臟的改變則往往想不到與毒素積存體內有關，因此也忽略了排毒調補對全身各個系統臟器重要的治療和保養作用。排毒調補是針對身體整體的調解，而不僅僅是作爲美容手段。另外，皮膚沒有改變，並不表示身體中沒有毒素積存，還要根據自己的種種表現，來判定受毒素毒害的程度，適時進行排毒。

〔誤區五〕「通便」就是「排毒」

毒素是造成人體疾病及衰老的重要因素。人體的「毒素」主要通過大小便、皮膚、呼吸等排出體外，這些通道受到阻塞時就會產生毒素積聚，因此需要「排毒」。不少人把「排毒」簡單地理解爲「通便」。這種觀念很危險，有人甚至通過吃瀉藥來排毒。

排毒並非只有通過排便來實現，每個人的各種代謝產物，除通過大便排泄外，還可經出汗、呼吸、咳嗽、打噴嚏、嘔吐、分泌唾液、排尿、放屁等途徑排出體外。因此單純排便是遠遠不能達到排毒要求的，它只是排毒的一個有效途徑而已。僅僅大便通暢怎能完全排淨體內的毒素？

最後，要想遠離「毒」、減少「毒」，歸根結抵是要靠健康的生活方式。在生活方式不合理時，爲了亡羊補牢，人們才會格外重視「排毒」。如蛋白質攝入過多，代謝中會產生尿素，它可以通過尿和汗液排出體外，因此，對於經常大魚大肉的人來說，多喝水，多運動排汗，都會促進「排毒」。

隱藏在《本草綱目》中的「順氣丸」

當遇到令人非常生氣的事情時，就會沒有食欲，不想吃飯。肝臟還與精神活動有關，肝氣不舒則急躁易怒，情緒激動有時就會做出一些不理智的事情。如何通過藥物減少生氣呢？本節為你推薦「順氣丸」

人生活於社會之中，常常會遇到惹人生氣之事。生氣之後，還會感到身體不舒適，胸悶腹脹，吃不下飯，睡不好覺，多噩夢。生氣還會引起多種疾病。中醫認為：「百病皆生於氣」。氣鬱化火，氣鬱生痰，還會引起高血壓、腦血管意外、大出血等疾病。

◉生氣給人們身體帶來的危害

（1）**長色斑**　生氣時，血液大量湧向頭部，因此血液中的氧氣會減少，毒素增多。而毒素會刺激毛囊，引起毛囊周圍程度不等的炎症，從而出現色斑問題。

（2）**腦細胞衰老加速**　大量血液湧向大腦，會使腦血管的壓力增加。這時血液中含有的毒素最多，氧氣最少，對腦細胞不亞於一劑「毒藥」。

（3）**胃潰瘍**　生氣會引起交感神經興奮，並直接作用於心臟和血管上，使胃腸中的血流量減少，蠕動減慢，食欲變差，嚴重時還會引起胃潰瘍。

（4）**心肌缺氧**　大量的血液沖向大腦和面部，會使供應心臟的血液減少而造成心肌缺氧。心臟爲了滿足身體需要，只好加倍工作，於是心跳更加不規律，也就更致命。

（5）**傷肝**　生氣時，人體會分泌一種叫「兒茶酚胺」的物質，作用於中樞神經系統，使血糖升高，脂肪酸分解加強，血液和肝細胞內的毒素也就相應增加了。

（6）**引發甲亢**　生氣令內分泌系統紊亂，使甲狀腺分泌的激素增加，久而久之就會引發甲亢的症狀。

（7）**傷肺**　情緒衝動時，呼吸就會急促，甚至出現過度換氣的現象。肺泡不停擴張，沒時間收縮，也就得不到應有的放鬆和休息，從而危害到肺的健康。

（8）**損傷免疫系統**　生氣時，大腦會命令身體製造一種由膽固醇轉化而來的皮質固醇。這裏物質如果在體內積累過多，就會阻礙免疫細胞的運作，讓身體的抵抗力下降。

（9）**月經失調**　有的婦女平素性格內向、抑鬱，有了不愉快的事情或有一些想法的時候，不能通過向他人傾訴、與他人溝通來排解，就一個人生悶氣。長期的壓抑導致肝氣鬱結、經脈氣機不利，經前出現週期性的乳房脹痛、頭痛、失眠、情緒波動易激惹等，甚至出現閉經、崩漏或更年期提早到來。更有甚者可因肝氣鬱結，發生良性、惡性腫瘤等嚴重後果。

（10）**乳腺疾患**　由於肝經循行布兩脅，故肝氣不舒、氣滯血淤，經脈運行不暢與乳腺增生、乳腺結節甚至乳腺癌的發生有密切的關係。臨床可見，中年女性乳房腫塊，經前脹痛，經後緩解，伴有心煩急躁、胸脅脹痛、口苦、月經週期不規律、經量減少、血色暗紅等症狀。

◉食物可以解解氣

生氣傷害身體，我們因此就要避免生氣。中醫的健身防病之道強調笑口常開，保持樂觀情緒，以利養生保健，而據本草綱目記載，生氣了可用「順氣丸」來導之。其實，在我們日常吃的食物中有很多就是能順氣的「順氣丸」，例如下面這些食物就是其中佼佼者——

（1）**蓮藕**　蓮藕全身都是寶，是菜中上品，鮮藕及蓮子含有大量的碳水化物和豐富的鈣、磷、鐵及澱粉，多種維生素和蛋白質，是一種營養價值很高的食品，生藕消淤涼血、清熱止渴、開胃的作用。熟藕則具有通氣、健脾和胃、養心安神的作用，亦屬順氣佳品。以水煮服或稀飯煮藕吃療效最好。

（2）**蘿蔔**　蘿蔔，味辛甘，性寒，入肺、胃經。有消積滯、清熱化痰、理氣、寬中、解毒之功效，長於順氣健胃。對氣鬱上火生痰者有清熱消痰作用。以青蘿蔔療效最佳，紅皮白心者次之，胡蘿蔔無效。最好生吃，如胃有病可做蘿蔔湯吃。

（3）**啤酒**　有人生氣後愛喝白酒，這更容易引起疾病。因酒食裏氣，還能助熱，容易引起血壓驟升。但啤酒無此副作用，還能順氣開胃，在生氣時，適量喝點啤酒是有益處的，但不宜過量飲用。

（4）**山楂**　山楂是健脾開胃、消食化滯、活血化淤的良藥。目前，已有50多種中藥配方以山楂爲原料，如常用的開胃健脾藥「山楂丸」、「焦三仙」等。山楂能順氣止痛、化食消積，適宜於氣裏食造成的胸腹脹滿疼痛，對於生氣導致的心動過速、心律不齊也有一定療效。生吃、熟吃、泡水等食用方法皆有療效。

（5）**玫瑰花茶**　玫瑰花味辛、甘、微苦、性微溫。有理氣解鬱、化濕和中，活血散淤之功。沏茶時放幾瓣玫瑰花有順氣功效，沒有喝茶習慣者可以單獨泡玫瑰花待茶飲，或者將香氣撲鼻的玫瑰花插在居室的花瓶裏，呼吸花香也能順氣寧神。

（6）**茴香**　茴香果實做藥用，名小茴香，嫩葉可食用。子和葉都有順氣作用，用葉做菜餡或炒菜都可順氣健胃止痛，對生氣造成的胸腹脹滿、疼痛有較好的療效。

（7）**金桔**　金桔能理氣、解鬱、化痰、除脹、醒酒。《本草綱目》稱它「下氣快膈。」無論氣滯型腹脹或是食滯型腹脹，均宜用金橘煎湯喝可泡茶飲。民間習慣做成金桔餅，腹脹時嚼食一、二枚。

（8）**佛手柑**　佛手柑能理氣、化痰，也能消食解酲。《本草便讀》亦載：「伸縮手，功專理氣快膈。」凡是腹脹之人，無論是氣滯或食滯引起，均宜用鮮佛手柑12～15

克，或乾品6克，開水沖泡，代茶飲。

（9）**檳榔**　檳榔能下氣除脹，又能消食解酒。《用藥心法》中說：「檳榔，苦以破滯，辛以散邪，專破滯氣下行。」凡氣滯或食滯腹脹者均宜。然檳榔畢竟是破破氣耗氣之物，適宜氣體壯實之人偶爾食用（不加料）。〔當它是藥，可別養成嚼檳榔的習慣〕

《本草綱目》中的排毒花茶

茶是中國人最的喜愛，喝茶可以利尿，利於體內致癌物質及放射性物質的排泄，可見，它是人們補瀉的最佳飲品。

茶之爲用，從「神農嘗百草，日遇七十二毒，得茶而解之」可以發現茶之神祕傳說，而後再經一段極爲漫長又悠久的歷史演變，在西元六世紀，隋、唐時期才逐漸轉爲一般日常生活飲品。

《本草綱目》作者李時珍也喜歡飲茶，說自己——「每飲新茗，必至數碗」。本草綱目中也提到茶，書中論茶甚詳。言茶部分，分釋名、集解、茶、茶子四部，對茶樹生態，各地茶產，栽培方法等均有記述。

茶為藥用，在我國已有二千七百年的歷史。現代科學大量研究證實，茶葉確實含有與人體健康密切相關的500多種生化成分，其中具有營養作用有蛋白質、氨基酸、多糖、維生素與無機鹽，而茶葉中還含有豐富的生物活性物質——茶多酚。因此茶葉不僅具有提神清心、清熱解暑、消食化痰、去膩減肥、清心除煩、解毒醒酒、生津止渴、降火明目、止痢除濕等藥理作用，還對現代疾病，如輻射病、心腦血管病、癌症等疾病，具有一定的藥理功效。

上面介紹，茶清熱解暑、消食化痰、去膩減肥、清心除煩，是很好的排泄佳品。在《本草綱目》中，關於各種茶「排泄」作用的記載如下——

．**玫瑰花茶**　玫瑰花性質溫和，降火氣，可調理血氣，促進血液循環，養顏美容。且有消除疲勞，癒合傷口，保護肝臟胃腸功能，長期飲用亦有助於排泄。

．**薰衣草茶**　薰衣草又名寧靜的香水植物，可以淨化心緒，解除緊張焦慮，疏解壓力，鬆弛神經，幫助入眠，是精神排泄的飲品。此外也可治療初期感冒咳嗽，安定消化系統，是治療偏頭痛的理想花茶。但應避免服用高劑量薰衣草，特別是孕婦。

．**金盞花茶**　金盞花治療消化系統潰瘍及淋巴結炎有極佳的療效，保護消化系統，身體的排泄，並可以治療痔瘡。此外有助解緩經痛，建議女性不妨多加飲用。

．**菩提花茶**　菩提花可以減輕感冒、慢性失眠，更有助於治療神經衰弱，降血壓及防止動脈硬化。如運動後飲用，可讓身體覺得更舒適。還有助於消化，促進新陳代謝，讓身體排泄通暢。

· **桂花茶**　桂花茶又名九里香，香味清新迷人，經常飲用可淨化身心，平衡神經系統，特別是驅除體內濕氣，舒暢精神安心寧神

· **金蓮花**　消炎止咳，調理腸胃，幫助消化。

· **金盞菊**　養肝明目，養顏美容，解毒消炎（頭暈，胃寒痛等）。

· **金黃菊**　清熱解暑，消腫明目（有效排出毒素，消除體內垃圾）。

· **茉莉花**　疏肝和胃，理氣解鬱（月經失調，痢疾，腫毒）。

茶在治病排泄的同時，也能補。它能讓人提神，還能增強體質，是其他飲料無可替代的。正如宋代詩人歐陽修《茶歌》讚頌的那樣——「論功可以療百疾，輕身久服勝胡麻。」

專家建議，下面這些茶具有補身的功能——

1．上班族要喝綠茶

整天都處在空調環境裏的上班族，皮膚較其他人更容易出現問題，乾澀、容易長小細紋。補充水分自然是最佳的選擇，因爲人體如果缺少水分，尿液會減少，也就不容易

排除身體內的毒素，隨之而來的是容易疲倦、思維混亂。但補充水分也有學問，在空調環境中的人，最好改喝綠茶，綠茶除了可以補充水分外，還可以降低電腦輻射影響。

2．冬天適宜喝紅茶

中醫認爲，春夏秋冬四季飲用的茶都應該不相同。就是應該根據各種茶的性味，在不同的季節喝相適應的茶。紅茶能暖胃、醒神，還能幫助消化，在寒冷的冬季飲用甘溫的紅茶，是最適宜的——

茶雖是很好的飲品，但也不是想怎麼喝就怎麼喝的，如果喝的不恰當就身體就會不利，所以，喝茶時要注意以下幾個方面：

一、綠茶性味苦寒，冬天飲用容易造成胃寒，還可能影響食欲。而夏季炎熱時，喝綠茶正好可以取其苦寒之性，消暑解熱，生津止渴。

二、不飲用過濃的茶。濃茶使人體「興奮性」過高，對心血管系統、神經系統等造成不利影響。有心血管疾患的人在飲用濃茶後可能出現心跳過速，甚至心律不齊，造成病情反覆。

三、進餐前或進餐中若大量飲茶或飲用過濃的茶，會影響很多常量元素（如鈣等）和微量元素（如鐵、鋅等）的吸收。應特別注意的是，在喝牛奶或其他奶類製品時不要同時飲茶。茶葉中的茶鹼和丹寧酸會和奶類製品中的鈣元素結合成不溶解於水的鈣鹽。

四、孕婦和剛動手術的病人都不宜喝綠茶。患有糖尿病的病患可以多喝綠茶來預防產生失明的後遺症，但是對孕婦而言，因其身體正在進行新血管的增生以便撫育嬰兒；而剛動過手術的病人喝綠茶會使傷勢的痊癒得較緩慢。還有綠茶因爲屬性較涼，所以胃不好的人，也不能多喝，否則反倒有害處。

《本草綱目》教你幾種排毒食單

生活不夠規律，便秘或排便困難是常出現的問題。清腸排毒已經成為都市人的熱門話題。俗話說，藥補不如食補，常吃一些具有排毒功能的食品，可以幫助清理體內垃圾，會有意想不到的好處。而《本草綱目》就向你推薦了一系列排毒的食單。

有毒就要排毒，而選用食療排毒最健康。《本草綱目》中記載了大量具排毒功效的食物，比如黃瓜具有清熱解毒、生津止渴的功效；木耳有排毒解毒、清胃滌腸等功效；苦瓜有除邪熱、解勞乏、清心明目、排毒養顏的功效；綠豆有清熱、解毒、去火的功效，而且綠豆也是我國中醫常用來解多種食物或藥物中毒的一味中藥。

排毒就是排便、排尿、降血糖、血脂及血液黏稠度。按照《本草綱目》記載，排毒效果較好的有下面這幾類食物：

・**地瓜**　地瓜所含的纖維質鬆軟易消化，可促進腸胃蠕動，有助排便。最棒的吃法是烤地瓜，而且連皮一起烤、一起吃掉，味道爽口甜美。

・**綠豆**　綠豆具有清熱解毒、除濕利尿、消暑解渴的功效，多喝綠豆湯有利於排毒、消腫，不過煮的時間不宜過長，以免有機酸等受到破壞而降低作用。

・**燕麥**　燕麥能滑腸通便，配合纖維促進腸胃蠕動，發揮通便排毒的作用。將蒸熟的燕麥打成汁當作飲料來喝是不錯的選擇，攪打時也可加入其他食材，如蘋果、葡萄乾，營養豐富又能促進排便！

・**薏仁**　薏仁可促進體內血液循環、水分代謝，發揮利尿消腫的效果，有助於改善水腫型肥胖。薏仁水是不錯的排毒方法，直接將薏仁用開水煮爛後，按個人口味添加少許的糖，是肌膚美白的天然保養品。

・**小米**　小米不含麩質，不會刺激腸道壁，是屬於比較溫和的纖維質，容易被消化，因此適合搭配排毒餐食用。小米粥很適合排毒，有清熱利尿的功效，營養豐富，也有助於美白。

・**糙米**　《本草綱目》中也稱糙米具有「和五臟、好顏色」的妙用，意思是說常食糙米，不僅可以安和五臟，祛病延年，而且還能潤澤容顏，使青春常駐。可見糙米不僅具有食用價值，而且還有神奇的醫療保健、養生延年的效用。

·紅豆　可增加腸胃蠕動，減少便祕，促進排尿。可在睡前將紅豆用電飯煲燉煮浸泡一段時間，隔天將無糖的紅豆湯水當開水喝，能有效促進排毒。

·**胡蘿蔔**　胡蘿蔔對改善便祕很有幫助，也富含胡蘿蔔素，可中和毒素。新鮮的胡蘿蔔排毒效果比較好，因爲它能清熱解毒，潤腸通便，打成汁再加上蜂蜜、檸檬汁，既好喝又利排毒。

·**山藥**　山藥可整頓消化系統，減少皮下脂肪堆積，避免肥胖，而且增加免疫功能。以生食排毒效果最好，可將去皮白山藥和鳳梨切小塊，一起打成汁飲用，有健胃整腸的功能。

上面介紹的是排毒食物，那麼有哪些菜餚具有排毒功效呢？根據《本草綱目》所列的排毒食物，現推薦幾種夏秋季排毒菜單：

（1）海帶魔芋南瓜燉排骨

海帶味鹹、性寒，具有化痰、軟化、清熱降血壓的作用。海帶營養豐富，是一種富含碘、鈣、銅、錫等多種微量元素的海藻類食物，可保護上皮細胞免受氧化。海帶中的膠質成分能促進體內有毒物質排出；綠豆性寒，可清熱解毒。飲用海帶綠豆湯，毒素可隨大小便輕鬆排出。

魔芋能有效降低血脂和血糖，也具有和海帶類似的排毒功能。南瓜能降血糖和預防便祕。這三種食品和排骨一同烹調（海帶、魔芋和南瓜的數量要明顯多於排骨），可吸收肉類中的脂肪和膽固醇，在補充營養的同時，還可保持皮膚清爽，腸道通暢。

（2）木耳萵筍拌雞絲

木耳富含可溶性膳食纖維，有潤肺作用。萵筍能預防便祕。兩種蔬菜與高蛋白低脂肪的雞絲相配，用涼拌的方法製作，既美味又健康。需要注意的是要選擇優質無污染的木耳，同時注意涼拌時不要放過多的油脂。

（3）松仁大麥糯米粥

松仁富含人體必需的脂肪酸和維生素E，起到潤肺和滑腸的功效。大麥富含纖維素和半纖維素，可以與重金屬類物質結合，還富含β－葡聚糖等可溶性膳食纖維，能降低血糖、預防高血脂，也能促進食物當中的污染物質排出。糯米具有一定的滋補作用，而且其黏糯感可以部分彌補大麥帶來的粗糙口感。

（4）水果＋蔬菜＋地瓜＋糙米飯

一種水果（選果原則：以當地、當季、盛產的水果爲主）。

兩種蔬菜（選菜原則：以紅蘿蔔、白蘿蔔、山藥、牛蒡、西洋芹、綠花椰菜、包心菜、黃瓜、苦瓜、青椒、番茄等蔬菜爲主，芽菜類與葉菜類暫不用）。

地瓜（黃比紅合適）。

糙米飯一份（可在糙米中添加少量薏仁、小紅豆、紅棗、蓮子、枸杞子等未經精製加工的五穀雜糧，居住在北方地區的人，可在米中加入燕麥、蕎麥）。

（5）海帶綠豆湯

首先將綠豆洗淨、海帶切絲。

將海帶、綠豆、杏仁一同放入鍋中，加水煮，並加入布包玫瑰花。之後將海帶、綠豆煮熟後，將玫瑰花取出，加入紅糖調味即可。

第六章

察顏觀面，健康由你自己來解讀

人們常常驚歎於人體構造的完美，例如我們的面部五官，不僅向眾人展示了自然之美，同時暗藏著身體五臟訊息。五官與身體的五臟是息息相關的。如果五官感覺不舒服，那五臟可能也正逐步地發生衰弱，從而產生疾病。

本章將通過對五官中耳朵、鼻子、口等的研究，幫助您了解五官與五臟之間的千絲萬縷的秘祕，從而掌握簡單易行的「讀面術」。

耳朵可以告訴你很多

我們經常在寺廟中看到的佛像，多數有著一雙大大的耳朵和豐滿的耳垂，正如中國人常說的：「耳朵大有福。」果真如此嗎？我們不得而知。其實，中醫學理論認為，耳朵的大小不僅與遺傳和生理發育有關，還與腎臟的發育情況亦有關。

《英國醫學雜誌》的一項研究報告說，人老耳朵會自然變長，且活得愈久，耳朵愈長。這項研究是以206名，年齡從30歲到93歲不等的男女爲對象，他們是以測徑器爲工具，將測得的資料輸入電腦，結果發現人的耳朵平均每年會長0.22公分，50年即可以增長一公分之多。平均來說，20歲的年輕人耳朵長度爲6.1公分，而70歲的老人耳朵可以長達7.1公分。這與剛才所說大耳有福的說法不謀而合。

中國醫學對耳朵的看法非常考究，認爲耳朵就像倒置的胎兒，人體五臟六腑，四肢百骸的病態都能透過耳朵呈現出來。只要詳細診察耳朵即可診斷出全身的疾患，利用針刺耳朵亦能治療全身諸疾，這種療法早在西元前四世紀左右，中國第一本醫書《黃帝內經》上即有記載，足見祖先的精心研究及智慧。

耳朵具有感音、平衡的作用，它距大腦皮質近，感應極佳，可說是身體的雷達站。

耳朵的學問之一——耳屏

我們以解剖學來看，耳朵是由褶疊的軟骨薄片所構成，其外包裹著一層外皮，靠最外側的一緣部分叫耳輪，當耳輪出現粗糙不平的棘突狀時，即表示有腰頸椎骨質增生的現象。位於外耳道入口處突出部分則叫耳屏，在「耳穴療法」中就常以指壓耳屏一帶，來抑制饑餓達到減肥，同樣的方式，對止喘、強心也有具體的療效，不妨一試。

當出現耳屏向外展，前方凹陷，耳屏軟骨變硬，變大時，即有耳硬化症及血管硬化的傾向，並常會發生耳鳴、眩暈的現象，特別是位於耳屏前方中段處凹陷者，一般均有聽力障礙，像失聰的樂聖貝多芬、波西米亞音樂之父史麥塔納及發明家愛迪生，他們不但耳屏前的聽宮區下陷，而且出現多條皺紋。這點在日常生活中，我們也可看見帶助聽器的朋友，出現同樣的狀況。

耳朵的學問之二——耳垂

耳垂是耳朵惟一肉多的部位，當我們指頭被燙到時，常會不經意地用手夾住耳垂，這的確是很有道理的做法，因爲耳垂上正巧是耳穴麻醉的止痛點所在，因此不但能散熱，還能止痛。

耳朵是由不隨意肌所構成的組織，在人體上算是最不易有皺紋的部位，但由於耳朵內佈滿了纖細的毛細血管，如果身體發生動脈硬化時，耳朵同其他組織一樣，得到的血液自然減少，而耳垂又是耳朵上對這種缺血現象感覺最敏感的部分，故當耳垂小動脈四周的彈性物質逐漸退化時，就會產生皺紋；因此，當耳垂部位出現明顯皺褶時，即提示爲發生心肌梗塞及狹心症的高危險群，値得重視。

「在某種意義上，耳垂上出現皺紋是已經得病時，在動脈中正處於發展過程的局部表現。」這是美國羅徹斯特的馬約醫院一批研究人員，經大量統計證實之後，所做的一段引述。

美國華盛頓大學的調查也發現，在耳垂上有皺紋的人，74％患有冠心病，沒有皺紋的人，這種病的罹患率只有16％。

國外許多醫院的醫師針對冠心病患者，和耳垂有皺褶的人做過研究，如果發現冠心病患者耳垂上有皺褶的人，平均的死亡率較無皺褶的高，尤其是有冠心病同時又出現皺褶的人，據統計其八年內的死亡率高達8％，至於有耳垂皺褶，而沒有冠心病的患者，其八年內的死亡率則爲72％，要比有冠心病，而沒有耳垂皺褶的患者，八年內57％的死亡率高出許多。這項研究還發現，耳垂皺褶患者可於單耳或雙耳同時發生，且經耳垂活體檢測發現，患者的耳垂彈性蛋白質有明顯減少，從這點也說明體內彈性蛋白質降低與動脈硬化息息相關。

斯頓利勃醫師這樣說：「如果在我們面前有位四、五十歲的病人，他常胸部感到劇痛，並有動脈病者的相關症狀，但是若他的耳垂上沒有皺紋，在91％的情況下，他可能並未罹患心動脈病，而如果在耳垂上有皺紋時，那麼患動脈硬化的可能就十之八九了。」

耳朵的學問之三——耳朵顏色

耳朵除了形態上的變化與疾病有關，相信許多人早上起床洗臉時，常會面對鏡子觀看自己的臉色，大家也許不知道，耳色的變化，也會透露出疾病的訊息。

總結耳朵的形態和顏色，我們可以歸納爲以下幾種情況：耳朵肉薄且血管像網一樣透明浮現時，常見於呼吸器官疾病的患者；耳垂肉薄且呈咖啡或焦黑色澤的人，容易罹患糖尿病或腎臟病；若是耳垂由於受寒常變爲紫紅色，並因腫脹甚至潰瘍，且易生痂皮者，這是體內糖過剩的表徵，爲糖尿病的警訊；幼兒耳朵發涼、耳背有紅絡，即爲出麻疹的先兆。

此外，如果耳面的皮膚常血管充盈明顯者，即要提防高血壓、冠心病、心肌梗塞以及支氣管擴張等疾病的發生。

【自助健康情報】預防耳病從細節做起

透過耳朵可以告訴我們這麼多健康訊息，因此，日常生活中要做好耳病的預防，確保耳朵健康。下面就從生活細節入手，看耳朵保健措施。

1 你很喜歡掏耳朵嗎？在掏耳朵的過程中，若用力不當會引起外耳道損傷、感染，導致外耳道癤腫、發炎、潰爛，稍不注意，掏耳勺還會傷及鼓膜或聽小骨，造成鼓膜穿孔，影響聽力。事實上，那些令你擔心的耳內髒物可以在睡眠、運動等過程中，自然排出，因此沒有必要專門掏耳朵。

2 你的耳朵進過水嗎？當耳朵的皮膚和鼓膜被水浸泡，加上耵聹（即常說的耳蠶、耳屎）的刺激，容易引起外耳炎。若原有過鼓膜穿孔，耳內入水還會導致中耳炎復發。所以我們在洗澡或游泳時要避免水入耳內。而且掏耳朵應交給耳鼻喉科醫生，而不是髮廊與理髮店。

3 你的耳朵受過傷嗎？當耳廓受到外傷或凍瘡時，要嚴防感染。特別是一種叫綠膿桿菌的，它可引起耳廓軟骨膜炎、軟骨壞死，嚴重的灰導致耳廓畸形，就是俗稱的菜花樣耳。

4 你知道噪音的危害嗎？較大的、超過耳朵承受能力的噪音會引起噪音性耳聾或爆炸性耳聾，所以我們要遠離噪音和爆炸現場。

5 你知道耳朵也會中毒嗎？生活中的煙酒和耳毒性藥物，如鏈黴素、慶大黴素、卡那黴素等，都會毒害你的聽覺神經。

6 你知道掌擊耳部會怎樣嗎？會引起鼓膜破裂，不光如此，甚至打擊頭部也可併發聽力損害。生活中，因外力打擊而造成耳朵功能受損的情況屢見不鮮，要儘量避免。

7 你知道擤鼻也會損害耳朵嗎？鼻腔後部與中耳腔有一管腔（咽鼓管）兩者是相通的，擤鼻不當可將鼻腔分泌物驅入中耳腔，引起中耳炎。因此，擤鼻時要左右鼻腔一個一個地擤，切勿將左右鼻孔同時捏閉擤鼻。

8 你搭飛機嗎？你知道什麼是航空性中耳炎嗎？航空性中耳炎的症狀主要有耳痛、鼓膜充血、中耳積液，甚至聽力下降等。一般患有感冒、上呼吸道感染、咽鼓管功能障礙者，乘坐飛機時容易引發。

9 你知道什麼疾病可以引起耳朵的病變嗎？他們有高血壓、高血脂、腦動脈硬化及糖尿病等疾病，因此患有此類疾病要積極接受治療。

耳廓診病，真的管用嗎？

耳是人體重要的資訊接收站，前人稱為「采聽宮」。耳部是人體資訊輸出、入最強，最集中的地方之一，人體各臟器、各部位於耳部皆有集中反映點，《靈樞・口問》篇曰：「耳者，宗脈之所聚也」。耳與人體臟腑經絡皆相關聯，故耳具有重要的預測疾病的意義。

望耳診病是中醫的重要部分，臟腑經絡的病理尤可反映於耳，通過耳可以較早預報體內疾患，因此耳是人體體表外竅中的重要螢光幕，通過耳相可以窺測內臟的疾患。在醫學家的努力下，「耳診」技術逐漸蓬勃發展，形成了一套從中醫基礎理論及診斷，兼顧到現代醫學及神經解剖生理學的完整而嚴密的診療學科。通過研究對耳朵與臟腑疾病變化的相關性，爲患者提供具有價値的參考資訊。

◉耳廓視診之科學依據

古人謂：「頭爲諸陽之會」，而耳部爲經絡分佈最密之處。從十二經的分佈來看，其中就有四經（足陽明胃經、足少陽膽經、手太陽小腸經、手少陽三焦經）通過耳部，而此四經與其他經絡又有表裏陰陽的聯繫關係。

朱丹溪謂：「十二經絡上終於耳」，這也說明了十二經與耳部之間有著直接或間接的聯繫。因爲耳部與全部經脈有此密切關聯，所以耳診對輔助診斷及鑒別內臟疾病，具有重要價值。

20世紀50年代法國諾吉爾提出了「倒置胎兒」的耳診理論，他認爲耳廓就像一個頭朝下、臀向上倒置蜷縮在母體子宮內胎兒的縮形，人體各組織器官的病理在耳廓上都有其相應的部位，其中內臟疾病的反應點，大多集中出現在腦神經支配的耳胛區內；而肢體疾患，則會在被神經支配的耳廓周圍出現。耳穴的分布規律完全與20世紀80年代張穎清所提出的生物全息律不謀而合，因此更奠定了「耳診學」的理論基礎。

從現代醫學對耳廓的神經支配及其與自主神經系統的關聯上，可以發現耳廓與中樞神經系統，和軀體內臟間有密切的神經聯繫，包含來自第二、三頸椎的耳大和枕小神經，又有來自腦神經的三叉神經的耳顳神經及面神經、迷走神經和舌咽神經的混合支等。

此外，支配耳廓的腦神經與其他的腦神經在大腦皮質均有纖維聯繫。因此，耳廓透過神經，在中樞神經系統的各個節段與支配肢體和內臟的神經纖維發生緊密的聯繫，可以爲「望耳診病」提供依據。

◉耳廓視診之陽性反應分析

經過大量的臨床觀察發現，當人體某個臟腑或某一局部發生病變時，特別是器質性的病變，往往會在耳廓的相應部位或特定區域，出現陽性反應。

所謂陽性反應，就是在耳廓的特定位置上表現出變色、變形、丘疹、脫屑、壓痛、電阻變低等系列反應。如急性肝炎病人，會在肝穴區出現片狀或點狀紅暈；胃潰瘍患者在胃穴區域內會出現白色圓形的小點狀，還有不少做過胃切除手術後的病患，會在胃區出現暗紅色或白色淺條的月牙形瘢痕。

這種現象爲疾病提供了簡便又有效的輔助和鑑別診斷，現將各類型反應的特點列舉如下：

（1）**變色**　耳廓變色包括白色、紅色或暗紅色等反應。某個臟腑或某一局部發生病變時，會在耳廓的相應部位或特定區域出現陽性圓形及灰色疤痕，多見於各種手術後反應；而紅色反應常見於各種急性病；暗紅色則多見於各種慢性疾病。

（2）**變形**　變形反應多見於慢性器質性疾病，如點狀凹陷凸起、結節狀、索狀、鏈球狀或形成皺褶，結節狀隆起白色線條、圓形或半圓形及灰色疤痕，多見於各種手術後和外傷的疤痕；而紅色反應常見於急性病症；暗紅反應或點，則多見於腫瘤；白色結節見於慢性呼吸道疾病；結節狀較大可見於尿酸沉積造成的痛風石。耳垂上的皺褶則以心臟管的疾病居多。

（3）**丘疹**　形如雞皮疙瘩呈紅色或白色點狀丘疹、水泡樣丘疹而稍凸出於皮膚表面等。出現白疹則表示慢性症狀，少數呈急性症狀，如慢性腸炎；而紅疹則多爲急性症狀，如急性咽喉炎。

（4）**脫屑**　耳廓皮膚上產生白色片狀的糠皮樣脫屑，擦之不易除去，脫屑現象與耳垢腺分泌異常有關，可與濕疹同時合併出現，常見於各種皮膚病或吸收代償功能障礙等疾患。

（5）**壓痛**　壓痛點，即用正確的方法在患者耳廓上進行觸壓，當患者自我感覺有痛感的地方，壓痛點即壓痛敏感點，就成壓痛點陽性。

在感受到壓痛最敏感的穴區後，再根據敏感穴（區）點所對應的解剖生理功能部位，或臟腑進行分析診斷。如肝區出現壓痛點陽性時，表示可能有肝病；腎區出現壓痛點陽性時，可能是腎病、腰痛或耳鳴；肺區出現壓痛點陽性時，則有肺病以及大腸病或皮膚病的可能。

如果多個穴區出現壓痛點陽性時，就必須進行比較，看哪個穴區壓痛點最敏感，最敏感的穴區所對應的臟腑或器官，可能就是病變所在。如心區壓痛點最強，而小腸區同時也出現壓痛點陽性時，那麼則是心病的可能性最大，小腸區的反應是由於心和小腸相表裏的緣故。又如骨折的患者，除在相應部位有壓痛點外，在腎區同時也會出現壓痛，按中醫學理：「腎主骨」的推論分析即可明瞭，不致誤診爲腎臟有病。因此，在診斷時應該綜合考慮臟腑的聯繫，相互影響的關係，不可簡略地以穴定病。

◉耳廓視診之耳部資訊診斷法

耳部資訊診斷是近年來發展起來的一門新興學科，也是人體資訊科學的一部分。它的基礎是由資訊理論與中西醫學相結合，通過對人體所表現的資訊進行分析、綜合判斷，進而對疾病做出輔助診斷。這種通過耳廓穴區的信號變化來診斷疾病的方法，就成爲耳部資訊診斷法。

耳部資訊診斷的方法很多，包括望診、壓痛法、電測定法、耳穴壓痕法、耳溫測定法、耳廓染色法、耳痛原因分析法、耳穴知熱感度測定法等。這些方法在許多疾病的輔助診斷上，有著很大的實用價值。

根據臨床病例的統計，耳部資訊診斷法對腎炎患者陽性符合率，可達96％～100％，腫瘤的陽性符合率占91.6％，肝病患者陽性率爲90.2％，支氣管炎陽性率爲98.4％，血吸蟲患者陽性率爲97.8％，慢性膽囊炎、膽結石患者陽性率爲95％，從以上資料說明了其臨床診斷價值和意義。

「耳診學」日漸受到矚目，尤其是上述介紹的望診法和壓痛法，無論在經濟、時間上均爲捷徑。有人到大醫院花了大筆的鈔票多元做體檢，卻無法查明的長期腹瀉的原因，耳廓望診或壓痛法，往往在數分鐘內即診斷出是肝吸蟲引起的腹瀉。此外，諸如腎、膽結石、肝硬化、癌症、重聽、白內障、智障、冠心病，以及愛滋病等，都能借由耳診來預知潛伏的疾病，可說是最實際有效的「預防醫學」。

◉耳廓視診之耳廓視診要訣—

（1）觀察前，不要擦洗或用力提拉耳廓以免皮膚變色，甚至把病理反應物擦掉，影響診斷的準確性。

（2）診斷時，以拇指和食指順著耳廓解剖部位牽拉耳廓，逐步地由上到下，由外到內進行視診。

（3）發現陽性反應時，應將耳背頂住，繃緊皮膚以確定陽性反應爲準。若雙耳的陽性反應不同時，應進行對照比較。

（4）診察三角窩和耳胛艇時，應用探棒或火柴棒等擴開耳輪腳，以顯露出局部。

（5）如發現隆起或結節樣的反應，可用手或探棒測試結節之大小、硬度，有無壓痛或移動，邊緣是否規則整齊？

綜合上面幾點來看，疾病在耳廓上的反應，有它一般的規律性，只要能在耳廓病理反應中掌握視診要訣，和認真觀察耳診的「一病多種反應」及「一穴多病反應」的特點，結合臨床症狀進行綜合分析，即可做出正確的診斷。

【自助健康情報】教你學做耳保健操

「腎主藏精，開竅於耳」是中醫五行學的說法，既然如此做好耳朵保健，對我們的身體大有裨益。

1 提拉耳垂：這種方法可治療耳鳴、神經衰弱、頭痛、頭昏等疾病。具體是雙手食指放耳屏內側後，用食指、拇指提拉耳屏、耳垂，自內向外提拉，手法由輕到重，以不感疼痛爲限，反覆做3～5分鐘即可。

2 提拉耳尖：這種方法有止痛、平撫情緒、退熱、抗過敏、清腦明目、養腎等功效，可防治高血壓、失眠、咽喉炎和皮膚病。具體是用雙手拇指、食指夾捏耳廓尖端，向上提揪、揉、捏、摩擦15～20次，使局部發熱發紅即可。

3 手摩耳輪：這種方法可防治心慌、胸悶、頭痛、頭昏、陽痿、尿頻、便祕、腰腿痛、頸椎病等病症，有健腦、強腎、聰耳、明目之功。具體是雙手握空拳，用拇指、食指沿耳輪上下來回推摩，直至耳輪充血發熱即可。

4 搓彈雙耳：這種方法可促進耳朵的血液循環，有健腎壯腰的功效。具體是兩手分別輕捏雙耳的耳垂，再搓摩至發紅發熱。然後揪住耳垂往下拉，再放手讓耳垂彈回。每天兩三次，每次20下即可。

5 雙手掩耳：這種方法可活躍腎臟，有健腦、明目、強腎之功效。具體是兩手掌掩兩耳廓，手指托後腦殼，用食指壓中指彈擊，可聽到「隆隆」之聲24下，彈擊24下即可。

6 雙手拉耳：這種方法可促進頜下腺、舌下腺的分泌，減輕喉嚨疼痛，治慢性咽炎。具體是左手過頭頂向上牽拉右側耳朵數十次，然後右手牽拉左耳數十次即可。

7 全耳按摩：這種方法可疏通經絡，對腎臟及全身臟器均有保健作用。具體是雙手掌心摩擦發熱後，向後按摩腹面（耳正面），再向前反折按摩背面，反覆按摩5至6次即可。

白髮不止意味著衰老

時間對每個人都是公平的，你可以通過使用高級化妝品或者拉皮手術掩蓋或暫時去除皺紋，但卻阻擋不了歲月變遷造成白髮顯現的事實。為什麼會出現白髮呢？白髮中又暗藏著多少身體的祕密呢？

頭髮的主要成分是角質蛋白分子組成的角質纖維，其中含有二十多種氨基酸及銅、鐵、鋅等十幾種微量元素。決定頭髮顏色的是頭髮中色素顆粒的多少，黑色素含量越多，頭髮的顏色就越黑；反之，黑色素含量越少，頭髮的顏色就越淡。隨著人體的衰老，毛囊中的色素細胞將停止產生黑色素，頭髮也就開始變白。頭髮由黑變白，一般是毛髮的色素細胞功能衰退，當衰退到完全不能產生色素顆粒時，頭髮就完全變白了。

談到白髮，大部分的人將之視爲如芒刺在背，欲除之而後快，這是來自於初老之人心理上怕老的恐懼，擔心人老珠黃就沒價值了，正如李商隱所云：「夕陽無限好，只是近黃昏。」不免增添幾許傷感。

白髮解密之一——該白的時候不白

人到了一定年紀，頭髮總會變白，然而，如果人老了，卻還是滿頭黑髮，那麼除了歸功於好的基因外，就病理而言，也極可能是病疾的警訊。

醫學上稱爲「愛迪生氏病」的內分泌疾病，就由於雙側腎上腺皮質結核、萎縮，使人即使進入高齡，毛髮也很少變白。此外，據西方醫學報導，頭髮太黑或原本不黑，卻突然變黑的人，可能還是罹患癌症（特別是黑色素瘤類的惡性腫瘤）的徵兆。

白髮解密之二——不該白的時候卻早白

「白髮除不盡，春風吹又生」。很多年輕人在滿頭烏髮中卻總能發現幾綹惱人的白髮。他們認爲，拔了白髮反而會長出更多，這是毫無根據的。俗話說：「笑一笑，十年少，愁一愁，白了頭。」的確，心理的因素也會影響荷爾蒙的分泌，造成白髮。雨果小說《巴黎聖母院》中的巴爾傑，因懺悔自己的罪惡，使頭髮在一兩天之中因懊悔而變白；再如，法國大革命時，雙雙被捕而上斷頭臺的法王路易十四與瑪麗·安特妮王妃，就因憂愁和恐懼，頭髮在一夜之間竟然全變白了。

青年白髮，除了要考慮遺傳或精神因素所造成，其他如結核病、再生障礙性貧血、胃腸病、營養不良，以及動脈粥樣硬化等，都能引起青年白髮，値得注意。

中醫認爲，毛髮與腎有密切的關係，腎氣盛，則毛髮黑亮有光澤；腎氣虛，則髮易枯且易脫落，鬢髮早白。《醫述》云：「察其毛色枯潤，可以覘臟腑之病。」可見透過頭髮色、質的變化，還能作爲診斷疾病的參考。

無論何種年齡段的人，都會因爲白髮而影響到心理與美觀，因此染髮遂成爲白髮族的因應之道。但從健康的角度出發，當然能免則免，因爲大多數染髮劑中均含有酸化染料。而這類染料已證實具有毒性，若長期染發，將對肝、腎機能造成危害。

【自助健康情報】青年人預防和治療少白頭

1 保持樂觀。保持樂觀向上的人生態度，有助於自己的頭髮烏黑韻華。即便遭遇困境，也不要灰心喪氣，因爲這樣既解決不了問題又會加快頭髮變白的速度。

2 加強營養。黑髮需要滋養，而富含維生素的豆類、蔬菜、瓜果、雜糧等有助於我們全面攝取生成黑髮的營養素，因此要注意飲食調節。此外，含有銅、鐵等微量元素的動物肝臟、番茄、馬鈴薯、菠菜等也應適當食用。

3 治療疾病。有些疾病通過細菌作用和神經反射會引起白髮，如某些傳染病和慢性局部病灶性炎症：齲齒、扁桃體炎、化膿性鼻竇炎等。而腦垂體、腎上腺和植物神經系統，都與分泌促進形成黑色素的黑色興奮激素的分泌功能密切相關。因此，要防止頭髮白化須預防或儘早治療上述疾病。

4 按摩頭皮。爲防白髮，我們可堅持在早起後和臨睡前用食指與中指在對頭皮做按摩：先從額部經頭頂到後枕部，再從額部經兩側太陽穴到枕部。這樣可加速毛囊局部的血液循環，使毛乳頭得到充足的血液供應，這樣，毛球部的色素細胞營養得到改善，細胞活性增強，分裂加快，將有利於分泌黑色素和使頭髮變黑。

5 勤於梳頭。勤梳頭也是一種按摩方式。就可以清潔頭皮和頭髮，又能促進血液循環，增加毛孔頭的營養，從而防止頭髮變白。

別為脫髮而煩惱

我們經常會在洗澡或梳頭的時候，發現梳子或地面上會有些許掉落得頭髮。其實，由於人的新陳代謝或外力因素，少量的掉髮是正常現象，我們不需要為此而大驚小怪。那麼，究竟何種程度的掉髮才算不正常？大量掉髮又是什麼原因引起的呢？

人類的毛髮依不同部位各有一定的生命週期，例如，頭髮每天每根生長的速度爲0.3～0.4毫米。頭髮之所以長，是因它有很長的壽命，平均可達3～10年之久。

根據統計，一個人的頭髮有10萬根，在正常情況下，每天約有50～150根脫落。換言之，除了洗頭時，有些臨死邊緣未脫離的頭髮，可因來回搓揉而增加掉髮量外，一天的自然掉髮在150根以內都算正常，如果超過，甚至多如秋風掃落葉，就必須提高警覺，找出病因，及早治療。

掉髮的原因很多，在精神方面如悲傷、驚恐、癲癇等；外在因素如燙髮、染髮、使用品質不良的護髮液等，或是身體內在疾病如黴菌、病毒、梅毒的感染、脂溢性皮膚炎或免疫系統、內分泌系統，以及婦女妊娠的身心壓力過大等，皆可造成掉髮。

異常脫髮之一——掉髮快

頭髮的生長、脫落與健康息息相關，是內臟疾病的情報站。《美國流行病學雜誌》最近針對禿頭與心臟病關係的研究來發現：頭髮掉得快的人，將來罹患心臟病或因心臟病死亡的機率也較高，這是由於體內基因或睪丸素酮太高時，不僅會讓人罹患心臟病，同時也會導致禿頭，不容忽視。

再者，據毛髮分析的研究發現，頭髮不正常脫落，顯示體內缺鋅，頭髮脆弱易斷，表示有甲狀腺疾病的可能，若是掉髮並伴有全身性的毛髮稀少，多見於內分泌疾病或甲狀腺機能低下的臨床表現。

男性前額禿的人，易患腎臟炎，而女性若有全髮性脫落者，爲罹患腎炎的表徵，至於頭頂部脫髮，則須提防膽囊炎、結腸炎的發生。

異常脫髮之二——禿頂

很多男性朋友到了中年便會出現禿頂的尷尬現象，這是掉髮中最常見的雄性禿頂。這個症狀以男性居多，形成原因主要與雄性荷爾蒙有關，另外也受到遺傳和體質等因素的影響，對身體尚無大礙。論治療，可做頭髮移植的顯微手術外，也常採用一種降血壓藥(2%濃度minoxidil溶液)，它具有促進周邊血管擴張、頭皮循環及皮膚溫度上升的作用，可使毛髮再生，且變多變黑。

異常脫髮之三——鬼剃頭

有的人會在一夜之間頭皮突然禿了一塊，醫學上稱之爲斑禿或圓禿；又因外形象被鬼剃了頭一般，民間即俗稱爲「鬼剃頭」。

斑禿是一種局限性的斑塊脫髮，病因不明，可能與精神因素、內分泌障礙和頭皮部壓迫有關，嚴重者連眉毛、鬍子、腋毛、陰毛都會脫落，甚至發展成頭髮全禿都有可能。治療時，可取蒜瓣切成片，直接在患處揉擦，每次15分鐘左右，如此即能刺激皮膚，使毛囊擴張，改善皮脂腺血液循環，幫助毛髮再生。

掉髮的另一種罪魁禍首歸咎於染髮劑。很多女性朋友總是喜歡把頭髮顏色染成各種各樣的顏色。其實，染髮對身體的危害很大。市面上的染髮劑都含有幾十種化學成分。科學家對百於種染髮劑進行檢測，將近90％的染髮劑含硝基苯、苯胺等有毒的化學物質，容易被皮膚吸收，對人體產生危害。如果長期使用染髮劑，只要1％被皮膚吸收進入人體，就會蓄積中毒，其中化學物質與某些細胞結合，細胞核內去氧核糖核酸受損，引起細胞突變，而誘發皮膚癌、膀胱癌、白血病等，因此，我們要警惕「病從髮入」，做到少染髮，多護髮。

一個鼻子就能問診

鼻子是人體呼吸道的大門。當人們呼吸時，鼻毛像個忠實的衛士，對空氣進行仔細過濾，把灰塵擋在外面，保證肺部和氣管的清潔。鼻腔內分泌許多黏液，能黏住溜進鼻孔內的灰塵和細菌。鼻子的功能不可小覷，更重要的是通過觀察分析我們的鼻型可以了解我們的性格和健康體徵。

鼻子是全身所有器官在胚胎時期最早成型的部位，所以有「鼻祖」這樣的稱呼，但是鼻子的發育卻是最遲，人大約到了30歲前後，鼻子的發育才算完成。

由於鼻子位於臉部正中央，目標顯著，因此當我們看剪影時，之所以能確信影子是自己所認識的人，主要即是靠鼻子的形狀。老員警透過臉部眼、鼻形狀的印象，能輕易認出犯罪嫌疑人，這也就是爲什麼搶劫、暴動時，人們往往會將鼻子包住的原因。這也說明了，鼻子對認識人的特徵，確實能提供重要的資訊。

自古以來，鼻子就作爲美的象徵而爲大家所重視，只是其評價標準因時代民族的不同而有所差異。在歷史上，最爲傳奇的要算是高鼻子的「埃及豔後」克莉奧派特拉，她傾國傾城的絕代風華，曾經使得羅馬兩位叱吒風雲的統帥凱撒和安東尼墜入情網而不能自拔，也因此奠定了後人認爲高鼻子是美貌的觀念。

其實包括猴子在內的脊椎動物中，人的鼻子算是最高的，這是因爲原始人自從獲得火種進食熟食以來，人類的咀嚼器官與上顎部即逐漸退化。然而，人類呼吸系統的鼻腔並沒有退化，也因此不論是高溫多濕的熱帶雨林或乾燥的撒哈拉沙漠，當空氣進入鼻腔時，在生理上都能充分地發揮加溫及加濕功能，而生存下來。

自亞里斯多德以來，人們都相信鼻子可代表人的性格。據洛伊希斯在《人體美學》一書所說，細而尖的鼻子，表示易怒、脾氣不好；長而薄的鼻子表示輕浮；小鼻表示性情溫順，但心情易浮動；鼻子寬大，表粗野、卑賤；鼻頭寬大者，表示動作遲鈍而且說話笨拙；獅子鼻的人，表示容易相信別人，容易上當；蒜頭鼻的人比較貪婪，鷹鉤鼻的人則絕不肯吃虧。

鼻子的起點位於印堂之下，兩眼之間，稱山根的部位是疾厄宮，又稱健康宮，是觀察一個人健康、遺傳、體質、抵抗力的部位，所以山根應以寬廣和豐滿適中爲佳，一般以能嵌進一隻眼睛爲標準，太寬或太窄都不妥。杜雷巴在其所著《疾病與人》一書中，即將各種狀症與面貌的關係做了介紹，特別是兩眼間的距離長短，更是疾病的關鍵所在，簡略敘述如下：

(1) **腎臟型**　此型的人臉孔狹長，兩眼及瞳孔的距離特別大，據統計這類臉型的人，易患腎臟病，又因腎臟萎縮或動脈硬化，會造成血管狹窄，引起「腎性高血壓」。由於對腦部影響頗大，所以這類型的病人，常爲失眠、頭暈、健忘等症狀所苦。

（2）**膽囊型**　此型的人，臉龐大且呈圓形，瞳孔間隔較小爲其特徵，一般患者體格肥胖，經常紅光滿面，當臉色帶有黑色則易患膽結石；若呈蒼白，則表示腎臟系統有障礙。

（3）**結核型**　此型的人，臉孔狹長，下顎瘦削，兩眼距離較小，這類臉型的患者，易受結核菌侵犯，呼吸道較弱，所以易患肺結核。由於肺結核是一種慢性消耗性疾病，因此這型的病人，要儘量避免體力消耗過多和過分勞累。

（4）**貧血型**　此型的人，臉部下方寬大，下巴呈銳角。兩眼瞳孔間隔非常大，由於貧血臉色蒼白，身體有些部位還會長出斑點。

按傳統說法，鼻子山根或年壽出現暗色時，即是胃腸或脊髓疾病的特徵，其中年壽有斑點，大半以痔瘡或便祕居多；山根特別高時，其足踝常有疼痛感；若於山根浮現青筋，表示腸部靜脈擴張，有消化障礙之虞。此外，幼兒衣服包得過暖或泡熱水時間過長時，也常在山根出現發青，必須留意。

鼻部運動與形態的改變，在臨床上也具有重要的意義，以鼻翼煽動爲例，常爲呼吸不利的表現，所以當呼吸時看到鼻孔擴張和縮小，或鼻翼煽動，就要防範小兒哮喘、心力衰竭、重症肺炎，及大葉性肺炎等疾病的發生。

鼻子的特殊形態改變，主要是鼻中隔塌陷所造成的鞍鼻，除了可見於鼻面部外傷，鼻骨骨折導致的畸形，大部分則以先天或後天梅毒最爲普遍。

據醫學研究，如果一個人天生鼻子即有彎曲形狀，表示他可能從父母身上遺傳了疾病；如果鼻子呈現異常的硬，提示他體內膽固醇太高，心臟脂肪積累過多，有動脈硬化的跡象；如果鼻尖發腫，則表示心臟也正在擴大；如果是鼻子發生腫塊，應警惕胰臟和腎臟可能出了問題；而當鼻子上出現黑頭面瘡，就代表攝食的乳類和油性食物太多了。

研究發現，鼻子的形態和癌症也具有密切的關聯。例如：鼻子扁平的人，易患腦癌和淋巴腺癌；鼻子尖挺的人，易患肝癌和乳癌；鼻子大而肥的人，最易罹患胰腺癌和結腸癌；至於鉤鼻的人，則易罹患肺癌和喉癌。

當然，由於不同的人種、基因、生理等因素，上面所述的分類也並非絕對，但是，如果能夠多留意一些，多了解一些，並加以防範，對我們自身將大有裨益。

鼻出血，先追究原因再問藥

兒童流鼻血，往往被大人認為是上火了。中醫認為流鼻血是由於人的氣血上逆所致。鼻屬肺竅，鼻子出現病症，一般來說，與肺和肝等部位出現異常有著很大的關係。當人的氣血上升，特別是肺氣較熱時，人就會流鼻血，此時人的眼底也會帶血或出血。上火和流鼻血的原因是一樣的，都是氣血上逆，但上火拼不是導致鼻子出血的原因。

鼻子出血，問題可大可小。引起鼻出血的原因有很多，如外傷、鼻腫瘤、鼻部炎症、鼻中隔彎曲及某些全身性疾病，使血管損傷，都會引起鼻出血。一般人對出血無論量的多少，都會有恐懼感，甚至看到出血就聯想到癌症，這是許多人常犯的錯誤觀念。鼻部或鼻咽部的腫瘤，大多要到腫瘤潰爛才會出血，初期很少出血，就算是鼻咽癌，也只占鼻出血病人中的5.6％。門診時，一些已證實爲鼻咽癌的病人，經詢問病史後，大約也只有三分之一發生鼻出血的症狀。由此可見，鼻出血次數多少，並不代表嚴重性，只不過是黏膜受損的訊息，沒必要大驚小怪。

鼻出血之一——年幼出鼻血

年幼患者，如在夜間自然出血，到了第二天起床時才發現枕巾上的血漬，都可算是良性出血，主要是因鼻黏膜較脆弱或乾燥，自行裂傷而出血，發生部位多見於鼻中隔前部血管密集處；其他如打噴嚏時，因孩童嘴巴未能及時張開，造成氣流往鼻孔噴出，就會破壞血管導致出血；再者，幼兒常有挖鼻孔的壞習慣，當脆弱的鼻黏膜被小指甲弄傷，自然也會出血。

鼻出血之二——代償性月經

在青春期，女性的月經未能在預定日期來臨，可引發鼻出血，叫做「代償性月經」，起因於女性月經來潮，子宮黏膜排出產生流血，此時身體的凝血功能相對變差，故容易引發鼻出血。到了更年期，女性因荷爾蒙分泌不平衡，也是鼻出血的多發時期。

鼻出血之三——症狀性鼻出血

如果是青年期大量鼻出血，首先要考慮鼻咽纖維瘤的可能；中年以上，更不能排除惡性腫瘤，當知鼻咽癌是中國人的「特產」癌症，所以要提高警覺，切莫掉以輕心，特別是在清晨擤涕中帶血絲者，更須注意。最後談老年人的鼻出血，大多與動脈硬化及高血壓有關，血壓遽升時引發的鼻出血，儘管在某種程度上可減少顱內出血的機會，但從謹慎的角度來看，則是中風的重要警訊。此外，服降血壓藥劑，由於會促使血管末梢擴張，引起鼻充血、鼻塞、打噴嚏，也會造成鼻出血。

雖然自發性鼻出血是由於鼻黏膜小血管磨損的關係，但症狀性鼻出血則是各種疾病的警訊。

因此，當症狀性出血時，就要考慮到全身疾病。如血液病是占較多的一種，約8％左右，主要原因是血液中的凝血因子欠缺，血液成分改變所致，常見於血友病、白血病、紫斑症、嚴重貧血、血小板減少症以及帕金氏症等，以上病症不僅會鼻出血，甚至可能在全身各部造成出血。

循環系統的疾病，依發生順序各爲高血壓、心臟病、動脈硬化、狹心症、風濕性心臟病等，易使血管破裂，雖不是鼻出血的直接原因，但確常造成鼻出血。

肝硬化、肝功能不佳及腎臟病併發尿毒症導致的鼻出血，近年已逐漸受到重視，而在呼吸系統方面，如氣喘、肺氣腫、支氣管擴張等，也都是鼻出血的相關因素。

傳染性疾病，如流行感冒、痲疹、傷寒、肺炎等，伴高熱時，因鼻黏膜小血管有腫脹現象，也常見鼻出血。

很多人流鼻血時，習慣將頭向後仰，鼻孔朝上，認爲這樣做可以有效止血。其實這種做法是錯誤的，我們是看不到血往外流了，但它還是繼續在向內流。而鼻血內流會使鼻腔內已經流出的血液，因姿勢及重力的關係向後流到咽喉部，咽喉部的血液會被吞咽入食道及胃腸，刺激胃腸黏膜產生不適感或嘔吐，更有甚者，還易吸嗆入氣管及肺內，堵住呼吸氣流造成危險。

鼻出血正確的止血法，是保持坐立或半坐臥姿勢，把頭低下保持鎮靜，再以手捏緊鼻子，由於鼻子的血管富有彈性，出血時附近組織會分泌含有凝血因數的組織液，形成凝塊，所以採用此種止血法，自然就可將鼻血止住。

【自助健康情報】止鼻血之食療方法

若接連多次流鼻血，要注意加強營養，特別是補充維生素C、維生素K，必要時可進行簡單的食療——

1. 將一兩絲瓜葉搗碎，以水沖服，可止血解毒。
2. 將一錢八分的梔子，各六錢的玉米鬚、香蕉皮，水煎後放冷引用，有平肝利膽、利尿泄摯，解毒之功效。
3. 將兩斤鮮藕，生馬蹄、鮮生地、鮮梨、生甘蔗各一斤，榨汁，每天服3～4次，每次一小杯。有清心潤肺、消炎止渴的功效。

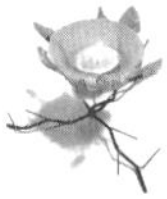

內臟有恙，鼻子變色

鼻子不僅像身體的空氣濾清器，可清除空氣中大部分的塵垢，它還具有三機一體的功能（冷、暖氣機以及除濕機），可調節吸入空氣的溫度與濕度，即使吸入的空氣溫度只有零度，相對濕度20％，在進入咽部前，鼻腔就會將其調節為與體溫一樣的37℃，相對濕度接近100％，由此可知鼻子的重要性。當然，通過觀察鼻子的顏色，也可以發現體內不同的疾病。

健康人的鼻子顏色與面部顏色相近，當體內有疾病時，鼻子往往會出現顏色改變，而且隨著疾病種類的不同顏色各異。

鼻頭變色之一——紅鼻頭

紅鼻頭的人一開始表現爲暫時性紅斑，尤其在進食刺激性食物後或情緒激動時紅斑更爲明顯，日久紅斑持續不退，毛細血管呈樹枝狀擴張。因爲飲酒過度會引起鼻子發紅，故稱此病爲酒糟鼻，其實眞正的病因至今尚不清楚。不過大多數學者認爲，是細菌及毛囊蟲的感染所致，並受辛辣食物、長期飲酒、外界刺激、情緒激動、緊張分泌障礙，以及胃腸道功能失調等因素所影響。近年還有學者提出新的觀點，認爲本病與一種叫蟎蟲感染或過敏有關。

排除上列的原因，鼻梁發紅與心血管疾病有密切關聯，當高血壓或肝功能異常時，就常會出現紅鼻頭；而在鼻樑部出現紅色斑塊，且高出皮膚表面向兩側面頰擴散，則是系統性紅斑狼瘡的徵兆；至於有些人於鼻尖、鼻翼部發紅，常伴有小丘疹或小膿瘡者，大半是尋常性的痤瘡。此外，若是鼻孔外緣發紅，則可能患有腸道疾病或是充血性炎症；反之，若爲鼻孔內緣發紅，且鼻中隔潰瘍時，常見於梅毒所致，必須加以區別。

鼻頭變色之二——其他顏色的鼻頭

鼻頭除了呈現紅色以外，臨床中還會遇到其他的顏色。當鼻子出現蒼白，則提示有貧血的現象，而鼻子皮色呈黑且昏暗時，大半爲病情嚴重、衰竭病症的警訊；如果鼻子常有藍色或棕色時，就要當心胰腺及脾藏的毛病，若是鼻子常呈現黑色，很可能即是罹患胃疾；還有些人鼻子上有黑褐色斑塊，須先排除日曬所造成，臨床上如黑熱病或肝臟功能障礙等，都會隨之出現黑褐色的色素沉著，若發現自己有上列現象時，應警覺內臟疾病的可能性，儘早就醫，及時治療。

神祕的人中樞紐

歷代醫家認為，人中是一個重要的急救穴位，用手指掐或針刺該穴位就是一種簡單有效的急救方法，可以用於治療中暑、昏迷、暈厥、全身麻醉過程中出現的呼吸停止、低血壓、休克、一氧化碳中毒等。那麼，到底什麼是人中，人們又是如何通過它進行急救的呢？

針灸學中，把位於鼻子之下、上嘴唇溝的上三分之一與下三分之一交界處稱為「人中」，是急救昏厥要穴。主治癲、狂、癇、中風昏迷、小兒驚風、面腫、腰背強痛等的病症。

從醫學的角度來看，人中如果彎曲歪斜，此人脊椎大多也會彎曲，容易有腰酸背痛之疾；如果呈現暗綠色，可見於嚴重膽囊炎、膽絞痛患者；如果發青且帶黑色，則表示腸胃出了問題：如果蒼白，冷汗津津，則多見於支氣管擴張、肺結核咯血患者；如果灰暗無光澤，女性則要警惕子宮頸炎、卵巢囊腫或子宮肌瘤的可能，男性則要防範前列腺炎或睪丸炎的發生；如果人中突然冒出紅黑點時，則有可能患子宮頸癌，尤其是更年期以後婦女，務必定期去醫院做子宮頸抹片檢查。

有文獻曾經報導，人中與生殖器官的關係密切。婦女人中短促，子宮頸短；人中細長者，子宮體較窄長，不易受孕；人中較平的人，子宮發育緩慢，爲幼稚型子宮，常見性欲低下，性冷感，且易發生月經過多的現象，在男性則以隱睪症患者最爲普遍。

在中醫針灸的運用中，人中穴是陽明經與督脈之匯，爲著名的急救要穴，對於突然暈倒、不省人事、神智不清、牙關緊閉、哭笑異常等病症，都可取用本穴以醒腦開竅。其操作方法非常簡單，只要以指甲掐住人中穴，不久就會蘇醒。若遇四肢冰冷、呼吸微弱、血壓下降、脈搏沉細，以及休克時，也可利用本穴來治療。

據動物實驗證明，刺激或以針刺人中穴可暫時使呼吸增強，甚至可延長人工氣胸動物的死亡時間。人中還對血壓具有強壓效應，若能反覆刺激本穴，即可急救昏迷患者；這表示由於加壓作用，其效應不僅能使大腦的血流獲得改善，還可借由刺激人中穴所傳達的興奮，透過腦幹網狀結構的上行激動系統，進而使得大腦的活動加強。由此可見，刺激人中穴確實具有預防和治療休克的作用。

人中除了主治休克外，還有一個很重要的功能就是治療閃腰，因而在古籍《玉龍歌》中說：「強痛脊背瀉人中，挫閃腰酸亦可攻。」這是指閃挫所導致的背脊強痛、腰酸，都可採用人中治療，就連脖子僵硬不能自由回轉的落枕，也經常採用此治療方法。

爲什麼刺激人中會起到一定的急救作用呢？

首先，刺激人中具有升高血壓的作用。血壓是主要生命指徵之一，任何原因造成的血壓過低，都會危及生命，在危急情況下，提高血壓可以保證各臟器的血液供應，維持生命活動。研究表明，節律性刺激、邊續弱刺激或邊續強刺激人中容易能引起動脈血壓升高。

其次，刺激人中對呼吸活動也有影響，邊持續弱刺激可引起持續性吸氣興奮，邊持續強刺激可引起持續性吸氣抑制，適當的節律性刺激則有利於節律性呼吸活動的進行。

雖然刺激人中對血壓和呼吸這兩個重要的生命指徵都有影響，但對呼吸的影響並非都有利。例如，邊持續刺激引起的吸氣興奮和吸氣抑制導致呼吸活動暫停，因此在實際應用中應注意不同的刺激手法對呼吸活動有不同的影響，在充分發揮升高血壓作用的同時，要注意避免對呼吸活動的不利影響。研究表明，適當的節律性刺激最爲合適，可用拇指尖掐或針刺人中穴，每分鐘掐壓或撚針20～40次，每次持續0.5～1秒。

此外，掐人中或針刺人中只是一種簡便的應急急救措施，還應及時與醫院聯繫，進一步搶救，以免延誤了病情。

口唇形狀反映你的病狀

我們每個人的嘴唇都不一樣，有的偏薄，有的偏厚，有的十分性感，有的略顯嫵媚……無論如何，擁有健康的雙唇，才是最重要的，如果有一張乾燥脫皮或嘴角發炎潰爛的唇，不但會破壞臉部整體的美感，同時還是疾病的徵兆。

正常人的嘴唇紅潤，乾濕適度，潤滑有光，如果身體有問題，嘴唇也會及時地出現各種反應。

口唇異相之一——口唇乾燥

常舐嘴唇的人，易造成口唇發乾，甚至唇裂，所以應儘量避免；此外，在日常生活中如大量飲酒、習慣蒙頭睡覺、氣候乾燥，以及水分、水果、蔬菜攝取不足等，都是常見口唇乾燥的要因。

在疾病方面，除了唇炎外，其他像慢性胃炎、缺乏維生素B或肺炎、傷寒等發燒性疾病，也都會造成口唇乾燥。

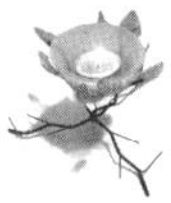

對付嘴唇乾裂，潤唇膏是很多人的「隨身武器」，但是，用潤唇膏一天最好不要超過3次，因爲潤唇膏過頻使用，就好像給嘴唇穿上了一件「隔離衣」，會阻礙其正常代謝，容易引起嘴唇表皮細胞剝脫，使口唇黏膜更感乾燥、不適，同時口唇黏膜抵禦外界環境的能力也會下降，還易引起口唇炎及各種口唇疾病。

使用潤唇膏有時只是「治標不治本」。嘴唇出現乾裂、脫皮等症狀時，日常生活中可多吃些含有維生素B_2的蔬果，例如橘子、胡蘿蔔等黃顏色的蔬果。還有山楂、蘿蔔等促進腸胃消化的食物。

口唇異相之二——唇角糜爛

口角嘴唇出現糜爛，並伴有水腫、脫屑、皸裂等現象，這是口角炎，俗稱爛嘴角，這是口角部位皮膚及黏膜的炎症。口角處還可發現輻射狀的皺紋，這時需要多補充含維生素B_2的食物，如牛奶、瘦肉、綠色蔬菜等。

如若初生兒嘴唇潰爛則要懷疑是否得了遺傳性梅毒；而在幼兒時期，如發現口角抽動，多由熱病所引起，常見於小兒慢性驚風，當出現類似現象，即爲驚風之先兆，做父母的須多留意。

口唇異相之三——口唇歪斜

口唇歪斜，常為腦溢血、腦梗塞的警訊，要防範中風，臨床上並伴有劇烈難忍的頭痛、眼斜視，和眼球運動異常等症狀。腦溢血是腦血管破裂所引起的腦實質出血及腦梗塞，可作為由腦血管障礙造成之意識喪失及運動麻痹的症狀顯示，其中又可分為腦栓塞、腦出血及腦軟化症，絕大多數是因高血壓伴發腦血管病變在血壓驟升時所引發，病危重或處理不及時，可導致死亡，所以必須格外謹慎。

嘴唇顏色異常是疾病的警示燈

嘴唇有美容作用，尤其是嘴巴周圍一圈發紅的區域，俗稱唇紅，由於唇紅部的血管較接近黏膜表面，毛細血管豐富，所以唇色呈現紅潤。很多女性常將口紅搽於唇上，不但可掩飾長相的缺陷，還能夠美化臉部，給人感覺更加健康、美麗。

生活中，留心觀察嘴唇各種顏色變化，能早期發現疾病的資訊。當口唇顏色異常時，往往即是身體的疾病在向你發出警報了，千萬不可忽視。

唇語之一——唇色蒼白

生活中我們常可看到一些體虛、貧血或失血過多的病人，會唇色蒼白，這是唇部血液供應不足所致。若為上唇部蒼白者，多見於大腸病，臨床伴有腹脹、腹痛、腹瀉、脹氣、不寒而慄、冷熱交加等症狀出現。反之，下唇蒼白者，則以胃病居多，常伴有胃痛、上吐下瀉，胃部發冷等症狀。

唇語之二——唇色深紅

唇色深紅者，醫學上稱為發紺，表示血中含氧和血紅蛋白不足，這是肺炎、肺心病伴心力衰竭及哮喘發作的表現。至於血液循環不良而造成的口唇青紫，則普遍發生於血管性疾病患者，如中風、肺心症、血管栓塞等危急病症。上唇顏色焦枯發焦或黯紅，為大腸病變，並伴有肩膀不鬆爽，口臭口瘆、喉嚨不暢、耳鼻不通等症狀。下唇絳紅色，為胃熱，並見胃痛、肢體重滯、噎呃、腹脹等症。唇內紅赤或紫絳，為肝火旺，脾氣急躁，脅下脹痛，吃食不下。

當發生一氧化碳中毒時，唇色則會呈現像白雪公主般特有的櫻紅色，嚴重者還會出現神志模糊、步態不穩、昏迷、暈倒、呼吸和心率加速，甚至因呼吸循環抑制而死亡。因此當發現有上述現象時，首先須迅速將中毒者搬到室外空氣流通處，並送醫急救。

唇語之三——唇色發黑

唇色發黑而濁，除原本膚色較黑造成外，大多都是消化系統有問題，黯黑而濁的人，會有腹瀉、腹脹痛、食欲不振、便祕等症；若唇上出現黑色斑塊，口唇邊黑色素沉澱者，則是腎臟機能不全所引起的愛迪生氏病，患者易出現疲倦、厭食、噁心、嘔吐等症狀，須多注意。

唇語之四——唇色發黃

唇內如果呈現黃色，則應該有肝炎跡象，如果黯濁，肝膽一定不佳。

因此，生活中需要經常留意我們的嘴唇，辨別不同的唇色，能為我們早日發現疾病，提供良好的線索。

口腔色斑要引起頭號警惕

口腔是食物進入人體的第一道關卡，也是疾病進入的門戶，常言道：「病從口入，禍從口出，」很多疾病也可以從口腔的顏色變化診斷出來。

正常口腔黏膜呈粉紅色，當顏色異常時，像出現血點或淤斑，大多是缺乏維生素C所致，若出現白斑、紅斑或黑斑時，原因較爲複雜，必須提防癌變的可能。

口腔色斑之一——白斑

白斑是表皮細胞分化不良的病變，除了與癌症無關的角化性白色病變，如咬合傷口引起的頰側白色橫紋、口含阿司匹靈引起的白色潰爛、皮膚病引起的牛皮癬，和扁平苔癬，以及非角化性口內白色念珠菌引起的鵝口瘡等情形外，當黏膜部出現有白色斑塊或點狀時，特別是合併潰瘍者，必須做切片檢查，並繼續追蹤。

臨床上對於白斑的眞正原因雖不明確，但以吸煙者比率最高，其他如飲酒，內分泌異常，嗜食檳榔，辛辣，維生素A、B缺乏，以及不良的假牙修復等情形都會增加。白斑約有1％～5％可發展成癌，又以疣狀（乳頭狀）的白斑癌變率最高，男性多於女性，任何年齡皆可發生，但以60～70歲爲最多。

口腔色斑之一——紅斑

紅斑，是一種口腔黏膜的紅色病變，其發生率較白斑低，多發於口底、舌腹及舌緣處，除了一類夾雜在白斑間的紅斑，呈不規則突起，常伴輕微疼痛外，其餘紅斑在臨床上均無明顯疼痛，與灼傷、擦傷等黏膜性炎症不同，必須加以鑒別。

紅斑的癌變率甚高，爲白斑的17倍，要提高警覺，在治療方面與原位癌或侵犯性鱗狀細胞癌相同。

口腔色斑之一——黑斑

黑斑，是一種口腔黏膜上的色素沉著，呈黑色或棕色斑，形狀不規則，邊界清楚，在惡變轉爲黑色素瘤時，黑斑會增大，邊界模糊，色素加深，有時甚至發生出血及衛星結節等。臨床上亦無自覺症狀，多見於顎面、齒槽脊及頰黏膜等部。

在口腔中的痣和惡性黑色素癌都較少見，但一旦發生則死亡率極高。因此，在口腔中任何部分發現有黑色病灶，就應立刻想到有此可能，而盡速予以切除。

棕色或黑色的色素沉著，亦可能因體內疾病所引發，必須與黑色素癌區分鑑別，不可混淆。

口腔癌是一種可怕的疾病，泛指發生在口腔的惡性腫瘤，最常見的臨床症狀是久潰不癒（存在兩星期或更久的不明原因潰瘍）、疼痛及周圍硬結，有時會淋巴腺腫大、變硬，若發現有上述現象，及早診斷，及早治療。大部分口腔癌，若能例行口腔檢查，即可早期發現癌病變（癌前期），當發現表皮細胞分化不良造成顏色變化時，只要能掌握早期治療，治癒率甚高。

❦效率又高又精準的看舌診病

舌是人體暴露在外部的惟一內臟組織，在疾病的發展過程中，舌的變化迅速明顯，猶如內臟的一面鏡子，因此舌診常作為醫師診斷疾病、觀察病情、決定治療、評估預後的重要依據。

舌診是中醫學最有特色的診斷方法之一。我國現存的第一部醫學經典作《黃帝內經》中，明確指出舌頭變化對疾病的診斷意義。《內經》認爲，由於人體五臟腑直接或間接地與舌相聯繫，因此從病理上說，臟腑氣血的病變亦可反映於舌而觀察舌的病理變化，反過來亦能診察內臟的病變。

中醫診病時，總要請病人把舌頭伸出來看一看，然後結合其他情況決定診斷和治療。俗話說：「觀舌診病，中醫一絕，」有經驗的中醫看了病人的舌頭後，就能察知病症的關鍵。

爲什麼觀舌就能診病呢？因爲口腔黏膜特別是舌頭的表皮細胞，和體內更新最快的小腸黏膜上皮一樣，新陳代謝和更新速度都極快，大約每三天即可更新一次。由於代謝旺盛，生長迅速，故當細胞代謝障礙，或體內缺乏某些營養物質時，很容易就會反應在舌頭上。

其實每個人都可以做到觀舌診病。早晨洗漱之時，不妨在鏡子前把舌頭伸出來，做自我檢查，以便早期發現疾病，防患於未然。

從中醫的角度來看，舌頭與臟腑有著密切關聯，所謂「察舌質可辨五臟六腑虛實，視舌苔可觀六淫（一切外感病的主要病因）之深淺」。中醫認爲，透過觀察舌質、舌苔和舌的形態，即能了解臟腑陰陽氣血的變化、病邪的性質，以及病情的深淺輕重，所以中醫爲人看病，除了詢問病情和把脈外，舌診也是相當重要的依據。

中醫把舌劃分爲舌尖、尖中、舌根、舌邊四部分。舌尖反映心肺的病變；舌中反映脾胃的病變；舌根反映腎的病變；舌兩旁則反映肝膽的病變。例如，心火旺的人可見舌尖獨赤，胃火旺則會舌中苔黃。

在武俠小說和影視劇作中，常常會看到有不甘屈辱的人，以咬舌自盡來自行了斷，其實，從現代醫學的角度分析，並沒有科學依據，屬於言過其實。在現實生活中，我們就常能見到許多人由於種種原因造成舌頭受傷，甚至部分缺失，仍然存活的例子。

正常的人，舌肌呈紅色，但透著舌頭表面的一層白色半透明角化黏膜面，而呈現出我們肉眼所能見到的淡紅舌質。

舌頭顏色的變化關係到體內正氣和邪氣的消長進退，當顏色由正常的淡紅變化到紅色或深紅色，亦即表示火氣愈來愈大。

舌診在臨床上有很多重要的診斷價值，然中西醫學對舌頭之研究各有不同，因此若能整合中西醫理，將可形成獨特的診斷方法。以下就把舌診分成舌苔、舌質和舌形態等三部分，結合中西醫學觀點，簡要敘述如下——

舌診精要之一——觀舌苔

舌苔是指舌面上一層薄垢，好像陰暗潮濕的地上生的苔蘚一樣，是由正常舌背黏膜的表皮細胞，特別是絲狀乳頭的表皮細胞，經脫水與角化所形成，當絲狀乳頭表皮組織角化及角化不全的脫落物，混合了唾液、細菌、食物殘渣及滲出的白血球，即形成了正常的白色薄苔。

觀舌苔包括苔色和苔質兩部分。

1．苔色

苔色即舌苔的顏色。其原理與病原微生物的種類，及身體的反應特性有關。舌苔顏色變化，可受舌頭活動少、唾液分泌減少或精神因素所影響；臨床上，舌苔由白至黃灰轉黑，即表示身體免疫力減弱，病情加重。

因疾病種類或疾病時期的不同，苔色可由原來的薄白苔，變化成白苔、黃苔或灰黑苔，在診斷上具有相當重要的意義。

一、白苔

即舌面上形成薄薄一層白苔。

中醫學認爲舌苔的形成是脾胃生發之氣的顯現。白苔除可見於正常無病的人以外，多見於輕病，病症初期以及疾病的恢復期。疾病早期或局部病灶，未影響全身的局部病變，如青春期甲狀腺腫大、外傷、足癬、酶核氣、早期的乳癌、子宮頸癌等。由於早期缺乏症狀或病灶局限，尚未影響全身的氣血流通而反映到舌上，所以舌苔仍薄白，屬於正常範圍。但如果疾病發展，舌苔也會出現變化。如上呼吸道感染、急性支氣管炎、肺炎的早期等，多見白苔。

白苔也可出現於體內有水濕停留或痰飲的病人，臨床上常見某些胸水、腹水、慢性腎炎及哮喘、慢性支氣管炎、支氣管擴張等患者，體內有濕濁或痰飲停積，使舌苔出現厚白或白膩苔。從現代醫學角度看，可能是口腔的唾液分泌較多，以及氣管內痰液分泌增多，浸軟了舌頭的角化細胞或角化不全細胞，使細胞腫脹而不易脫落；加上舌組織水腫和淋巴回流障礙，舌面上老的角化細胞不脫而新的角化細胞又增加堆積，所以舌質腫胖，舌苔白厚而膩。

白苔可見各種慢性炎症感染：如慢性盆腔炎、慢性腎盂腎炎、結核性腦膜炎、骨關節結核等。這些患者僅略有低熱或無發熱表現，由於體內有慢性病灶存在，常使舌苔較正常稍厚，或爲薄白膩苔。當體內病變又趨活動或急性發作，例如腎盂腎炎又發高熱時，舌苔可迅速由白轉黃，或轉紅絳。

治療時，宜選用溫熱解表邪的藥物，如麻黃湯、桂枝湯，或喝熱薑湯亦佳，注意少吃生冷食物。

二、**黃苔**　一般多見於熱性疾病的過程中，表明邪正相爭十分激烈，病已入裏，邪已化熱。

中醫認爲，舌苔從薄白色變成黃色，表示病情由淺入深，由正常體質轉變到火氣大，如果舌苔由黃色變化到舌苔剝落（俗稱剝苔），或無舌苔，則表示體質已虛，且火氣又大，即一般常聽到的「虛火」，病人伴有疲倦乏力、失眠等症。這種人體質雖虛，但因火氣大，故不能補，也不能瀉火，只能採用涼補。

以病理學來看，黃苔多半與炎症感染有關：各科急性傳染病，如流腦、乙腦、鉤端螺旋體病、傷寒、白喉及菌痢等的嚴重階段，以及重症肺炎、重症肝炎、腸道感染、急性腎盂腎炎、盆腔炎、葡萄球菌，和鏈球菌所致的敗血症、急性胰腺炎、闌尾炎、腸梗阻、子宮外孕破裂、潰瘍病急性穿孔的中期或晚期、腹膜炎、急性膽囊炎、膽石症、膽道蛔蟲病，及尿路結石合併感染等，均可出現黃苔。因爲在炎症感染患者的舌黏膜上，容易產生和病灶感染相同的炎症細胞浸潤，使舌頭本身也有炎症感染存在，舌表面聚集有大量細菌及炎症滲出物。炎症細胞的堆積和口腔菌族中某些細菌急遽增殖，附著於延長的舌絲狀乳頭而使舌苔轉成黃色。

感冒發熱若見此舌苔，可伴有口乾、喉痛、咳嗽及黃痰等症，中醫稱之爲風熱型感冒。發熱最短者僅二天即出現黃苔，所以發熱與黃苔也有較密切的關係。因爲人體在溫度升高時體液消耗較多，唾液分泌減少，口腔乾燥，使炎症滲出物和微生物更容易在舌上停留、增殖，導致舌苔轉成黃色。治療時，應以清涼藥爲主，避免刺激辛辣食品及補藥，以免火上加油。

黃苔也常見於消化道功能紊亂。消化系統疾病如慢性胃炎、潰瘍病、慢性肝炎、結腸炎、習慣性便祕、消化不良等胃腸道功能紊亂患者，可產生二氧化硫等硫化物沿著消化道上溢，被舌絲狀乳頭吸附而沉積，使舌苔變黃。此外，消化功能紊亂時唾液pH值改變，酸性度增高，氫離子游離增多，這有利於細胞間隙中正離子與細胞膜表面的負電荷互相吸引，從而增加了舌黏膜細胞之間的黏著力，促成黃苔的形成。

三、**灰黑苔**　主要是舌絲狀乳頭增殖變黑所致。黑苔的色澤，可有棕黑、灰黑、焦黑直到漆黑等深淺不同。若出現此苔，一定病期較長，病性比較複雜嚴重。

黑苔較灰苔病情危重，都是從黃苔發展而來。依病理學來看，舌苔呈灰色，是先有體弱再兼熱性病或久病且消化不良的徵兆。引起黑苔的因素主要有：

❶各種炎症引起：在出現黑苔的患者中，有一半病例是各種炎症感染所引起，包括肺炎、腎盂腎炎、壞疽性闌尾炎、腹膜炎、膽囊炎、下肢靜脈炎、化膿性骨髓炎、盆

腔炎，以及敗血症等。由於感染，高熱、毒素刺激等因素均可使舌絲狀乳頭增生過長，再加上微生物的染色而成黑色，出現黑苔所特有的棕黑色角化細胞，使舌苔乾黃焦黑。

❷胃腸功能紊亂：臨床觀察到，約有一半以上的黑苔患者有腹脹、便祕、噁心、胃口不好等胃腸道症狀，經用攻下之劑治療，如大便得暢而裏熱退後，黑苔也隨之消退；黑苔消退之後，食欲也隨之轉佳。這些胃腸功能紊亂的症狀，大多見於高熱患者，所以胃腸功能紊亂可能是機體中毒的症狀之一，由於細菌毒素的刺激而使胃腸功能失調，使口腔唾液的pH值降低，增加了舌細胞間的黏著力，使絲狀乳頭角質突起延長，容易被微生物染成黑色，形成黑苔。

❸黴菌感染：在人的口腔裏（包括舌苔上），生長有各樣的細菌、黴菌等微生物，它們平時互相制約、互相促進，保持著一定的平衡狀態，對人的健康也沒有什麼妨礙。如果因爲治療疾病的需要，應用了大量廣譜抗生素，那麼這些微生物的平衡狀態就會被打破。一些對抗生素比較敏感的細菌被殺滅，而相對不怕這些抗生素的黴菌卻乘機大量增殖。由於黴菌大都會產生各種顏色，因而可從舌頭出現各種苔色。

❹中樞神經系統功能失調：有一個患者因爲食管有吞咽阻塞不適而去醫院做食管鋇劑造影，發現食道壁上有一個小結節，懷疑爲食道癌，因而精神不振，情緒抑鬱，思想負擔很重，飯也吃不下，覺也睡不著，同時舌上出現黑色像毛刷樣舌苔。以後又經再次食道鋇劑造影及攝片，並請各科醫生會診，否定了食管癌的診斷，精神狀態恢復正

常，並未應用任何藥物治療，黑毛苔也逐漸消退。由於精神緊張引起中樞神經系統功能失調而出現黑毛苔的病例常可遇見，這是因爲中樞神經系統功能失調時，可引起口腔內酸度增加，有利於產色黴菌的生長而出現黑苔。

❺某些重危病人：某些慢性病內臟衰竭，如肝硬化晚期肝功能嚴重損害，慢性腎功能衰竭尿毒症，各種晚期癌症體質極度衰弱，免疫功能紊亂，黴菌大量生長，腐敗的細菌可作用於舌黏膜上的壞死物質，產生硫化氫，再與血紅蛋白所含的鐵質或含鐵微生物結合，形成硫化鐵沉積，而使舌現黑色，這是病至極期的表現。

❻口腔衛生不良：不注意口腔衛生和不經常刷牙的人，有助於黴菌的生長及舌乳頭角質層過長，形成黑苔。經常吸煙的人，煙熏或煙草中的化學物質刺激舌上乳頭，也可誘發黑苔。

古書中記載「舌見黑色，百無一治。」因此有些人在鏡中發現自己的舌苔發黑，便惶恐不安，以爲病入膏肓，無可救藥。其實，古書上所載的黑苔，是指熱極化火，燒灼津液所引起的黑苔，臨床上常見於肺癌及消化道癌的晚期患者以及尿毒症、惡性腫瘤等，在病情惡化，亦會出現黑苔，這些都是病危之兆。至於有些人因精神處於高度緊張，如擔心自己患了癌症的「恐癌症」患者，或某些慢性病，如腰膝酸軟、頭暈耳鳴、性功能不全等，也會使舌苔變黑，其實，這些人只要顧慮排除，或經過治療，黑苔自然就會消失。

特別值得一提的是，許多正在使用廣效性抗生素的人，因抗生素把寄生在舌苔上的正常細菌消滅，對抗生素不敏感的黴菌，就乘機大量繁殖，由於黴菌大多是棕黑色，於是舌苔也就發黑了。

所以當發現舌苔變黑時，除了要清楚是否使用抗生素外，不要過分緊張，應到醫院檢查，以確定診斷。以上所述，讀者若能加以了解，必能自行推斷病勢吉凶，如舌苔由白轉黃，表示病邪由表入裏，病情由輕轉重，性質由寒轉熱。反之，舌苔由黃轉白則是好的現象，了解了苔色與人體的關係，對生活中預測疾病幫助頗大。

2．苔質

苔質是用以觀察舌苔性質的異常變化，來診察內在疾病的方法。

一、**苔質厚薄**　舌苔的厚薄，取決於絲狀乳頭的增殖程度。絲狀乳頭長者苔厚，短者苔薄。

正常人應該是薄白苔（即通過苔面能隱隱看見舌體），當病人出現薄苔時，表示病在初期，輕微；若舌苔太少，甚至連舌面上都看不到，表示此人體質較虛，多見於老年人或慢性病患，中醫稱之爲陰虛症，或簡稱虛火旺。病人常會自覺口乾，但水卻喝不多，臨床有腰酸、耳鳴、多夢，及手心熱等症狀。

舌苔厚，即透過苔面無法看到舌體，代表濕氣重，水分多，濕與冷同類，故用藥應採熱藥治療。厚苔，表示病情較深，此苔常見於腸胃和肝膽疾病，如消化性潰瘍、肝炎，治療可選用小柴胡湯、半夏瀉心腸、溫膽湯等。若舌苔由薄變厚，表示病情惡化，相反，舌苔由厚變薄，則是病情好轉、康復之兆。

二、苔質潤燥　舌苔的潤燥取決於唾液腺的分泌。潤苔，即苔面潤滑多津，表示唾液分泌良好；燥苔，即苔面乾燥少津，爲津液已傷，唾液分泌障礙的表現。

依生理來看，正常人口腔內可不斷分泌唾液（每分鐘約一毫升左右），當副交感神經活動佔優勢時，唾液會分泌稀薄且量多的唾液，舌苔自然濕潤；反之，交感神經活動佔優勢時，唾液腺則分泌黏稠的唾液，舌苔自然變得乾燥。

此外，當身體脫水，血液濃稠時，稀薄唾液的分泌亦會減少。唾液，也就是中醫常說的「津液」。所謂——「存得一分津液，即有一分生機。」津液在中醫學的溫熱病辨證中，佔有非常重要的地位。

在診斷上，舌苔乾潤對分析病情有一定意義，一般而言，舌體潤澤，顯示津液充足；舌絳乾燥失榮，表示陰津已涸，是病危的信號。

簡單地說，潤苔通常病情較輕，乾燥苔則病情重，在病程中，舌苔由潤轉燥，顯示病情惡化，熱邪傷津；反之，舌苔由燥轉潤，爲正復邪退，是爲佳兆。

三、苔質膩腐　膩苔即苔質顆粒細小緻密，苔面黏膩，乃是舌面絲狀乳頭數目及分枝增加，各乳頭的角化樹相互糾結，故不易脫落，其中還埋有許多黏液及食物顆粒。

舌苔的厚薄潤膩與消化系統疾病關係密切。一般人清晨起來，經由一夜的堆積，舌苔會變得稍厚，是正常現象，只要吃過飯或盥洗過後，即可潔淨如常。但如果平時舌苔很少的人，早晨起來發現舌苔增加且呈厚膩，食不知味，舌面像塗了一層油膩，可伴有便稀、腹脹，中醫稱為食積，表示前兩天可能吃得太過油膩、吃太多，使得腸胃適應不良，造成功能失調。而當人在消化不良、慢性腹瀉或便祕時，也可見厚膩苔，這時應及時調整飲食，以便使胃腸得到充分休息。

另一種腐苔，為苔質顆粒大而疏鬆，厚如腐渣，可能是由絲狀乳頭角化樹增長，且角化程度完全，中間並填有黏液和食物粒。由於角化樹的角化程度較高，故容易脫落，常見於小兒食積、腸梗阻等的患者。

（4）**剝苔、無苔**　正常人為薄白苔，如出現剝苔、無苔，都表示體內有病。舌面無苔，像鏡子一樣光滑稱之為鏡面舌。輕者提示營養不良，或體內缺乏鐵或維生素B_2；重者則表示體內津液虧乏，病情深重。如果病久者的鏡面舌兼絳色，還要防止出現敗血症。如果是老年人的舌頭像鏡子那樣光滑，舌底面兩根靜脈增粗延長，則表示有肺心病存在的。

舌苔中間有一小塊空白處，舌苔已剝脫稱之為穿心舌。穿心舌常表示體內營養缺乏。小兒出現剝苔，則表示營養不足，主要是偏食造成體內某些營養素的缺乏，引起部分舌苔剝脫。這種兒童一般身體抵抗力很差，很容易罹患感冒或發燒。

中醫認爲，舌本有苔，病久則無苔，或是液體乾涸，顯示胃氣衰敗或胃陰大傷。歷來醫家重視胃氣，認爲——「人以胃氣爲本」。若胃氣不衰，預後較好；若胃氣已絕，則預後不良。所以中醫學有——「有胃氣則生，無胃氣則死」之說。因此，對此現象絕對不可等閒視之。

部分舌頭無舌苔，代表陰虛體質，苔剝在舌根爲腎陰虛；剝在舌兩側爲肝膽區陰虛；剝在舌頭中間，表示脾胃陰虛。在用藥方面，則依剝舌苔部位，針對相關臟腑運用滋養陰虛之劑即可。

舌診精要之二——觀舌質

舌質是指舌的本體，檢查舌質主要看舌尖和舌兩邊的顏色，因爲表面沒有舌苔覆蓋，較易看清舌質本色。正常人的舌質呈淡紅色、濕潤、柔軟靈活；患病時，因血液成分或循環狀態的改變，舌的色澤也會有所改變。

一、**舌質淡白**　即舌色較正常淡白，是氣血虛的徵兆。以生理學來看，舌淡白乃是血量減少、血紅蛋白降低、交感神經興奮性降低、甲狀腺素和腎上腺素分泌減少、心輸出量減少，代謝率降低等原因所導致。

臨床上，常見於慢性病和身體機能低下患者，如營養不良、內分泌功能不足、慢性腎炎，以及失血過多或骨髓造血機能不良造成的貧血，病人常感疲倦乏力、頭暈氣短、心悸等症狀。中醫稱為血虛，治療應採補血補氣，並禁食生冷食物。

二、**舌質紅色**　即舌頭較正常紅，是由熱性病所致。依生理學來看，舌質紅乃心輸血量增加、外周阻力減少、血流速度加快、舌部微血管擴張充血、血液稍濃所致。此時，交感神經興奮性提高，甲狀腺素及腎上腺分泌增加，能量代謝率亦提高。

中醫認為，這是熱病造成，患者火氣很大，若是舌質紅且乾燥，舌面有類似楊梅的芒刺者，多見於猩紅熱或高熱持久不退的重症病人，如大葉性肺炎、病毒性肺炎、日本腦炎等。若舌邊發紅，除了正常發燒的情形下，多見於高血壓或甲狀腺機能亢進患者。

至於舌尖發紅，表示心火旺盛，大半為失眠勞累，消耗過多及體內缺乏營養和維生素所致，此時可服清肝解熱的中草藥，但須注意胃腸不佳的人，要慎用寒涼之藥，以免傷及腸胃。

三、**舌質深紅**　又稱「絳舌」，其形成原因與紅舌相同，只是因脫水而導致的血液濃縮，以及因發熱而導致的血管擴張程度更為明顯。

一般舌質深紅，表面乾燥，有芒刺及裂紋，還可出現斑疹。中醫認為，絳舌多為熱毒所致，常見於高熱症或化膿性感染，如腦炎、腹腔膿腫，當患者高熱不退，舌質由紅轉絳，神智不安時，就要提防敗血症的發生。

四、**舌質青紫**　即舌色青紫或青紫淤斑，是由熱病傷陰，舌體血管嚴重缺氧或血液循環障礙所致。以生理學來看，青紫舌乃淤血、缺氧導致還原血紅蛋白增加所致。

青紫色深，乾枯少津，表示身體代謝率增高，但因心肺功能衰弱易導致缺氧。而舌紫色淡且濕潤，則表示心臟功能低下，血液呈濃黏凝聚狀態，流動緩慢，以致微小靜脈和毛細血管充血，血中還原血紅蛋白增加，病人常有精神委靡、面色蒼白、手足冰冷等現象。

青紫舌，多見於肺部疾病、慢性支氣管炎、充血性心力衰竭及肝硬化等疾病，尤其在舌兩側邊緣出現的青紫色條紋或形狀不規則黑斑，甚至還是肝癌的徵兆，所以應及時至醫院檢查。

此外，許多胃腸病和婦科疾病，也會出現青紫舌，像少女舌尖或舌側呈現分散的青紫色淤斑或淤點，即代表患有月經失調、子宮功能性出血或痛經等疾病。中醫認爲，青紫舌主要與血淤有關，宜採活血化淤之劑，當淤血化去後，舌質顏色即可恢復正常。

舌診精要之三——觀舌形

舌的形態變化包括舌形和舌態兩個方面。正常人舌的形態應該是柔軟靈活、不胖不瘦，當體內有病時，舌的形態就會有異常變化。

1．舌形

舌形即舌的形狀，是觀察舌體形狀異常變化以診察疾病的方法。生病時舌形即會改變，包括老嫩、胖瘦、芒刺等。

一、**粗老舌**　舌粗老即舌體乾燥、堅硬感、紋理粗糙，是由舌部血管擴張充盈，血液速度加快所致，一般以實證爲主，多見於急性熱證，如肺炎、痲疹。

二、**細嫩舌**　即舌體紋理細膩濕潤，浮胖嬌嫩，是因舌部血管收縮，血液循環減慢，微血管開放數目減少，導致舌組織水腫、細胞腫脹，一般以虛證爲主，常見於慢性腎炎及慢性虛寒證病人。

此外，如舌體嬌嫩、胖大，則會受到牙齒的壓迫，而在舌體邊緣可見齒印，稱爲「齒印舌」，猶如女性裙子的邊緣，又稱「裙邊舌」，乃是缺乏蛋白質引起的舌水腫，常見於虛證的水濕場合，如低蛋白血症。

三、**胖大舌**　即舌體腫脹胖大，主要是脾腎陽虛的表徵，多見於慢性結腸炎、瀉泄、胰臟炎及慢性胃炎等。以生理學來看，舌體胖大色淡，舌邊常有齒痕，乃是舌部組織能量代謝率低下、組織水腫、細胞腫脹、微血管開放數減少、充盈不良、舌肌張力喪失所致。

成年人舌頭特別腫大時，就要懷疑是否患有甲狀腺功能減退，尿毒癥或是腦垂體前葉機能亢進，而造成的肢端肥大症。

如果舌體充盈腫脹，舌質呈藍紅色，則是肝硬化的特異性表現。

四、**瘦薄舌**　即舌體瘦薄淡紅，是貧血、心輸出量減少、營養不良、造成舌肌和舌上皮萎縮所致。

瘦薄舌，多見於慢性消耗性疾病，如糖尿病、癌腫等，患者大半全身消瘦。至於舌瘦而紅絳者，有循環血量減少、心臟功能代償性加強、舌部微血管擴張等症狀，以脫水患者最爲常見。

五、芒刺舌　即舌乳頭增生肥大，高起如芒刺，形如草莓，是絲狀乳頭萎縮，蕈狀乳頭增大的結果。

由於舌與內臟器官有密切關係，因此舌尖蕈狀乳頭血流量增大（表現爲舌尖芒刺），即代表甲狀腺和心肌組織血流量增大；舌邊芒刺增加，即表示肝臟和膽囊的血流量增大；而舌中芒刺，即代表胃、十二指腸、胰腺等器官的血流增大。

按中醫的說法，舌生芒刺乃熱毒內伏、心肺火盛、胃有實炎所致。常見於失眠、高熱、咳嗽、肺炎和支氣管炎、上呼吸道感染及神經衰弱和急性熱證等疾病。

特別提醒，經常吃些粗渣滓的食物，如甘蔗，舌乳頭因受反覆刺激，亦可見芒刺，必須加以鑑別區分。

2．舌態

舌態是指舌的動態，區分如下——

一、舌強硬　即舌體呈硬板狀，強直而運動不靈、口齒不清、發音不明了，稱爲

「舌強」。是血鈉升高的高滲性脫水，或腦血管意外的表現，以實邪爲主，常見於中風前兆，高熱昏迷、腦震盪、腦血管意外及肝昏迷。

二、**舌痿軟**　即舌體弛緩而軟弱，伸出無力且運動性亦差，故稱爲「痿軟舌」。是氣津兩虧，筋脈失養而造成痿軟。以正虛爲主，常見於舌肌無力、唾液分泌減少及神經系統疾患。

三、**舌顫動**　即舌體抖動，舌肌不停抽動，不能自主，稱爲「顫動舌」、「舌顫」。是氣血虛弱，肝風內動所致，常見於甲狀腺機能亢進，血鈣降低或大腦皮質運動區興奮性增加等原因，使得支配舌肌的中樞或周圍神經興奮性增高，因而出現舌體顫動的現象。其他如體質虛弱、衰老、重症神經官能症也會出現，不可忽略。

四、**舌歪斜**　即舌伸長時舌尖偏向一側，稱爲「偏歪斜」、「舌偏」。是肝風發痙，中風偏枯所致，主要由於支配舌肌的中樞或周圍神經受損所引起，常見於面神經麻痹、腦血管意外、舌下神經損傷等症。

五、**舌吐弄**　即舌伸出口外稱「吐舌」，舌伸出口外，在口唇上下左右移動者稱「弄舌」。表示心脾有熱，吐舌和弄舌，可運動舌部散發內熱，以改善舌及口唇乾燥的情形。可出現在小兒智力發育不良，另有一種舌過長伸出口外，無法縮入口內者，稱爲「舌縱」，多見於毒血症、克汀病、伸舌樣癡呆等症；此外，甲狀腺功能低下或肢端肥大症患者，舌頭也常會伸出口外。

六、**舌短縮**　即舌體緊縮不能伸出口外，稱爲「短縮舌」、「捲縮舌」。是熱極、邪陷三陰、風邪挾痰、梗阻舌根的表現。常見於腦病昏迷、肝昏迷及急性心肌梗塞的作期等危險之症。

七、**舌縱**　舌常伸出口外，內收困難，或者不能收縮，流涎不止。舌縱而舌色深紅，舌體脹滿，兼見神智不清，或嘻笑無常等，這是由於痰熱之邪擾亂心神所致。舌縱而麻木，則多爲氣虛。臨床所見，患有甲狀腺機能減退的兒童，舌常變大，伸在齒間，或掛在口外。

舌診時應採自然光，並注意窗簾、裝飾、牆壁及衣服顏色的影響。此外，飲食內容也會使舌苔或舌質產生變化，像喝牛奶、豆漿後變白色；吃木瓜、橘子、柿子、蛋黃後變黃色；吃橄欖、檳榔、喝咖啡後變褐色；煙、酒、醋會使舌苔變灰；葡萄酒及含鐵補品會使舌苔變成黑褐色等，都必須加以區分，才不會誤診。

人的舌頭是全身的縮影。通過對舌形和舌質、舌苔的觀察，能確定疾病的部位，疾病的性質及治療的方法。我國醫學博大精深，以上只是略述了舌診的皮毛知識，大家不妨多加學習，常照鏡子看舌頭，不但對自己的體質有所認識，更有助於及早診斷疾病。

第七章

皮膚是身體病灶的體檢表

人體具有與生俱來的天然排毒系統，由人體的淋巴系統、呼吸系統，和肌膚等器官來共同完成。而皮膚的暗沉倦怠、缺乏神采、粗糙、細紋、毛孔粗大等現象，則是身體病灶的預告。

因此，關注皮膚健康，即是關注身體健康，保護皮膚不僅是爲了美容，更重要的是保護機體，增強機體抵抗力。

✎內臟體檢表，就在皮膚上

皮膚是人體最大的器官，總重量占體重的5%～15%，總面積為1.5～2平方米，厚度因人或因部位而異。皮膚對人體健康的重要性，不言而喻。一方面，對內防止體內水分、電解質和其他物質的丟失；另一方面，對外可以阻擋污物、病菌、毒素、化學品及輻射線等侵入體內，在生理上起著重要的保護功能。

皮膚覆蓋了我們的全身，它使體內各種組織和器官免受物理性、機械性、化學性、和病原微生物性的侵襲。

皮膚有觸覺、冷覺、熱覺、癢覺及痛覺。一般說來，某些疾病和許多皮膚病，在患病之前及病變的過程中，皮膚常會隨時向我們發出各種疾病的信號，除了癢痛等可輕易自覺生病的症狀外，皮疹更是常被大家忽略的疾病徵兆。

皮疹是皮膚疾病或全身疾病的重要徵兆之一。皮疹常通過其特有的不同形式、生長部位、出疹時間，傳遞出身體健康與疾病的資訊。

比如，皮膚上出現蜘蛛痣的色素疹，多見於臉、頸、胸部，這種細小蜘蛛張爪般的紅色斑點，稱爲蜘蛛狀血管腫，多發於肝硬化、慢性肝炎或肝功能障礙患者。其特點是痣的中央有一小紅點，周圍放射出許多細紅絲，痣的直徑約0.2～2公分，用堅硬物壓迫痣的中央，蜘蛛網狀即消失，待尖硬物移去又可重新出現，蜘蛛痣的數目各人不同，少的只有幾個，多的可達數百個不等。

皮膚和黏膜的表面有出血點、淤斑（按壓其上面不褪色），可見於流行性腦膜炎。

皮膚上出現玫瑰色的斑疹（按壓後可褪色），嚴重者皮疹可爲出血性，並會波及手心和腳底，多見於傷寒病。

皮膚出現紫色斑疹，可見於血小板減少。

皮膚出現鮮紅或略帶水腫的紅斑，多位於面頰兩側，常稱分布如蝴蝶或蝙蝠狀，即是紅斑性狼瘡。此病以年輕女性居多。

皮膚上出現圓形或橢圓形，邊緣清楚的固定性紅斑，多爲藥物過敏所致，是藥物性皮炎中最多見的一種，可重複出現在口唇、包皮、陰唇等部位。

皮膚皺褶處出現瘙癢丘疹，常見於疥瘡感染。

皮膚有黃色的斑點或結節，出現在眼睛四周或身體其他部位，表示體內膽固醇過高或脂質代謝異常，容易患心臟血管疾病。

皮膚出現變硬且隆起，特別是後腦及頸部，提示有糖尿病的可能，這類病人常伴有肩部酸痛、肛門及陰部發癢，且有手腳知覺變麻，較遲鈍，甚至腳趾尖端變紫等現象。

頭髮部位皮膚發紅，且會生出油性發癢的皮膚，大半是染患了脂溢性濕疹。肩胛、胸口和腋窩出現紅褐色斑，可能是帕金森氏病（hoogkin'sdisease）的徵兆，這是一種淋巴結癌，約30%常合併出現泛發性搔癢症，病情愈嚴重，皮膚就會愈糟，有些持續數年後，眞正的帕金森氏病才出現。

塊狀皮疹往往先在一處出現，繼而在別處也出現同樣皮疹，提示胰臟可能有問題。臉上突然長出細細淡淡的汗毛，顯示有肺癌、結腸癌，或消化道癌症的可能。

女性在30歲以後，甚至更大年紀，經常出現青春痘，嚴重同時背部青春痘易化膿者，可能是糖尿病的先兆，若是短時間內突然出現嚴重的青春痘，還是卵巢癌的警訊：因爲卵巢腫痛引起的荷爾蒙變化，可激發青春痘的「大爆發」。

腋下長結節性皮疹，是結腸下段有增殖性病變的信號。

散佈於軀幹的色素疹超過25個，提示身體潛伏有發生腫瘤的危險。色素痣型的皮疹迅速增大、變色，疹旁出現較小的衛星痣，常是惡性病變的信號。

其實皮膚的問題，並非只是皺紋、乾裂、美容等「膚淺」的東西，皮膚是內臟的一面鏡子，一個人的健康情形如何，從皮膚即可循得有價值的線索，只要多留意皮膚透露的信號，並將可疑的變化告訴醫生，或可在其他更爲嚴重病症出現之前，及早發現，及早診治。

疾病來襲，美人也會「變臉」

俗語說：「一白遮百醜，」女孩子如果天生麗質、皮膚白皙，會引來眾人的愛慕之心。但是，白也要白得健康，白得美麗，如果臉色失去原有的白裏透紅和光澤，而呈現失去血色的白蠟時，即要警惕體內疾病存在的可能。

造成臉色蒼白的原因很多，多見於貧血患者，由於微血管灌流不足，血紅蛋白量減少，除皮膚發白外，牙床、口唇及眼瞼結膜，也會同時變白。

其他如痔瘡、婦女月經過多、出血性疾病，包括有些肺病患者，都會呈現臉色蒼白，甚至還伴有眩暈、心悸、浮腫等症狀。甲狀腺機能減退、慢性腎炎的病患，臉色往往也較正常人白，但是單純的皮膚蒼白，如寒冷刺激、長期不見陽光或工作在夜間導致的臉色發白，則不算是疾病，必須加以分辨。

還有些人因臉部血液循環受阻或劇烈疼痛，臉色會突然發白，甚至還會出現冷汗、神智不清等症狀，表示身體微循環灌流急遽減少，以休克病人最爲常見。其他的如低血壓、低血糖、醉酒、暈車暈船等情形也可能會發生。

臉色變白且發灰的人，則有鉛中毒的可能，醫學上即稱爲「鉛容」，這種面色同樣可見於長期室內工作或營養不良、白血病、寄生蟲病等患者。一些患有腸道寄生蟲的人，甚至還會在臉部出現色素不均，且有白點或白斑，應當提高警覺。

生活中，我們會見到一些白化病患者，是因爲皮膚、毛髮和眼色素缺乏一種常染色體，劣性遺傳所導致的先天性色素異常，而呈現全身皮膚，甚至毛髮、眼睛都變成白色。它是許多會使皮膚呈現全部或部分的變白的皮膚疾病之一。

比白化病更爲常見的是白癜風，一般皮膚會現大小不等，形狀不一，邊界清楚的白色斑片，又叫白斑症或白吊。白斑的形成原因究竟是什麼，目前醫界尚不清楚，可能是免疫系統出了問題，因而破壞黑色素細胞所致。

白斑可發生於身體任何部位，其中又以臉部、頸部及手指最爲常見，少部分病人還合併有禿髮、糖尿病、惡性貧血，或甲狀腺疾病。

至於老年人軀幹、四肢皮膚上出現圓形，約蠶豆大，邊界明顯的脫色白斑，屬於皮膚退化性病變，只是提醒您皮膚正逐步衰老，應注意保養，對身體健康方面並沒大的影響。

另有一種皮膚疾病除可見白斑外，還會出現細細的鱗屑，醫學上稱爲白色糠疹，也就是俗稱的「白癬」。由於慣稱爲癬，就容易讓人誤以爲是眞菌感染，而錯選用癬藥治療，以致加重病情。其實白癬是濕疹的一種，多發於孩童臉部，治療只要採用弱性類固醇塗抹於患部，一般很快便可痊癒。

小孩子臉上出現的白色斑點，還須考慮汗斑的可能。汗斑是在流汗季節才易感染的皮膚病。這種病是由一種眞菌感染，在成人多發於軀幹，然因在孩童多發於臉部，常與白色糠疹混淆，必須多加留意。

你的膚色與胃腸有關

皮膚的顏色、光澤是身體健康的「晴雨表」，如同內臟的一面鏡子，與內臟密切關係，相互影響。我們可以借著觀察皮膚，及早發現許多內在器官的毛病。

中醫素有——「肺白、腎黑、肝清黃、脾黃、心紅」之類的診斷方法，大致的意思是說皮膚的顏色，往往與內臟健康有所關聯。

比如患有愛迪生氏病的患者，因副腎皮質功能不全引起的廣泛性皮膚及黏膜色素沉著，所以皮膚會呈現黑褐色或青銅色。

而患有肝硬化、肝癌、肝膽疾病末期、慢性心肺功能不全、腎上腺功能衰竭，以及慢性腎功能衰竭造成的尿毒症等患者，也經常會出現臉色黑暗，無光澤，且病情愈重，顏色就愈深。

有時，長期使用某些藥品，如砷劑、抗癌藥，亦可引起不同程度的臉色變黑，只要一經停藥後，即可恢復正常。

生活中很多劣質的化妝品，特別是口紅、粉底、粉餅等，因含有多種對皮膚有刺激性的紅色顏料，則會引起皮膚炎，繼而導致色素沉著，使整個臉部變成茶褐色，甚至紫灰色。由於患者大多是女性，故名「女性臉部黑皮症」。肝臟及副腎皮質功能不良，或對陽光過敏的人，最容易罹患此病，應小心防範。

有一種能夠使皮膚變黑變粗的、醫學上稱之爲「黑色棘皮症」的疾病，常是胃癌的危險信號。據統計，惡性黑色棘皮症患者，89％合併有胃癌存在，其中約有三分之一的人，在沒有胃癌的任何症狀前，就會因癌細胞釋放出的一種物質，而使皮膚變黑變粗，常見於頸部、腋窩、肘窩、臍窩及外陰等曲折部位，有時顏面、口唇、足手背等處偶亦可見。

臨床上，儘管有些疾病，如垂體異常、糖尿病患者，往往皮膚也會變黑變粗，當然，皮膚顏色只是中醫診斷時的一個參考而已，不能僅憑顏色，就斷定病情。當發現自己的皮膚有逐漸變黑趨勢，應去醫院做全面的體檢。

「臉紅」不只意味著羞怯

很多發燒的病人，滿臉通紅，主要是由於循環血量充足，血液流動加快，致使體溫升高，毛細血管擴張，致使「滿面紅光」。由此可見，一般人所認為的面色紅潤並非就能代表健康。

在日常生活中，正常人很容易出現臉紅，如外界氣溫升高、情緒激動、飲酒等常使人兩頰泛紅，這是面部暫時性皮膚毛細血管擴張的表現。病態的臉紅多見於熱症，尤其是發生高熱時；許多高血壓病人所呈現的紅光滿面，就是最典型的例子。

《靈樞．五色》篇說：「以五色命臟，……赤爲心。」又說：「黃赤爲熱。」可見面色紅與發熱關係密切。如有一種類型的結核病患者，由於長期低熱，兩面顴部可呈緋紅色，其原因爲體內血容量減少，甲狀腺分泌增加，顴部皮膚由上頜動脈的分支眶下動脈所支配，而上頜動脈和甲狀腺上動脈則共同起源於頸外動脈。又甲狀腺素的分泌高峰多在午後，因此，結核病人，兩顴發紅，多見於午後。就是因爲此時，甲狀腺和顴部皮膚的血流量會增大。

其他如瓦斯中毒時，臉部會泛出櫻桃紅色；如皮膚呈現赤紅，顯示體內的紅血球含量偏高，或可能心臟、肝臟出了問題，特別是紅色見於面頰及腮上時，更要提防心臟病的發生；如果是面色通紅，且伴有口渴甚至抽搐，則以急性感染所引起的高熱性疾病，最爲常見。

此外，造成皮膚發紅的皮膚疾病，也非常普遍。如患有紅皮病人，全身的皮膚會變紅，且會有鱗屑脫落；若感染蕁痲疹，皮膚會突然發癢，而且會有形狀和大小不定的紅色扁平腫塊；若是感染藥疹、風疹、中毒疹、猩紅熱等疾病，則會產生紅色的小顆粒。

在發紅的皮膚上，若長出一粒粒小疙瘩，而且會癢，則是感染汗疹的症狀；若是感染急性濕疹或接觸性皮膚炎，也會有同樣症狀，疙瘩最後會變成小水泡，用手抓後很容易糜爛，且會流出分泌物。

頭髮的部位，如果染患脂溢性濕疹，除了皮膚會變紅外，且會生出油性發癢的頭皮；若是位於面頰兩側，出現對稱的蝶形紅斑，即是紅斑性狼瘡；至於在手的拇指或小指根部膨脹部位，若出現斑點狀的發紅現象，則要懷疑罹患肝硬化的可能。

有些人先天即產生有紅痣的血管瘤；也有人出生後一兩週發生了草莓狀血管腫。其實在嬰兒時期，要以異位性皮膚炎（過敏性皮膚炎）最爲常見，先天性過敏的小孩，除了有容易發癢和容易感染的皮膚外，也容易發生過敏性鼻炎和氣喘，而且這種體質還會遺傳，值得重視。

嬰幼兒患此病時因爲不會說話，只能以哭鬧來表示不舒服。但是，通過仔細觀察嬰幼兒有不正常哭鬧行爲，並發覺常有搔抓皮膚的動作，也許就是感染了異位性皮膚炎，家長切勿掉以輕心。

突變「黃皮膚」，小心肝膽生病

正常人的面色應微黃，略帶紅潤，並稍有光澤，如果面色發黃，尤其是突發性面色發黃，多為肝膽出現了問題。在醫學上稱之為黃疸，是由於肝臟細胞受損或膽道阻塞，導致血中膽紅素濃度超過正常範圍，滲入組織和黏膜，致使面色和皮膚變黃。

若發現臉色發黃，包含鞏膜（即眼白），甚至全身都變黃時，首先要考慮黃疸症的可能，本症多見於急性傳染性肝炎（含B型、C型肝炎）、膽囊炎、膽囊癌、膽道結石和胰頭癌等疾病，因血清中膽紅素濃度明顯增加，即會出現黃疸。

按中醫的學理，黃疸可分成陽黃和陰黃兩種類型，其中肝臟對膽紅素處理障礙，造成的黃疸性肝炎是肝功能障礙所引起，或肝外膽汁排泄障礙造成的肝後黃疸，是肝外膽道系統阻塞所引起，這兩種黃疸，由於血液中的紅血球不減少，因而在皮膚會呈現黃色鮮明，即稱爲「陽黃」；若黃疸是來自膽紅素生成過多造成的肝前性黃疸，多爲溶血所引起，因而皮膚會呈現黃色晦暗，面色萎黃，即稱爲「陰黃」。

值得注意的是，發黃若是新鮮淺色黃染或時消時退的黃色者，表示病症較輕，治療及癒後皆較佳，若是黃色晦暗且無光澤，並逐漸加重，則爲肝膽病末期或是末期性肝、膽、胰臟的癌瘤，必須特別警惕。

有的時候，食用過多胡蘿蔔素食物，如：木瓜、南瓜、胡蘿蔔或吃橘子後，引起的「柑皮病」，會使皮膚變黃，特別是手掌或腳底尤爲明顯。有些小孩，還會在鼻旁發黃，這些都是因胡蘿蔔素沉澱在表皮所致，但眼睛鞏膜（即眼白）部分不會變黃，且停食後即可自然消退。

造成皮膚發黃的原因，還包括貧血、營養不良。如再生障礙性貧血、缺鐵性貧血等，都可因交感神經興奮性降低，脾臟舒張，滅血加快，導致有效循環血量減少，血清中膽紅素濃度稍增，所以皮膚發黃。由於能量代謝率低，有些患者還會出現水瀦留的現象。有一種俗稱「黃胖病」的鉤蟲病人，由於長期慢性失血，也會造成面色枯黃。

至於有些人，部分皮膚會成爲黃色鼓起的硬塊，即俗稱的「黃色腫」，其發生原因主要是肝障礙及動脈硬化，是脂肪的新陳代謝障礙所引起，有時會發生於老人臉部內側，若發現有上述現象，需要及時到醫院就診，切勿大意。

「青面」需找「心病」

四歲的女孩麗麗是個脾氣古怪的孩子，經常是自己不滿意時就大吵大鬧以示抗議。有一次，麗麗因為生氣哭鬧得很厲害，於是臉色烏青，手腳僵直，於是父母趕快將麗麗送到了醫院。經徹底檢查才知道，原來麗麗的心臟有問題。

其實通常臉色發青、發紫是缺氧的表現。因體內缺氧，氧氣攝入不足，引起血氧飽和度過低會導致面色和嘴唇青紫，多發於先天性心臟病、肺功能不全。

從生理學角度分析，這類人的交感神經受到抑制，腎上腺素、腎上腺皮質激素和甲狀腺素等均分泌減少，代謝率及產熱量亦降低，心臟功能減弱，血液呈濃、黏、凝、聚的狀態，靜脈回流不易，細小靜脈和毛細血管內血量增加。由於血流遲緩，血液中氧消耗過多，導致血紅蛋白增多，而使皮膚呈現青紫色，嚴重的還會因代謝產物積聚過多，刺激到游離神經末梢，因而出現疼痛。

事實上，如心力衰竭、肺源性心臟病、肺氣腫及先天性心臟病等疾病，都可因窒息缺氧造成臉色青紫。而胃部或腸部之痙攣性疼痛、寄生蟲痛、膽道疾病所引起的膽絞痛等，亦可使臉色變青紫。值得注意的是，有些嚴重疾病，如肺結核晚期、慢性支氣管炎、嚴重肺炎、重度心力衰竭、肺心病合併肺內感染等，臉色甚至出現特殊的鐵青色。另外，當幼兒高熱時，因耗氧過大，也會導致還原血紅蛋白增多，而在臉部出現青紫，以兩眉與鼻柱間最爲明顯，若缺氧過多還會導致驚厥，即驚風。因此，當幼兒臉部青紫時，還可作爲驚風發作的預兆，做家長的須特別注意。

並非所有老人斑都意味著長壽

人的年老主要是由於身體各種器官和組織的退化造成的，這包括其結構的變化、生理功能上新陳代謝的變化等，而其中又以皮膚的變化最為明顯。比如，人老了，皮膚就會失去光澤、出現皺紋，逐漸失去彈性和柔韌性，有時面部、手背和前臂的皮膚表面還會出現白、黑、褐、黃或紫、紅等斑點。老人斑就是這些斑點中的一種。

老人斑又叫「壽斑」，多見於老年人皮膚上，特別是臉部兩側及手背上的一種色素斑點，醫學上稱之爲——「脂褐質色素」。

這種叫做「脂褐質」的色素，會隨著年齡的增長，在心肌、肝臟、神經細胞和腎上腺皮質的細胞內出現，是細胞酸氧化後的產物，不僅聚集在體表的細胞膜上，也會侵犯體內各臟器。如果聚集在腦細胞上，就會引起智力障礙、記憶力減退，造成抑鬱和癡呆；若是聚集在血管壁時，則會發生血管纖維性病變，導致高血壓、動脈硬化、心肌梗塞等心臟血管方面的疾病。

由於脂褐質在體內沉積越多，對細胞組織功能活動的妨礙也就愈大，並會使人逐漸衰老，而老年斑也就是這種脂褐質沉積的具體表現。因此，壽斑也就變成衰老的信號。

很多人認爲，出現老人斑就是衰老的表現，其實這是不對的。年老和老人斑之間並不是完全的對等關係。因爲老人斑的出現和發展，是由多方面因素影響造成的。比如，有的是因爲先天的遺傳，有的則與某種營養缺乏有關，還有的跟紫外線照射有關，甚至吃魚油過量都會導致過早出現老人斑。因爲來源於深海魚類脂肪提取物的魚油，主要成分是多不飽和脂肪酸，如攝入過量，體內多餘的不飽和脂肪酸就會發生過氧化反應，消耗抗氧化物質，出現細胞老化等情況，導致老人斑的出現。

當然，一些更簡單的原因，也會形成老人斑樣的斑點，比如油濺到手上，留下的色素沉著斑。另外，一些皮膚損害同樣容易和老人斑混淆，如光化性角化病等。

需要引起注意的是，如果老人斑發生了以下明顯改變，應儘早到醫院做個檢查：在短時間內出現大量老人斑類皮疹，且迅速增多、增大；色澤突然變深，伴有皮膚癢、疼痛；斑的質地變硬，表面變得粗糙，角化明顯，剝脫後有小出血點；表面潰爛出血；周圍出現毛細血管擴張和紅潤，基部擴大；局部淋巴結腫大等。

【自助健康情報】如何有效減少老人斑

1 多吃水果。如常見的芹菜、菠菜、洋蔥、蘿蔔、杏仁及棗子等，都有助於清除面部疣斑，延緩皮膚老化。

2 補充維生素E。維生素E可減少「脂褐質」的形成，可延緩老人斑的出現。做菜時可選用沙拉油、玉米油、芝麻油等，增加維生素E攝入量。

3 常喝薑水。薑辣素是一種可對抗脂褐質的物質，存在於生薑中。因此，堅持每天飲用一杯薑水（可適量加點蜂蜜），可有效減少老人斑。

4 使用大蒜。大蒜也可以減少老年斑的發生，可將大蒜切成薄片，反覆摩擦老人斑處，直至皮膚充血發紅為止。

5 食用黑木耳粉。將適量黑木耳碾為粉末，餐後熱湯服用3克，可去除面部的斑塊。

6 多食茄子。多吃些茄子，可降低血管栓塞的機率，減少脂褐質的沉積和老人斑的形成。因為茄子富含維生素A、B_1、C、D，蛋白質和鈣，能使人體血管變得柔軟，同時還有的散淤功效。

第八章

每個身體異動都可能是疾病的警鈴

我們的身體有其特定的語言。它經常會在我們某個部位發生問題時，向我們發出一些信號，以示警醒。不過，由於認識不足，我們往往對這些「提醒」無動於衷。本章將與您一起揭密這些身體警示的信號，讓您有病儘早知道，無病也應儘早預防。

腳麻了？後面可能是一串病

肢腳麻木是人們日常生活中常常會出遇到的症狀，如懷孕、不正確睡姿、如廁久了等均可引發。一般情況會在短時間內消除，不會有什麼大問題。但是，一旦手腳麻木後長時間（超過一天）無法緩解，就可能是身體出現了疾病的信號。

肢體麻木是指肢體對外界的刺激感覺失靈，不知痛癢，搔之不覺的一種皮膚感覺障礙的症狀。

雖然肢體麻木可能只是神經被壓迫所造成，但因任何壓迫皆可能造成永久性的神經損害，況且肢體發麻的背後，亦可能潛藏某些嚴重疾病的警訊。

肢體麻木的疾病有多種，以神經方面的疾病占大多數，各種疾病所表現的「麻感」也不同，所以若能了解發麻與疾病的相關性，將可作爲讀者自我診斷的依據。

肢體麻木原因探究之一——糖尿病

糖尿病所引發的慢性合併症包括神經病變，尤其是末梢神經的損害，其症狀表現較多樣化，有可能是雙肢，亦可是單肢，病人會感覺下肢酸麻燒痛和刺痛，嚴重者就連日常生活皆受影響。

肢體麻木原因探究之二——腦血管疾病

老人手腳發麻多與腦血管硬化密切相關，其中以小中風，以及因高血壓引起發麻現象最多。

所謂「小中風」，又稱「短暫性腦缺血發作」。由於大腦組織特別是大腦皮質缺血，大腦的感覺和運動中樞發生了功能性障礙，從而導致相應部位的肢體麻木。腦缺血可引起一側上肢或下肢麻木，或者半身麻木，一般持續幾小時至數天，如不及時治療，則可發展成半身不遂症，甚至危及生命。

「小中風」除有手腳麻木或軟弱無力外，還伴有頭暈、頭痛、視力障礙（視物模糊或重覆、重疊視點等）、記憶減退（尤其是近期記憶下降），以及血壓增高或偏低等現象；手腳麻木多爲半側，以大拇指或連同食指麻木者爲常見。

高血壓者當血壓波動或升高時，全身小動脈痙攣，動脈管腔變窄，可使肢體血液循環發生障礙，引起的手足局部供血不足而出現發麻。除手腳麻木外，患者肢體可有僵硬、蟻行感，以及常伴有頭暈、頭痛、眼花、耳鳴、失眠等症狀。此外，血壓突然降低，有時也可出現手指發麻的感覺。

在春季，高血壓患者更易出現手腳發麻，這多與初春時氣候乾燥、寒冷，容易導致交感神經興奮，全身毛細血管收縮，從而引起血壓升高有關。高血壓除可有手腳發麻外，有時還可能導致短暫腦缺血至腦出血，引起口眼歪斜、癱瘓、失語及昏迷等，嚴重時甚至會導致死亡。

60歲以上老人中容易發生腦血管硬化。所以，當老年人近期如反覆有手腳發麻現象，應及時到醫院進行血壓、血脂、血糖、眼底及血液流變學方面檢查。一旦確診原發病，應進行有針對性的治療。

肢體麻木原因探究之三——腕隧道症候群

摩托車手、孕婦、長期使用滑鼠、靠腕部工作的人，因腕部過於頻繁使用，常犯腕隧道症候群，在手食、中指一帶會麻，有時夜晚睡醒會很麻，只要甩一甩便較舒服。而有些人僅小指、無名指一帶發麻，則是肘部神經受到壓迫所引發。至於左臂內側及小指發麻，則是冠狀動脈心臟病的指標。若是手指麻木現象，如持續過久或症狀加重，則不可大意，因爲老年人倘若出現一個大拇指麻木感覺，往往是腦中風的預兆。

肢體麻木原因探究之四——末梢神經病變

末梢神經病變的特點是四肢末端發麻，如同戴了手套或穿了襪子後的感覺（減退）

一般。這種情況多由缺乏維生素B_1或由藥物及重金屬，如農用殺蟲劑、接觸漂白粉、鉛、汞中毒及工業污染有機物中毒所致。經過適當的治療，一般2～6個月即可痊癒。

肢體麻木原因探究之五——坐骨神經痛

腰椎間盤發生破裂或滑動移位現象時，其主要特徵是下半背部與腿部會發生麻木，而且會變得極爲敏感，即使只是輕微的碰觸也會感覺疼痛，好像針刺一般，原因是盤狀軟骨壓迫到神經所致。而當經過腹股溝的韌帶（即股外側表皮神經）受壓迫，則會引起大腿外側發麻。

肢體麻木原因探究之六——脊髓病

當脊椎有炎症、腫瘤等情況時，可呈現一側肢體麻木，另一側肢體無力；或者表現爲身體下半截麻木無力等。此外，嚴重的跌跤、壓傷或是車禍受傷，都可能造成脊椎骨骨折，進而傷害到脊髓。除了嚴重背痛外，傷處以下會有麻木現象，這種麻木可能是癱瘓的前兆，也可能只是暫時的現象。

肢體麻木原因探究之七——頸椎病

手腳發麻亦有可能是頸椎的毛病，如果經常伏案工作或者電腦工作者，要考慮是否有頸椎疾病，頸椎病容易壓迫神經導致血液流通不暢而出現手腳麻木。如果是神經根型的頸椎病，可以出現拇指、食指、中指或無名指、小指的麻木。經過理療、牽引等治療，症狀即會減輕或消失。

中醫認爲，肢體發麻亦可由氣血不足造成，既是血虛。因爲陽氣虛弱，造成血虛，並且陽氣無力行血，血液就達不到血管末梢。手腳是人體的末梢，因此血虛會有發麻的感覺。平時注意保養，陽虛應該少吃寒涼食物。

【自助健康情報】上班族預防手腳發麻的方法

1 十指交叉置於腦後，重量集中於手和手臂，伸直脖子，深呼吸，將頭緩緩向下壓。

2 雙手捂耳，指彈腦袋，多次重複，促進大腦血液循環。

3 扯耳朵方法：右手經後腦扯左耳垂；左手經後腦扯右耳垂，如此往反覆，每天可做幾次。

4 極目遠望，眼睛眨一眨，可緩解晶狀體的疲勞。

5 轉脖子可放鬆頸部緊張神經，即前前、後後、左左、右右，順時針轉動，再逆時針轉動。

6 可採用壓抓揉肩周的最疼點，以緩解痛楚。

7 搓手至發熱後搓臉，直至臉部發熱，促進血液循環。

8 反覆數次「伸懶腰」也可有效預防痲木。

9 兩臂高舉過頭，扶牆下壓，可拉伸、牽引勞累的肌肉。

8 食欲突變不止關乎胃口好壞

控制食欲的是在大腦的下視丘，由中樞來支配調節。食欲良好往往是健康的象徵，如果你常常感到食欲不振甚至厭食，或者出現食欲大增經常處於「吃不飽」的狀態，很可能即是疾病的一種徵兆。

飲食極端之一——食欲不振

一個人如果過度疲勞就容易吃不下飯，在小孩發育生長速度減慢時，也可能沒有食欲；成人在焦慮、震驚或心情不安時，就經常會難以下嚥。

另外，我們所稱的「苦夏」，也有明顯的食欲不振。苦夏就是指在進入夏季後由於氣溫升高，出現胃口下降不思飲食，進食量較其他季節明顯減少，身體乏力疲倦精神不振，工作效率低和體重減輕的現象。苦夏其實並不是病，引起「苦夏」的原因大約有兩種：一種是體質因素。平時胃腸道消化吸收功能較虛弱，如果飲食失節，饑飽失宜，偏嗜生冷，損壞腸胃，以致抵抗力減弱，就很容易患「苦夏」。二是氣候因素。夏季天氣炎熱，空氣中濕度較高，暑濕邪氣乘虛而入，人們白天身處炎日之下，夜晚納涼露宿，或吹風扇，冷氣開太大，即很容易生病。

同時，食欲缺乏亦是糙皮病、腳氣病（缺維生素B_1）和壞血病（缺維生素C）等維生素缺乏病的副作用之一，但攝取過多維生素A和D，同樣也會引起食欲不振。

除了上述原因，很多疾病都會導致食欲降低，如：

（1）經常性食欲不佳，大便稀薄，次數增加，聞到食物氣味就感不快，吃些油膩食物就會腹瀉，這是由於腸胃消化機能減退，提示腸胃有病。

（2）食欲減退，在心窩處有悶痛，或好像受壓迫的不快感，如有噁心症狀，多見於急性胃炎；若有食欲不振和胃沉重感，則以慢性胃炎居多。

（3）突然不思飲食、鼻塞流涕、口淡無味、舌苔白膩，多爲傷風感冒引起。

（4）口臭有味，食欲低下，提示可能爲習慣性便祕。這是因爲便祕時腸道細菌腐敗，產生有害物質，吸收後影響肝功能和食物中樞引起。

（5）突然食欲減退，見食生厭，見到油膩就噁心，身體倦怠，眼白發黃，尿色如濃茶，表示可能患有黃疸性肝炎。

引起黃疸的急性肝炎，在黃疸未出現之前，先有食欲不振的症狀發生。所以，在未出現黃疸之前，往往會被誤認爲是感冒，或是胃部疾病。

在慢性的肝病中，很少出現有食欲不振的情形，如果忽然有這種現象，即表示病情已經開始惡化了。

（6）膽囊發生病變，因膽汁分泌情形不好，所以食欲會減退，尤其是膽結石或急性胰臟炎時，由於疼痛劇烈，也會影響食欲。

此外，食欲不振還可因各種急性傳染病、腎臟病，以及胃癌、腸癌等惡性腫瘤引起。如慢性腎炎出現噁心厭食，即可能是尿毒症的重要警訊；又如40歲以上，出現不明原因的頑固性厭食，很可能即是胃癌的早期信號，或是其他消化系統的惡性腫瘤，如腸癌、胰臟癌等。

在一般情況，兒童或老人，食欲不振往往是大病初起的前兆。很多女性爲了減肥，節食過度容易引起厭食及食欲不振，這時需要提高警覺，密切觀察。

【自助健康情報】預防食欲不振的小方法

1 在飲食上要不偏不倚，忌食難以消化的油膩食物，多吃粗糧好處多。

2 多食易於消化吸收的食物，特別是可改善味覺增加食欲的食品，如：全麥麵包、優酪乳、香蕉、鱷梨（酪梨）等。

3 增加含維生素B豐富的食物，有利於增強食欲。

4 堅持少食多餐、輔以零食，也可以增強食欲。

5 吸菸往往會使食欲下降，因此要戒菸或少抽一點。

飲食極端之二——食欲亢進

由於生活過於忙碌，體力透支，很多人都有食量超常現象，通常我們都認爲那是消化良好。但是，如果出現明顯的食欲亢進，則有可能是疾病的徵兆。

食欲亢進是指容易饑餓、想進食物及進食量明顯增加，由機體熱能消耗過多、代謝過分旺盛，或胰島素分泌亢進等原因所引起的。

如果在進食後有胃痛，或飯後不久又有饑餓感，就應注意是否有消化道潰瘍。

患有糖尿病的病人的明顯特徵爲三多，即：吃多，喝多，尿多。如果你喝得比平常多，食欲增加、容易饑餓、口渴且頻尿，但身體卻反而消瘦，很可能即是患了糖尿病。

如果你是食欲亢進，體重卻明顯地減輕，同時覺得倦怠、乏力、易出汗、神經質且怕熱，面部常潮紅，照鏡子時發現眼球突出，應考慮患了甲狀腺機能亢進。

此外，如果曾經有頭痛、目眩、意識不清等，腦血管發生嚴重動脈硬化時，也可使控制食物攝取的下視丘腦中樞缺氧、缺血，進而造成食欲亢進。

當然，食欲大增並不全然意味著你得了某種病，有的人從小胃口就好，例如電視上經常出現的「大胃王」，日常飯量就很大。另外，有些人由於代謝旺盛，如從事重體力勞動或特殊職業，或懷孕、分娩，體力消耗大，故必須靠多吃來補充所需得能量。

身體水腫，大有問題

水腫又稱「水氣」，是指血管外的組織間隙中有過多的體液積聚，屬於臨床常見症狀之一。水腫與肥胖不同，由於水分保留太多，會表現為手指按壓皮下組織少的部位（如小腿前側）時，有明顯的凹陷。

水腫的發生與滲透壓有關。正常情況下，在毛細血管動脈端，毛細血管壓會高於血漿膠體滲透壓，液體從血管中滲出，形成組織液。而毛細血管靜脈壓低於血漿膠體滲透壓，組織液又回流到血管中。如果這種平衡一旦失調，則水分將過多滯留在組織間隙而形成「水腫」。

絕大多數水腫最明顯的症狀，就是在浮腫處用力一按，凹下之處要很久才能恢復原狀，也就是醫學上所稱的凹陷性水腫。這是因爲一個人細胞與細胞間的中間液體增加，細胞與細胞間的距離就較遠，所以按下去凹痕自然恢復得較慢，用這種方式，即可略知自己是否有水腫。

通常水腫在腳或腿上最明顯，因爲重力會使液體往下堆積。依照統計來說，一半以上的腎臟病人會有水腫現象，有些人因水腫不是突然發生的所以並不在意，反而以爲自己發胖了。

喬先生的體重原來只有60公斤，但是短短幾個月內他的體重居然增加到了75公斤，不光原來的褲子、衣服都穿不下了，就連眼鏡也變小了，眼鏡腳把臉頰夾出一道很深的印子。原本喬先生以爲是發福，還打算減肥，直到醫院查出他是得了一種複雜的腎臟病，經過「利尿」之後，才知道自己原來是水腫了。

當然，並非所有的水腫都是腎臟病造成，據目前所知，能夠引起水腫的病變多達三十餘種，其中最常見的還包括心臟病、肝臟病、甲狀腺疾病伴發的水腫。

剛剛五十出頭的劉太太，臉部和腿部水腫一兩年了，錢沒少花、藥沒少吃，卻未見改善。她一直很焦慮，覺得自己得了很嚴重的腎病。後來，經過檢查，劉太太血壓正常，脈搏每分鐘還不到60，也沒有發現血尿或蛋白尿，而當用手按壓浮腫處，發現不會凹陷，於是醫生推斷很可能是甲狀腺功能過低引起的「黏液性」水腫。果然，劉太太五年前曾因甲狀腺機能亢進，而服用過放射性碘。在隨後的血液檢查中，果然證實她的水腫是因甲狀腺功能低下所造成的。

此外，還有一類水腫「病人」，儘管醫生爲其做了各種詳細檢查和化驗，結果均爲正常值，醫院的診斷書上寫的是——「原因不明性水腫」。而且經過長期觀察，這些人並無器質性病變，健康亦不受到影響，在此統稱其爲功能性水腫，又稱良性水腫。

水腫之一——功能性水腫

·**月經前水腫**　在女性月經前的一週或10天內約有四分之一可出現水腫（少數病人可在經期或月經來潮後發生），且多爲下肢輕度浮腫，嚴重者可達顏面及手部浮腫，並常伴有乳房脹痛、煩躁不安、易怒、失眠、頭痛等症狀。隨著月經來潮，排尿增多，症狀即逐漸消失。

·**妊娠水腫**　孕婦正常妊娠後期，由於膨大的子宮壓迫下腔靜脈，血液回流受阻，常有輕度下肢浮腫。與妊娠中毒（毒血症）症狀不同的是，其血壓正常，無蛋白尿，且在休息後即可消退。

·**高溫性水腫**　在炎熱的季節或高溫下作業，由於炎熱的刺激，引起體表血管擴張、動脈血流增加或淺靜脈的擴張、淤積滯留，致使毛細血管濾過壓增高，體液在皮下疏鬆結締組織間隙滲聚，而形成輕度水腫，尤其是手部和足部最爲常見。

·**老年性浮腫**　老年人，由於心、肝、腎功能減退，血管壁滲透性增高，所以常可出現浮腫。這種浮腫，經各種檢查，多半無異常發現。

・**體位性水腫**　久走或久立後，下肢靜脈回流受阻，毛細血管滲出增加，就會出現下肢浮腫，所以又稱旅行者水腫。

・**藥源性水腫**　有不少藥物的副作用，能影響體內的水鈉代謝，引起浮腫，如經常服用類固醇、口服避孕藥，或非類固醇抗發炎藥等，皆可導致水腫，但只要停藥後即可逐漸消失。

・**肥胖性水腫**　肥胖者皮下脂肪增多，血管易於擴張，使血液淤積，加上下肢靜脈壓升高，就會發生水腫。本症多見於身體肥胖的女性，尤以下肢最爲明顯，其實這種類型只要定期運動以幫助減肥，即能獲得改善。

・**眼瞼水腫**　許多人早晨起床時，眼皮常會有些浮腫，這是因爲睡眠中，眼瞼活動減少，血液流動緩慢，使得局部毛細血管壓力增加，液體流出血管進入疏鬆的眼瞼組織，因而引起水腫。這是一般人每天起床都有的現象，並非疾病所致，然而若到了上班、上課後，仍是眼皮腫脹、睡眼惺忪，則可能即是疾病的徵兆。

水腫之二——病理性水腫

・**腎源性水腫**　急、慢性腎炎與腎病變症候群，是發生水腫最常見的疾病。因毛細血管與血漿膠體滲透壓平衡失調，導致水分過分滯留於組織間隙。其特點是，疾病早期只在早晨發現眼瞼或顏面水腫，之後即向下發展爲全身性水腫，按之呈凹陷狀，病人面色蒼白，並伴有血尿、蛋白尿、管型尿。

・**心源性水腫**　心臟功能異常引起心力衰竭。其特點是，水腫順序是先從下肢踝部開始，之後再逐漸向上延至全身，按之呈凹陷狀。嚴重者可出現全身水腫，病人常不能平臥，並伴有心悸、呼吸急促、肝脾腫大，以及胸腔積水等症狀。

・**肝源性水腫**　多見於肝硬化疾病。其特點是，常先有腹水，水腫多發生於下肢，按之呈凹陷狀，但全身性水腫較少見，並可能伴有肝功能異常，以及肝脾腫大等症狀。

・**黏液性水腫**　多因甲狀腺機能低下所致。其特點是，按壓水腫處不會出現凹陷，多見於顏面及下肢，嚴重時亦可累及全身。同時伴有貧血、怕冷、便祕、無力、毛髮脫落、月經紊亂，以及反應遲鈍等症狀。

・**營養性水腫**　這類水腫主要由於血漿蛋白或維生素減少所致，常見於營養缺乏症，慢性消耗性疾病，如嚴重貧血、結核、惡性腫瘤。其特點是，水腫多爲全身性，發展較慢，以下肢最爲明顯，按之呈凹陷狀，同時伴有營養不良的相關症狀。此外，有些女性有偏食、挑食習慣，或出於減肥目的而控制飲食，日積月累導致血漿中蛋白質缺乏，就會造成營養不良性水腫。

・**妊娠中毒症水腫**　多發於妊娠6個月以後，以第一胎居多，更多見於雙胞胎，羊水過多或有高血壓疾病的孕婦。其特點是，水腫較嚴重，且呈全身性，水腫、蛋白尿，及血壓高是本病的主要表現。

當發現全身或局部水腫，首先要到醫院做詳盡的檢查，只有在排除各種疾病引起的可能，且又不伴隨有其他症狀，才能判斷其爲功能性水腫。

一般來說，水腫從頭面部腫起，可考慮爲腎臟病；而從腳先腫起，則以心臟病居多。再者，無論是臉部或腳部過度的水腫，都要提高警覺，不容忽視。

目前最佳的處理水腫的方法是以利尿劑爲主，它可促進腎臟排泄過多水分，算是對水分滯留的標準治療法，但因其副作用頗大，包括電解質不平衡和礦物質流失等。

【自助健康情報】水腫患者飲食注意事項

1 注意飲食清淡，不宜攝入鹹菜等過鹹的食物，以減少體內水分積聚。

2 控制水分的攝入，特別是水腫較嚴重的孕婦。

3 吃易消化食物，不吃易脹氣食物。如油炸的糯米糕、地瓜、洋蔥、馬鈴薯等，這些食物可引起腹脹，使血液回流不暢，於是更加重了水腫。

乳房腫痛原因多多

乳房腫痛是女性患者中經常遇到的情形，大多的乳房病變是屬於良性的，但是，近年來乳癌患者日益增多。所以，如果一旦發現乳房痛，都要認真對待，千萬不可大意。

通常婦女到一般外科門診要求檢查乳房，其主要症狀是乳房疼痛或腫塊，那麼究竟是什麼病症引起的上述症狀呢？

乳房腫痛之一——乳腺纖維瘤

年輕女性的乳房硬塊，常是「纖維腺瘤」，這種腫瘤通常是單個出現在一側乳房內，偶有多個瘤體出現在雙側乳房。瘤體形狀呈卵圓形，大如桂圓，小如櫻桃。觸摸時相當平滑，質地硬實，邊界清楚。其最大特徵是可移動，而且不痛或只是稍微壓痛。這種瘤絕大多數是良性的，極少數會發生惡變，所以任何婦女只要發現有乳房硬塊，一定要找醫生檢查，按照醫生的指示做必要的檢查專案，如超音波、X光乳房攝影、細胞診斷或切片手術等。

乳房腫痛之二——乳腺纖維囊腫

年紀稍大的女性，其乳房硬塊則以乳腺纖維囊腫爲主，其界限常是模糊不清，硬塊若有似無、時大時小，而且通常或多或少會有疼痛感覺。這種情況容易發生在妊娠期或哺乳期，患病前，可能有過乳房碰撞或外傷等情形。通常只要定期追蹤即可；如果疼痛較明顯，也可考慮藥物治療，若是硬塊較明顯，則可做超音波檢查；較大的囊腫，則用細針抽取囊液檢查，以確定是否爲良性；假如超音波下有任何疑問，且細針抽取無法確立診斷，則必須考慮切片手術。

乳房腫痛之三——乳腺增生

乳腺增生是婦女常見疾病，多發於30～50歲婦女，患者一側或雙側乳房內能觸及多個大小不一的腫塊（結節），呈圓形或不規則形狀。觸摸時質地硬韌，如同摸橡皮塊一般。常分散在整個乳房內，也可能局限在乳房的一部，腫物與周圍組織分界不清，與皮膚不粘連，推擠時可移動，但常與乳腺組織一起移動。病人常感到乳房脹痛，在月經來潮前3～4日更甚，月經一來，疼痛即可減輕，但摸到的腫物一般不易消退。

乳腺增生一般爲良性，少數可惡變爲癌。其發病原因可能與卵巢功能失調有關。經過醫生檢查，如果爲良性，只要常吃海帶（昆布），即有軟堅散結，縮小腫塊、消除疼痛的功效，同時密切觀察其變化即可。

乳房腫痛之四——急性乳腺炎

急性乳腺炎是由於細菌侵入乳腺組織，而引起的急性化膿性感染。這種病常發生於產後3～4週的哺乳產婦，初產婦女尤爲多見。

開始時，乳房局部發生腫塊、疼痛，繼而皮膚發紅發熱。膿腫形成則觸之有波動感；膿腫深的，皮膚發紅及波動感均不明顯。同時有頭痛、發燒、寒戰，同側腋窩淋巴結腫大、疼痛等症狀。

其發病原因爲乳汁阻滯，不得外流，使得局部乳房組織的活力降低，進而造成細菌繁殖所致。

急性乳腺炎及時做熱敷，能促進康復。方法是：產婦端坐，露出患側乳房，以45℃左右熱毛巾擰乾後，敷於乳房上。數分鐘後，用手按住乳房，一捏一鬆，反覆捏數十下，以達到剝離胸大肌筋膜和乳房基底部的黏著狀態，使乳房皮膚下深筋膜和胸大肌筋膜放鬆。最後再拉、拔乳頭，使乳頭與乳頭部、乳暈放鬆即可。

乳房腫痛之五——乳癌

乳癌（醫學上稱爲乳腺癌）多發生於中年以上婦女。它是最常見的惡性腫瘤，常發生在乳房外側上方，即接近腋窩的部位，用手觸摸，感覺堅硬，但不光滑，開始很小，慢慢長大，待與乳房皮膚發生黏連後，將可出現皮膚表面凹陷（酒窩狀），或「橘皮樣改變」，這是比較晚期的顯著外觀改變，自己可以看見。若患側腋窩淋巴結腫大、質硬、有黏連，則表示癌已轉移。

乳癌患者三分之一有疼痛感覺，因此有無疼痛不是診斷的依據，以醫生的立場來看，只有疼痛沒有硬塊或其他症狀，通常不必太擔心。

當然，也有些女性在月經前一週開始感到乳房不適。表現爲乳房脹疼，而月經來潮後則逐漸消失，下一月經週期重新出現，乳房檢查無明顯腫塊。這是由於經前體內雌激素水準增高，乳腺增生，乳房間組織水腫引起的，月經來潮後，症狀即可消失。

8 「痘痘」也是健康狀態的觀察站

很多女孩子在為臉上的痘痘煩惱，在清晨洗臉時候，一旦發現有痘痘，就如同遭到致命的打擊一樣，使勁地往臉上塗脂抹粉，予以掩飾。事實上，面部長痘，是身體有疾病的表現。並且，不同位置的痘痘，代表的病症也不一樣。

戰痘之一——知己知彼

青春痘又叫痤瘡、粉刺，是由於毛囊及皮脂腺阻塞、發炎所引發的一種皮膚病。青春期時，體內的荷爾蒙會刺激毛髮生長，促進皮脂腺分泌更多油脂，毛髮和皮脂腺因此堆積許多物質，使油脂和細菌附著，引發皮膚紅腫的反應。其實，青少年不一定都會長青春痘；而青春痘也不一定只長在青少年的身上。

引起青春痘的因素有很多，總結起來有以下幾點：

(1)面鼻及胸背部屬肺，本病常由肺經風熱阻於肌膚所致；

(2)食肥甘、油膩、辛辣食物，脾胃蘊熱，濕熱內生，薰蒸於面而成；

(3)血氣方剛，陽熱上升，與風寒相搏，鬱阻肌膚所致。

(4)睡眠不足引起，皮膚的修復一般在夜間，通宵玩電腦，熬夜容易引發。

(5)外塗化妝品刺激引起毛囊口堵塞，是本病的重要誘因。

(6)雄激素分泌水準增高、促使皮脂分泌活躍、增多。毛囊皮脂腺開口被阻塞。

(7)遺傳方面的因素，若雙親有這類的煩惱，兒女也可能會繼承這種體質。

【自助健康情報】教你如何「戰痘」

1 保持愉悅的心情和樂觀的心態，並保證足夠的睡眠；

2 飲食注意，少食花生米、咖啡及辛辣刺激性食物，防止誘發痤瘡。多吃蔬菜、水果，保持消化功能正常，防止便祕；

3 保護好面部，特別是鼻翼三角區，防止面部機械性的刺激和擠壓；

4 選擇適合自己的化妝品，忌用含油脂過多的化妝品和粉底霜；

5 保持面部清潔，慎用鹼性洗面乳；

6 每日飲用1～2杯蔬菜汁為宜，比如鮮蘿蔔汁、黃瓜汁、萵苣汁、菠菜汁等等。

戰痘之二——觀痘位置測疾病

．**位於髮髻的痘痘**　因為卸妝沒有卸乾淨，造成毛孔堵塞和污染，容易在較悶的髮髻或眉間，形成細小痘痘。加強卸妝和清潔的工作，一定要徹底搓揉乾淨，每星期做一次去角質工作，以保證皮脂腺順暢無阻。

．**位於額頭的痘痘**　額頭上出現痘痘，有可能是壓力太大，容易脾氣不好，造成心火和血液循環有問題。應養成早睡早起的習慣，讓睡眠充足，並應多喝水。

．**印堂痘**　如果有出現在兩眉正中間的痘痘，通常有胸悶、心律不整、心悸等毛病。這時，不要嘗試太過激烈的運動，應避免菸、酒等刺激性的食品。

．**眼頭痘**　靠近鼻子和眼頭區域的痘痘，通常是肝機能不好所引起，需要注意調整作息時間，避免熬夜，在11點前上床睡覺。

·**鼻頭痘**　鼻頭出現痘痘可能是胃火過大，消化系統異常的表現。患者要少吃冰冷食物，寒性食品容易引起胃酸分泌，造成胃火過大。

·**鼻翼痘**　鼻翼突然冒出的腫大的痘痘，可能與卵巢機能或者生殖系統有關。患者不要過度縱欲或禁欲，儘量走出戶外，享受健康的自然環境。

·**右邊臉頰痘**　右邊臉頰出現痘痘，說明近段時間可能消化系統有問題，飲食不健康，暴飲暴食，或者是肺部功能失常，手腳冰冷，也有可能是感冒前兆。患者在飲食上尤其要注意以清淡爲主，不要吃得過於油膩，少吃油炸食物，多吃一點蔬菜和水果，儘量避免芒果、芋頭、海鮮甲殼類等易過敏的食物。

·**左邊臉頰痘**　肝功能不順暢，如肝臟的分泌、解毒或造血等功能出了狀況，容易在左邊臉頰出現痘痘，患者需保證作息正常，保持心情愉快，不要讓身體處在過度悶熱的狀態。

·**唇周痘**　便祕導致體內毒素累積，或者是使用含氟過量的牙膏，都是造成唇周痘痘的主因。患者應多吃高纖維的蔬菜水果，調整飲食習慣，刷牙漱口要徹底。

·**下巴痘**　內分泌失調，月經失調，導致雌性激素過盛，或者吃了太多的保健品，尤其是過多補充維生素，也有可能會導致下巴長出痘痘。患者要治療好自己的內分泌失調，不要過於勞累，也不要吃太多的保健品。

·**太陽穴痘**　太陽穴周圍長痘，說明膽汁分泌不足，因爲吃了過量的油脂而讓膽囊負擔加重。要給膽囊減負，每天一杯苦瓜汁是最快捷的方法，或者食用其他瓜類，比如黃瓜、冬瓜，這些都能很好地吸收油脂。

【自助健康情報】對於治療痘痘有輔助功效的食物

1 多吃蜂蜜、麥芽、山楂、黑木耳等食物，可以改善微循環；

2 多吃動物肝臟、花生、百合、玉米等食品，可以增強皮膚抵抗力；

3 多食新鮮果汁、水果、蔬菜等高維生素食品，可以抑制皮膚油脂分泌過多；

4 多食冬瓜、絲瓜、綠豆、葡萄等食品，有助抵抗皮膚感染。

眩暈不是小事情

眩暈是目眩和頭暈的總稱，人如果出現眩暈症狀，則會表現為：眼花、視物不清、視物旋轉或昏暗發黑為眩，站立不穩。眩暈不是小事情，一旦發生眩暈，一定要找出原因，切不可輕忽。

人體平衡系統包括內耳半規管、小腦、腦幹、脊髓、中耳、大腦皮質等部位，不論哪一部位發生故障，都可能導致眩暈。眩暈可以分爲眞性眩暈和假性眩暈。

眞性眩暈是指由於眼、本體感覺或前庭系統疾病引起的，有明顯的外物或自身旋轉感。根據受損部位不同，可以分爲眼性、本體感覺障礙性和前庭性眩暈。

前庭系統疾病引起的眩暈多數症狀較重，如美尼爾綜合症、椎基底動脈供血不足、腦幹梗塞等，常反覆發作。眼性眩暈可以是生理現象，也可以是病理性的。如在列車上長時間盯住窗外的景色，可以出現眩暈及鐵路性眼震；在高橋上俯視腳下急逝的流水，會感到自身反向移動和眩暈。這些都是視覺和視動刺激誘發的生理性眩暈，脫離環境症狀就會消失。眼睛的疾病，如急性眼肌麻痹可以出現複視和眩暈。本體感覺障礙引起的眩暈，稱爲姿勢感覺性眩暈，常見於脊髓空洞症、梅毒患者。

假性眩暈是指由於全身系統性疾病引起的眩暈，如心血管疾病、腦血管疾病、貧血、尿毒症、藥物中毒、內分泌疾病及神經官能症等，幾乎都有輕重不等的頭暈症狀，患者有一種「飄忽不定」的感覺。

伴眩暈的各種常見全身性疾病包括：

(1) **腦血管性眩暈**　突然發生劇烈旋轉性眩暈，可伴有噁心嘔吐，一般10～20天後逐漸減輕，多伴有耳鳴、耳聾，而神志清晰。例如，夜間飲酒後，男性如廁時，即刻發生眩暈，常見前列腺肥大的老年人。老年人陣發眩暈、耳鳴、頭頸轉動時發作，以供給內耳血液的椎一基底動脈供血不足居多。這種典型的腦血管循環不良眩暈，通常數月會發作一次，合併有枕部頭痛、雙耳耳鳴、噁心嘔吐、手腳發麻等症狀。如果每天都出現此種症狀，則可疑似為腫瘤。

夏冬季節，由於血液黏稠度增加，容易發生各種腦血管意外，導致腦血管性眩暈的發生。應注意多飲水，不要突然改變體位，如廁時避免猛起。一旦發生，應儘快到醫院就診，經確診後可以適當給以擴血管藥物、抗血小板聚集藥物（如阿司匹靈）、抗凝藥物等。

（2）**腦腫瘤性眩暈**　早期常出現輕度眩暈，可呈搖擺感、不穩感，而旋轉性眩暈少見，常有單側耳鳴、耳聾等症狀，隨著病變發展可出現鄰近腦神經受損的體徵，如病側面部麻木及感覺減退、周圍性面癱等。此類眩暈發病多較緩慢，初期症狀較輕，不易發現。對於逐漸出現的輕度眩暈，若伴有單側耳鳴、耳聾等症狀，或其他鄰近腦神經受損的體徵，如病側面部麻木及感覺減退、周圍性面癱等，應儘早到醫院診治，明確診斷，早期手術治療。

（3）**頸源性眩暈**　表現為多種形式的眩暈，伴頭昏、晃動、站立不穩、沉浮感等多種感覺。眩暈反覆發作，其發生與頭部突然轉動有明顯關係，即多在頭部運動時發生，有時突然坐起或躺臥時會出現變位性眩暈。一般發作時間短暫，數秒至數分鐘不等，亦有持續時間較長者。晨起時可發生頸項或後枕部疼痛。部分患者可出現頸神經根壓迫症狀，即手臂發麻、無力，持物不自主墜落。半數以上可伴有耳鳴，62%～84%患者有頭痛，多局限在頂枕部，常呈發作性跳痛。日常應注意平時工作學習的體位，在長時間伏案工作後應適當活動頸部。枕頭高度應適宜，墊枕過高容易導致頸源性眩暈的發生。

治療上多採用康復方法，如頸椎頜枕吊帶牽引、推拿手法治療、針灸等，嚴重的則需要手術治療。

（4）**眼源性眩暈** 非運動錯覺性眩暈，主要表現爲不穩感，用眼過度時加重，閉眼休息後減輕。眩暈持續時間較短，睜眼看外界運動的物體時加重，閉眼後緩解或消失。常伴有視力模糊、視力減退或複視。視力、眼底、眼肌功能檢查常有異常，神經系統無異常表現。

（5）**心血管性眩暈** 高血壓病引起的眩暈通過血壓測定可以明確診斷。頸動脈竇綜合症可以導致發作性眩暈或暈厥。發病誘因大多是突然引起頸動脈受壓的因素，如急遽轉頭、低頭、衣領過緊等。患者感到外界景物及自身在旋轉的錯覺，多見於內耳迷路和腦部疾病；無外物及自身旋轉的感覺，只有站立不穩，多爲此種類型。

（6）**內分泌性眩暈** 低血糖性眩暈常在饑餓或進食前發作，持續數10分鐘至1個小時，進食後即可症狀緩解或消失，常伴有疲勞之感，發作時檢查血糖還可發現有低血糖存在。甲狀腺功能紊亂也可以導致眩暈，臨床以平衡障礙爲主，針對甲狀腺功能的相關檢查即可以確診。

（7）**血液病導致的眩暈**　白血病、惡性貧血、血液高凝疾病等均可引起眩暈，通過血液系統檢查即可以確診。

（8）**神經官能性眩暈**　病人症狀表現爲多樣性，頭暈多系假性眩暈，常伴有頭痛、頭脹、沉重感，或有失眠、心悸、耳鳴、焦慮、多夢、注意力不集中、記憶力減退等多種神經官能症表現，無外物旋轉或自身旋轉、晃動感。對於45歲以上的婦女，還應注意與更年期綜合症鑒別。對於因精神因素導致的眩暈，首先應解除病人的焦慮不安的情緒，可適當給以抗焦慮或抗抑鬱藥物，但要避免長時期使用鎮靜藥物，以免增加藥物的耐受性和依賴性。

（9）**美尼爾綜合症**　病人出現突發性眩暈，感覺一陣天旋地轉，並伴有耳鳴、耳漲、噁心、嘔吐等症狀。本症多見於中年婦女，特點是突然發作，睜眼時感覺天旋地轉，閉眼則感自身在旋轉，轉動頭部時加劇。每次發作從數分鐘至數小時不等，長的可達數天，甚至數週，主要是因內耳淋巴液代謝失調所引起的。

（10）**藥物引起的眩暈**　患者曾經使用鏈黴素、慶大黴素等有毒性藥物時，當出現高音調耳鳴、眩暈時，表示有藥物中毒的可能。

生活中常有些人坐上汽車後沒多久就覺得頭暈，上腹部不舒服、噁心、出冷汗，甚至嘔吐；尤其當汽車急煞車、急轉彎，或突然啓動時更爲厲害，下車休息片刻即可逐漸減輕或恢復。有的人甚至未乘車前，只要看到車輛，就已感到不適。

原來暈車是由於人體內耳前庭平衡感受器受到過度運動刺激，前庭器官產生過量生物電，影響神經中樞而出現的出冷汗、噁心、嘔吐、頭暈等症狀。由於每個人耐受性差別很大，這除了與遺傳因素有關外，還受視覺、個體體質、精神狀態，以及客觀環境等因素影響，所以在相同的客觀條件下，會出現有的人暈車，而有的人則安然無恙。

【自助健康情報】預防暈車的小竅門

1 乘車前不宜過飽、過饑、過勞累。

2 乘車前避免情緒緊張，放鬆心情，克服心理障礙。

3 乘車時選擇顛簸程度較輕的汽車的前部，打開車窗保持通風，可將頭後仰靠在椅背上。閉目，以減輕頭部震動和眼睛視物飛逝而引起頭暈加重。

4 日常要強化鍛鍊，增強體質，可著力在抗頭暈鍛鍊上下功夫，如多做轉頭、原地旋轉、翻滾等運動，經常鍛鍊即可減緩暈車程度。

5 乘車時，若感到不適，可多聞幾下橘子皮可緩解暈車症狀。

偶爾發生一兩次眩暈，可能是體位改變或神經衰弱所致，不必過度擔心。如果經常發生眩暈，就要去醫院接受檢查，查明原因。預防眩暈應當在日常生活中，減少生活壓力、放鬆心情、低鹽飲食、避用菸酒及含咖啡因食品，以及多吃水果。

從體味「嗅」出病兆

正常情況下，人的身上是沒有異味的，當人患某些疾病時，有時可通過皮膚黏膜、呼吸道分泌物、胃腸道的嘔吐物，和排泄物發出異常氣味，通過辨別這些異常氣味，可以幫助我們及早發現這些疾病。

「肝臭味」：患猛爆性肝炎或者其他原因導致的肝功能嚴重損害的患者，常呼出一種特殊性臭味，俗稱肝臭。由於甲基硫醇和二甲基二硫化物不能被肝臟代謝，在體內聚集而揮發的一種特殊氣味。肝臭味表明肝臟功能受到嚴重損害，是病情危重的表現。

（1）**爛蘋果味**　糖尿病患者在病情嚴重時，由於大量脂肪在肝臟內氧化而產生酮體，並擴散到血液中，致使呼出的氣息中帶有丙酮，像爛蘋果味。爛蘋果味其實是糖尿病酮症酸中毒的特徵之一。

（2）**尿臊味**　患有慢性腎炎或腎病的病人，病情進展到慢性腎功能衰竭階段（俗稱尿毒症），由於無尿，某些毒性物質（如尿素氮、肌酐等）不能排出體外而瀦留於血中，就會使病人呼出的氣體散發出尿味或氨味，它是病情趨於危重的一個信號。

（3）**糞臭味**　患有膀胱結腸瘻的病人，腸道裏的糞便可通過瘻管進入膀胱，溶於尿液中，因而排出的尿通常帶有糞臭味。此外，臍尿管糞瘻的病人糞便從臍部　管漏出來，大便失禁的病人不能控制大便，其身體也可散發出難聞的糞臭味。

（4）**啤酒花烘爐味**　主要見於蛋氨酸吸收不良綜合症，又稱啤酒花烘爐尿症。病人以尿和汗存在特有的乾芹菜、酵母樣，或者啤酒花烘爐氣味爲特徵。由於腸道對蛋氨酸的吸收轉運系統的功能障礙，蛋氨酸不能被腸黏膜吸收，經腸道菌群作用而將蛋氨酸分解，形成大量α-羥丁酸（產生特殊氣味），吸收入體內經尿排出。其他症狀有頭髮變白、智力低下、抽風等。

（5）**魚腥臭味**　主要見於魚腥臭綜合征，這是一種先天性隱性遺傳病，由於人體肝臟缺乏三甲基胺氧化酶，致使三甲基胺在體內不能被肝臟代謝，大量蓄積。病人的汗液、尿液、呼出氣體中排出大量具有魚腥臭味的物質，其實就是三甲基胺。

（6）**腐敗腥臭味**　患有膀胱炎或化膿性腎盂腎炎的病人，由於尿內有大量細菌生長繁殖，會有腐敗腥臭味散發出來。

（7）**腳汗味**　又稱汗足臭綜合症，可能是一種常見染色體隱性遺傳病。其主要臨床表現爲特殊腳汗氣味，智力低下和共濟失調等症狀。由於短鏈脂肪酸的代謝異常，體內異戊醯輔酶A脫氫酶的活性消失，異戊醯輔酶A不能進一步氧化，致使異戊酸及其衍生物蓄積在體內而引起。病人的嘔吐物、呼氣、尿液、皮膚，乃至血液均散發出一股特殊氣味，爲一種乳酪氣味或者汗足的強烈臭味。

(8) **大蒜味**　常見於有機磷農藥中毒的病人，其呼出的氣體、嘔吐物，可散發出刺激性大蒜味。

(9) **口臭**　發出難聞氣味，一般見於口腔炎症、胃炎、胃潰瘍等消化道疾病。

需要區分注意的是，由於各人種基因的一致性，導致東西方人的體味差異較大。很多西方人毛孔較大，汗腺發達，會產生出比較濃烈的體味，這也是西方人習慣使用香水，以掩飾自身的體味的原因。

總之，當您發現自己或者周圍人出現上述異常體味時，應該警惕可能是疾病的信號，最好及時到醫院接受進一步的檢查，以期早期發現疾病，早期治療，以期避免病情被貽誤。

別忽視無緣無故的流口水

有一種現象，或許因其太過平常，從來都不被注意。當我們看到美食後，往往都會情不自禁地流口水，當我們睡覺睡得正香的時候也會不知不覺地流口水，在我們的嬰兒、成年、老年時期，都會發生流口水，那麼，人為什麼要流口水，過多的口水到底暗含著什麼訊息呢？

口水，其實就是唾液。正常的口水對人體健康有利的，在正常情況下，口腔中應保持0.5～1.0毫升的唾液。唾液具有較強的抗齲作用，但每天都流很多口水，而且自身無任何察覺，是一種不正常現象，要及時到醫院檢查，切莫耽誤病情。

流口水之一——孩子流口水

初生兒流口水是一種正常現象，因爲他們的咀嚼能力和面部肌肉收縮能力，都比較弱，以致嘴巴總是合不上，才會出現流口水的情況。而此時，流口水對嬰兒來說有很多好處。

例如，當孩子的牙齒要突破牙肉組織時，難免會造成組織的腫脹而有疼痛感，多一些唾液可以起潤滑作用，減少牙齒周圍發炎。口水可以刺激嬰兒的味蕾，促進吞咽動作的形成。另外，促進了嘴唇和舌頭的運動，有助於早日開口說話。

唾液偏酸性，裏面含有一些消化　和其他物質，在口腔內因有黏膜的保護，所以不致侵犯到深層。但凡事有利有弊，當口水外流到皮膚時，則易腐蝕皮膚最外的角質層，導致皮膚發炎，引發濕疹等小兒皮膚病。

一般當孩子三個月時，口水的分泌量會明顯增加。由於每個孩子成長發育情況不同，發育較快的孩子一般一歲半左右就會停止流口水，大部分孩子能夠在兩歲之前，由於肌肉運動功能的成熟，以及能夠有效地控制吞咽動作，從而停止流口水。

如果孩子口水流得特別嚴重，就必需去醫院接受檢查，看看是否存在口腔、吞咽功能失常等病症。

如果孩子長大了還流口水，則有可能是神經或內分泌方面發育不好，或者是口腔內有炎症以及消化不良等。

如果寶寶的嘴唇、口角或嘴巴周圍因流口水多出現水泡，表示寶寶的口腔內可能有潰瘍，很有可能是患了口腔炎。

【自助健康情報】怎樣護理「吐泡泡」的孩子

1 要隨時用柔軟的紙巾爲愛流口水的寶寶，輕輕擦拭嘴巴旁邊。要注意控制力度，以免損傷局部皮膚。

2 對於口水流到處，如下巴、頸部等，要用溫水洗淨，塗上嬰兒乳液對皮膚進行保護。

3 對於常常被寶寶口水污染的圍兜、上衣、枕頭、被褥等，要勤洗勤曬，使保持乾燥清潔，以免滋生細菌。

4 在增加輔食（4～6個月時）後，需有意識地加強寶寶的吮吸、吞咽能力；寶寶長牙後，要儘量選擇有硬度的食物，逐漸提高其咀嚼的能力。

5 兩歲以後，要有意識地訓練孩子口腔肌肉收縮能力，比如用吸管吸水，吹氣球等。

流口水之二——睡覺時流口水

小王是一個運動員，在一次運動過程中，不慎掉了兩顆牙。小王沒在意，隨便在一家牙醫門診鑲了牙。從此以後，小王總感覺嘴裏有口水，每天早晨醒來口水居然能流濕半邊枕頭。後來，小王發現自己的嘴裏還常有一股子難聞的氣味。後來到正規醫院一查，醫生告之：都是鑲牙惹的禍。

然而，三十多歲的小夏既沒像小王那樣掉牙、也沒鑲牙，卻也是一早醒來發現口水同樣濕了半個枕頭，就連午睡也是這樣。小夏覺得既奇怪又緊張，馬上到醫院檢查，結果發現檢查指標都是正常的。

中醫認爲，睡覺時流口水多爲脾虛引起。脾有運化食物中的營養物質和輸布水液以及統攝血液等作用。脾虛則運化不利，就產生口水外流。還可以伴有失眠，無力等症狀。平日可多服食健脾固腎的中藥調理，如蓮子、芡實和淮山藥，如無口乾口苦，可加適量的黨參。

其他引發睡覺流口水的原因，大致可歸納爲以下幾種：

一、睡覺姿勢不當。像趴在桌子上睡、側臥位睡覺，由於腮部受到壓迫，嘴唇不能合攏，所以容易引起流口水。

二、口腔衛生不良，牙縫和牙面上有食物殘渣或糖類物質積存，容易引起細菌在口腔裏繁殖，從而刺激唾液分泌，造成睡覺流口水。

三、口腔內的炎症也會促進唾液分泌。如口腔被細菌感染，疼痛明顯，容易流口水，需要局部用藥促進潰瘍癒合，流口水的情形就會自動消失。

四、牙齒畸形尤其是凸面型牙齒畸形的患者，前牙向前凸出較爲明顯，常出現開唇露齒，睡覺時唇部很難完全覆蓋前牙面，上下唇常自然分開，因此就容易流口水。

五、藥物因素，例如服用某些抗癲癇類藥物的副作用之一就是流口水。

除了上述問題外，還有些全身性疾病也可能引起睡覺時流口水。一些神經官能症或其他可能引起植物神經紊亂的全身疾病患者，睡覺時也可能出現副交感神經異常興奮的情況，會使大腦發出錯誤信號，引起唾液分泌增加。

【自助健康情報】如何防治成年人流口水

1 先到正規醫院進行檢查，對流口水的原發疾病例如神經官能症、口腔炎症等予以治療；

2. 飲食及日常生活要注意，晚飯不能吃得過飽，不能進食過多油膩、黏糯等不易消化的食物，飯後不能立即就寢；

3. 保持口腔衛生，以減少口腔內炎症的發生，保持飯後漱口、睡前刷牙的良好衛生習慣。

4. 不要在劇烈運動或用腦過度的情況下馬上入睡。

流口水之三——老年人流口水

我們經常看到身邊很多老年人口水總是掛在嘴邊，認爲這是老年人的普遍現象，並不在意。其實，隨著年齡的增大，老年人各項機能退化，因條件反射明顯減慢而不自覺地出現流口水的現象。但是，由於老年人腺體漸漸萎縮，唾液分泌會逐漸減少，如果唾液分泌旺盛，則往往是疾病的徵兆。

老年人口水增多主要存在以下四個原因：

一、異物反應，例如，很多老年人安裝假牙，會刺激腺體分泌唾液；

二、口腔潰瘍，潰瘍面會造成黏膜疼痛，刺激唾液分泌增多；

三、口腔腫瘤，如頰癌較爲常見，起病時一般表現爲潰瘍，發展較慢，早期不容易引起警覺，當潰瘍向深層逐漸浸潤，感覺疼痛的時候，就會刺激腮腺導管，導致口水增多；

四、老年性癡呆、腦萎縮，以及其他腦部疾病。

總之，流口水雖然是件小事，如果經常不自覺的流口水，不僅給生活帶來不便，還會影響社交。所以，勿以事小而不為，發現症狀及時治療，才是保證健康的不二法則。

發燒感冒背後可能有大「元兇」

發燒在日常生活中是再普通不過的事情了，然而，發燒本身並不是一種疾病，它只是由於相關疾病引起的一種表象。我們需要通過現象看本質，找到引起發燒的原因，對症下藥。

臨床上通常把超過正常體溫0.5℃稱為發熱，體溫升高不超過38℃稱為低熱；38.1～39℃為中等熱，39.1～41℃為高熱，41℃以上是過高熱。

正常人的口腔舌下溫度是攝氏37度，不過因人體體溫在正常狀況下，有「清晨低而傍晚高」的生理性體溫節律現象，最明顯的是早晨6點的體溫降至最低，大約是36.3～37.1

度之間，黃昏時則較高。

通常我們將口溫、肛溫、腋溫各設一個正常標準，超過此標準，即可說「已經發燒了」。當口溫大於37.6度、肛溫大於38度、腋溫大於37度，受測量者多少都會感覺身上或多或少有「燙燙的感覺」或昏昏欲睡、食欲不振、四肢無力等不舒服感，而我們從體表皮膚、額頭也能摸到「熱」的感覺時，就可說是「已經開始發燒」。若是口溫大於38度、肛溫大於38.5度、腋溫大於37.5度，就能十分確定「已經發燒了」。

由於人體的溫度受下視丘體溫調節中樞控制，而其調節功能中有一「臨界點」溫度。一般來說，在正常臨界點溫度時的「中心溫度」上升（實際量周邊溫度如口溫、腋溫等可能並未升高），我們稱之為「體溫過高」，此並非眞正的發燒。常見情形如：小孩穿了過多不透氣的衣服、劇烈運動、情緒緊張、手術後，及某些藥物如麻醉劑、抗癲癇製劑等作用的結果；其最大的特徵是患者會感到全身燥熱難耐，處理原則應以降低環境溫度和增加散熱為主。

引起發燒的原因有哪些呢？除了一般有明顯病因可尋者，如上呼吸道感染（俗稱感冒）、急性扁桃腺炎、肺炎、尿道炎、腸胃炎導致脫水過度等之外，尙有不少病例是無法在短時間內診斷者，這類發燒我們統稱為「不明發熱」。

根據統計，引起不明熱的疾病種類中，仍以感染症居多（約占30％～35％），其次依序是惡性腫瘤、自體免疫性疾病，以及其他一些較少見的疾病，如：肺栓塞、瘧疾、傷寒等等。

讀者可以根據發燒時出現的症狀，及發燒病程的長短等，來進行自測。

一、發燒伴有咳嗽、咯痰、胸痛等症狀，常見於呼吸系統疾病。

二、發燒伴有腹痛、腹瀉、噁心、嘔吐等症狀，常見於消化系統疾病。

三、發燒伴有尿急、尿痛、頻尿、腰酸等症狀，常見於泌尿系統疾病。

四、發燒伴有昏迷、頭痛、嘔吐等神志改變時，常見於中樞神經系統的感染。如流行性腦炎、病毒性腦膜炎、細菌性腦膜炎等。

五、發燒伴有淋巴結腫大，並有觸痛者，多爲局部感染所致。如全身性淋巴結腫大，即表示有結核病、血液病的可能。

六、發燒時，出現皮下淤斑，常見於流行性腦脊髓膜炎或血液病。

七、發燒時，出現皮疹，常見於出疹性傳染病，如痲疹、猩紅熱等。

八、發燒時，伴有肝脾腫大，常見於傷寒、瘧疾、急性血吸蟲病等。

九、發燒時，皮膚出現黃疸，常見於肝膽疾病及敗血症。

十、發燒時，並伴有皮膚感染，應考慮爲丹毒和癤腫等症。

發燒尋蹤之一——病程的長短

短期發燒（一星期以內），常見於流行性感冒、上呼吸道感染、中暑、食物中毒、痢疾等；也見於各種出疹性急性傳染病，如水痘、痲疹、風疹、猩紅熱等。

長期發燒（超過兩星期以上），常見於敗血病、結核病、白血病、傷寒、膠原性病、惡性腫瘤、感染性心內膜炎等。

免疫、代謝或結締組織方面的疾病，如急性痛風症、紅斑性狼瘡、類風濕性關節炎、甲狀腺中毒急症、三酸甘油酯過高症，有時也會有持續發燒的現象。

藥物中毒，尤其是阿司匹靈服用過量，會影響調溫中樞，造成肝腎破壞、休克以及高達40度的體溫。藥物過敏，也會使下視丘功能受損，也常會使體溫上升，醫學上謂之「藥物熱」。有些病人是因長期使用抗生素，才使發燒持續不退，如把所有藥物都停了，反而退燒，此種病例並非罕見。

有許多癌症會合併發燒，常因腫瘤阻塞了血流或癌組織有局部感染，導致高燒不退。有些較硬、組織較緻密的腫瘤，本身就會產生高燒。肝癌、肺癌、骨癌、胰臟癌、腎上腺瘤都會如此。高燒往往是許多血液方面疾病，或癌症的早期惟一症狀，如急性溶血症、急性血癌、淋巴瘤、霍傑金氏症等。所以一些長期發燒的病人，必須檢查是否患有癌症的問題，小兒則應要注意是罹患血癌。

發燒尋蹤之二——發燒不會燒壞腦子

發燒主要是人體受感染之後，免疫系統對感染原產生的一種反應。換言之，生病是發燒的「原因」，發燒是生病後的「結果」，一定要先有病，而後才會發燒，人不可能無緣無故發燒的。

很多人在看到家人發燒後很是著急，於是，用酒精或溫水擦身，置冰袋於患者額頭，或乾脆吃退燒藥，總之，想盡一切辦法讓患者降溫，唯恐把病人的腦子燒壞了。事實上，發燒不過是生病時，身體的一種生理反應而已！就一般常見疾病而言，無論燒多久，對身體尤其腦部，都不會有不良的影響。

有些人在大病一場，高燒數天後，變得有些發呆、白癡或腦性痲痹，看似燒壞了腦子，其實是因爲他們患有腦炎或是腦膜炎的關係。當細菌、病毒侵入腦部或腦膜，破壞了腦組織，身體也因此引起了「發燒反應」。換言之，是腦壞掉才造成發燒，而不是發燒造成腦壞掉。如果病變是在腦部，那麼即使沒有發燒，腦子還是有可能壞掉；若是病變不在腦部，那麼無論如何燒，腦子也不會壞掉。

從另一種角度來講，體溫的上升是有助於提升人體抗病功能（包括細胞免疫與體液免疫，即抗體的合成）。發燒可以縮短疾病時間、增強抗生素的效果、使感染較不具傳染性。

由於發燒是身體故障的一種警訊，所以盲目的退燒反而會掩蓋了實際的病況，徒增診斷上的困難。

如果能有正確觀念，就不會恐懼「發燒會燒壞腦」，在看病時也不會急著要退燒。不過，發燒的病因若已確立，並施予適切治療情形下，輔以適度退燒以減輕病患的不適，則是被允許的。此外，如果病人患有器質性腦病變，以及小孩曾患有熱痙攣病史者，在治療疾病的同時，予以積極退燒也是必要的，而針對引起發燒的潛在性疾病，予以對症下藥，才是處理發燒的根本之道。

至於發燒的病情有輕有重，有些病人在發燒過程中，病情會發展到嚴重的程度，甚至會到達病危的地步。

發燒尋蹤之三——十種發燒的危險信號

當發燒出現下列10種危險信號，就要提高警覺，及時就醫救治。

一、高燒持續不退。

二、高燒突然下降到正常體溫以下。

三、臥床不起的發燒。

四、發燒時出現驚厥。

五、發燒時伴有呼吸困難。

六、發燒伴有尿量顯著減少。

七、發燒伴有異常消瘦。
八、發燒病人神智不清、意識模糊。
九、發燒病人臉色呈現青灰色或土黃色。
十、發燒伴有身上長瘡。

如同一句成語：「狐假虎威」，發燒如同走在前面的狐狸一樣並不可怕，眞正起到威脅作用的是藏在狐狸背後的老虎，即疾病本身，換言之，身體的病痛及傷害不是因爲發燒引起的，而是疾病本身所造成的，大家切勿本末倒置。一旦發燒，首先需要考慮的是查明病因，用科學合理的方法及時治療疾病，這樣發燒自然就會「不攻自退」。

咳嗽雖小，麻煩卻大

咳嗽是生理機能一種保護性反射動作，可將呼吸道過多的分泌物或異物咳出體外，如果咳嗽持續個不停，由急性轉為慢性，則會給患者帶來諸多不便。

《素問病機氣宜保命集》有云：「咳謂無痰而有聲，肺氣傷而不清也；嗽是無聲而有痰，脾濕動而爲痰也。咳嗽謂有痰而有聲，蓋因傷於肺氣動於脾濕，咳而爲嗽也！」

咳嗽是呼吸系統常見的症狀。它是一種正常的生理機能，由腦幹中的咳嗽中樞所控制。咳嗽的動作是短促深吸氣，聲門緊閉，呼吸肌、肋間肌和膈肌快速猛烈收縮，使肺內高壓的氣體噴射而出，就成爲咳嗽。隨著急速衝出的氣流，呼吸道內的異物或分泌物因而被排出體外。

在臨床上，有很多疾病都可引起咳嗽，根據引起的原因，可分爲生理性咳嗽和病理性咳嗽兩類，若能區別咳嗽的種類，將有助於了解病情輕重以及對症治療。

解析咳嗽之一——生理性咳嗽

生理性咳嗽並不是疾病所致，這種咳嗽通常是對身體有益，目的是將進入氣管的異物或塵粒咳出體外，吸菸者的咳嗽即是最好的例子。從鼻孔吸進的塵埃，首先由鼻毛負責攔截，有些較小的塵埃粒子仍能通過鼻毛的阻攔「闖關」進入氣管，被黏液薄膜吸住，最後凝結成「痰」。痰逐漸增多就會刺激到咽喉。此時，猛吸一口氣，並在瞬間將之吐出，這就是咳嗽。許多醫生建議，可以借由喝大量的水來避免咳嗽，同時稀釋呼吸道的內分泌物。

解析咳嗽之二——病理性咳嗽

咳嗽的形成和反覆發病，經常是許多複雜因素綜合作用的結果。

咳嗽是呼吸系統疾病的主要症狀，咳嗽的形成和發作與反覆呼吸道感染有關。在咳嗽患者中，可存在有細菌、病毒、支原體等的特異性，如果吸入相應的抗原則可激發咳嗽。在病毒感染後，可直接損害呼吸道上皮，致使呼吸道反應性增高。在乳兒期，呼吸道病毒（尤其是呼吸道合胞病毒）感染後，表現咳嗽症狀者也甚多。由於寄生蟲如蛔蟲、鉤蟲等引起的咳嗽。

咳嗽無痰或痰量很少即爲乾咳，常見於急性咽喉炎、支氣管炎的初期；急性驟然發生的咳嗽，多見於支氣管內異物；長期慢性咳嗽，多見於慢性支氣管炎、肺結核等。

發生在白天的咳嗽，多見於支氣管及肺部炎症；夜間的咳嗽，常見於肺結核、百日咳、心力衰竭、支氣管哮喘；清晨或夜間咳嗽加劇，則以支氣管擴張以及慢性支氣管炎居多咳嗽的性質。

咳嗽聲短促，多見於肺炎和胸膜炎；較微短促的咳嗽，常見於肺結核病初期；咳嗽聲勢如破竹，多見於急性喉炎或白喉；痙攣性陣咳，常見於百日咳和氣管異物；犬吠樣咳嗽，常見於假聲帶腫脹、主動脈弓瘤、縱隔腫瘤等。咳嗽的頻率輕微單發的咳嗽，多見於氣管炎、喉炎、早期肺結核，以及吸菸者；陣發性咳嗽，常見於百日咳、支氣管哮喘、氣管異物；連續不斷地咳嗽，則要考慮支氣管擴張、慢性氣管炎，或肺結核伴有空洞等疾病的可能。

急性咳嗽多見於肺炎、胸膜炎、急性支氣管炎，或上呼吸道感染；慢性咳嗽多見於支氣管炎、肺結核、肺癌等。

咳嗽時如果伴有發燒，常見於感冒、肺炎、肺結核（高熱多見於肺部感染，低熱常見於肺結核）；咳嗽時如果伴有嘔吐，則多見於百日咳、慢性咽炎；咳嗽伴有呼吸困難者，有哮喘、心力衰竭的可能，咳嗽痰中帶血，常見於肺結核或急性支氣管炎；咳嗽大量咯血，多見於支氣管擴張及肺結核末期；至於咳嗽伴有體重快速消瘦，則應警惕肺癌的可能。

解析咳嗽之三——咳痰

鐵銹色的痰，常見於大葉性肺炎；粉紅色痰，常見於心力衰竭引起的肺水腫；泡沫性痰常見於支氣管哮喘；濕性痰，多見於肺膿腫、慢性支氣管炎及空洞性結核；少量痰多以早期急性支氣管炎、肺炎、早期結核、支氣管哮喘居多；而當體位改變時可咳出大量膿痰者，常見於支氣管擴張、肺膿瘍等。

除了上述常見病因外，有些藥物可引起咳嗽發作，如降血壓藥，另外，由於飲食關係而引起咳嗽發作的現象，在咳嗽病人中常可見到，尤其是嬰幼兒容易對食物過敏，但隨年齡的增長而逐漸減少。引起過敏最常見的食物是魚類、蝦蟹、蛋類、牛奶等。

咳嗽的不利作用可把氣管病變擴散到鄰近的小支氣管，使病情加重。另外，持久劇烈的咳嗽不但會影響休息，還容易消耗體力，並可引起肺泡壁彈性組織的破壞，誘發肺氣腫。所以，切莫以咳嗽事小而掉以輕心。

胸口痛要警惕心病的預兆

胸痛是指胸部正中或偏側作痛。《素問‧臟氣法時論》中曰：「心病者，胸中痛。」胸痛的原因很多，有可能是因喝下冰涼飲料造成，或是在運動之後引起的神經、肌肉系統毛病，甚至也可能只是由於心理因素所造成的，當然，最好不要是由於心臟病發作而引起來的。

一般來說，常見引起胸痛的原因，如自律神經系統亢進引起的情緒上胸痛，這種症狀以「心悸、胸悶」來表現較多，患有良性心臟疾病者，雖會有胸痛，但絕大多數只是心理問題，心臟並無大礙，有的甚至沒有必要就醫。

胸腔的漿膜受到刺激，或骨骼關節受刺激所引起的胸痛，其中較常見的有心包膜炎、肋膜痛、肋軟骨或胸軟骨關節疼痛等等，這些病症雖然不會立即有生命危險，但必須儘快就醫治療。

嚴重的胸痛，有因器官或組織撕裂而引起的疼痛，包括氣胸、心絞痛、心肌梗塞、主動脈瘤剝離、椎間盤破裂等，其中急性心肌梗塞發作後，會出現劇烈且持久的心絞痛樣心前區胸痛，這類病人往往突然在數小時、數分鐘，甚或瞬間停止心跳。這種不可意料的，驟然來臨的死亡，醫學上統稱爲「猝死」，須要特別加以小心才是。

胸痛的病因錯綜複雜，而且疼痛時系因神經傳導及神經反射所致，極易出現轉移及牽引性疼痛。但是，如果注意胸痛的部位、疼痛性質、時間和伴隨的症狀，自己大致也能判斷出胸痛是由何種疾病所引起的。

胸痛自我診斷之一——依據胸痛的部位

（1）心絞痛常位於胸骨上段或中段之後，亦可波及大部分心前區，疼痛可放射到左肩或左臂內側，甚至直達小指或無名指。

（2）進行性肌痛時，胸、腹部肌肉劇烈疼痛，並且分別向肩、頸部放射。

（3）肺栓塞、自發性氣胸、急性胸膜炎等，會出現十分劇烈的側胸疼痛。

（4）胸部皮膚上出現密集米粒大的水泡，沿肋間神經分布，但不越過中線，且有針刺或火燒般的疼痛，多見於肋間神經感染病毒引起的帶狀皰疹。

（5）食道疾病、膈疝、縱隔腫瘤的疼痛，多位於胸骨後。

部位。

(6) 肋間神經痛的部位則沿肋間神經分布。

(7) 外傷引起的胸痛，多位於外傷的部位。

(8) 肺部病變影響臟層胸膜時，可引起疼痛，且胸痛當心心臟病多位於病變的鄰近部位。

胸痛自我診斷之二——依據胸痛的性質

(1) 心絞痛呈壓榨樣痛，且在心前區常有重物壓迫的窒息感。

(2) 心臟神經官能症患者，若將手指置於左乳下方（心臟前端心尖處），會有氣悶般的痛苦。

(3) 急性食道炎的疼痛呈灼熱痛。

(4) 癌腫轉移到肋骨，可出現劇烈難忍的胸痛和局部壓痛。

(5) 肋間神經痛常呈針刺樣或刀割樣痛；骨痛呈酸痛或椎痛；肌肉痛則呈酸痛。

(6) 胸部主動脈瘤破裂、自發性氣胸、食道破裂等，都可出現突然劇烈的胸痛。

(7) 白血病，特別是急性白血病患者，胸骨壓痛更是重要的徵兆之一。據臨床觀察，多數病人胸骨壓痛以胸骨體下部（相當於第四、五肋間的胸骨體部）最爲明顯。因此，若發現自己的胸骨有壓迫感而非外傷引起時，應及時到醫院診察，絕對不可大意。

胸痛自我診斷之三——依據胸痛發生的時間

心絞痛或心，肌梗塞常在受寒著涼、暴飲暴食（飽餐）、情緒激動等誘因，或過度勞累後的晚上發作。胸膜炎或肋間神經痛的胸痛，多在呼吸或咳嗽時加重。食道炎、食道憩室、食道腫瘤、食管裂孔疝、彌漫性食道痙攣等所引起的胸痛，常在吞咽時發作或使之加劇。

胸痛自我診斷之四——依據胸痛伴隨的症狀

（1）胸痛伴有呼吸困難和紫紺，多見於氣胸。

（2）胸痛伴有呼吸困難、血痰、咳嗽，可見於肺栓塞。

（3）胸痛伴有咳嗽、咳痰、咯血，常見於肺結核、支氣管擴張及支氣管癌等。

（4）胸痛伴有發燒，並有相關的胸部徵兆，可見於膿胸、大葉性肺炎、結核性胸膜炎。

（5）胸痛（心前區疼痛）伴有發燒、咳嗽、呼吸困難、疲乏以及全身冒出冷汗，可見於心包炎。

（6）胸痛（心前區劇痛）伴有血壓下降、冒冷汗、面色蒼白、噁心、嘔吐，並有恐懼不安或瀕死之感，多見於心肌梗塞。

（7）胸痛伴有胸悶、心悸，與此同時或在此之前，還會出現發燒、咽痛、腹瀉、身體酸痛等症狀，可見於急性心肌炎。

（8）胸痛伴有消瘦、吞咽困難，吞食物時有阻塞現象，而且阻塞物似乎有逐漸下降的趨勢，可見於食道癌。

【自助健康情報】胸痛之家庭應急處理

1 採取自由體位，臥床休息。

2 局部熱敷。

3 口服止痛藥物。

4 若疑爲心絞痛，可舌下含服硝酸甘油或心痛定。

5 經上述緊急處理後疼痛仍未緩解時，應盡快送醫院急救。

腹痛不要自己忍

腹痛是每個人都曾經歷過的。除了一般的腸胃炎、情緒緊張，壓力也是造成腹痛的常見原因，包括考試、比賽等也都可能會引起，當這些因素消除之後，腹痛症狀也就會自動消失了。雖然大多數的腹痛並不嚴重，但若因而輕忽了少部分嚴重疾病，如胃潰瘍、腎結石、子宮外孕、心肌梗塞等的預警，結果將不堪想像。

《症因脈治》卷四中寫道：「痛在胃之下，臍之四旁，毛際之上，名曰腹痛。」爲了不留下遺憾，如何在發病時即能注意疼痛的性質和變化，進而判斷出何種疾病是非常必要的。

感覺不大一樣的疼痛，或斷斷續續超過兩個星期以上的疼痛，這時若能明確地向醫生提供腹痛的部位、發生的時間，以及腹痛的性質等等的情況，將更有助於醫生做出準確的診斷。

腹痛診斷之一——明確位置

腹痛的症狀診斷，痛的位置是很重要的參考因素。一般腹痛的部位和壓痛點，往往相當於病變器官的部位。上腹部痛，通常在肚臍上方，劍突以下的胸膈之間，多見於急性胃炎等胃部疾患；右上腹痛提示爲膽囊炎、膽結石、十二指腸發炎、急性肝腫大或泌尿道感染的可能性；左上腹痛要考慮胰腺炎或腎結石；右下腹部痛多見於闌尾炎、子宮外孕、輸卵管結石、右側卵巢發炎，及小腸和大腸相接的迴盲部長瘤；左下腹部是乙狀結腸、降結腸的位置，多見於骨盆腔發炎、卵巢發炎或菌痢、腸炎等結腸疾患；側腹痛則多見於腎結石、急性腎盂腎炎等腎臟疾患。

臍周圍痛常見於蟲痛、腸梗阻等小腸疾患；若痛在肚臍正中央，以小腸發炎和迴腸炎居多；要是痛在肚臍眼下，男性可能是膀胱發炎，女性應考慮是否爲骨盆腔發炎；至於先有局部痛而後向整個腹部發展，一般以盲腸、胃、腸、膽囊穿孔而併發的瀰漫性腹膜炎居多，也可見於急性胰臟炎、寄生蟲症等病患。其中以急性腹膜炎最爲嚴重，若無緊急處置會對生命構成威脅，所以在發生整個腹部疼痛時，可先將手按壓於腹部之上，再突然迅速抽離，若有振動的疼痛反應，則應考慮爲腹膜炎，須儘快送醫救治，才不會造成危險。

腹痛診斷之二——注意腹痛的時間

如果在進食油膩食物之後誘發上腹部疼痛，多見於胰臟和膽囊疾病，這種腹痛常發生在半夜，多源於晚上吃大量食物，尤其是油膩的食物之後；食道炎也同樣經常發生在晚上，特徵是睡下就痛，坐起來就舒服很多，由於疼痛的位置在胸口下，病人常誤以爲是患了心臟病。

暴飲暴食後引起的上腹痛，提示有急性胃炎或急性胰腺炎；酒後或寒冷刺激後的腹痛，應考慮有胃炎或胃腸平滑肌痙攣；

空腹痛常見於肥厚性胃炎、十二指腸潰瘍，其特徵是一餓就痛，尤其是上午十、十一點，下午四、五點，半夜一兩點特別嚴重，位置在上腹，進食後就有所緩解。胃潰瘍疼痛發生以飯後30～60分鐘居多，並持續約60～90分鐘；排尿時腹痛要懷疑膀胱炎和膀胱結石的可能；若是突然發生的腹痛，提示有腸梗阻、膽道蛔蟲、胃及十二指腸潰瘍穿孔；而逐漸加劇的腹痛，則以急性闌尾炎、急性膽囊炎的可能性最大。

腹痛診斷之三——腹痛的年齡與性別差異

從年齡來看，小孩的腹痛往往是心理作用，如功課壓力大的原因，也有部分是吃太多或吃了不潔食物引起，若是臍部周圍疼痛，以腸蛔蟲病居多；而經常性的腹痛則應警惕腸套疊及腸蛔蟲症；二、三十歲的腹痛常見於胃發炎、盲腸炎及長期工作壓力所引起的潰瘍病；三、四十歲的腹痛以膽結石居多；到了五、六十歲中老年人的腹痛，則應考慮惡性腫瘤的可能。

女性患者下腹部疼痛，則多由內生殖器疾病引起，如子宮外孕、卵巢囊腫扭轉、急性輸卵管炎等；進入初潮期的少女出現不明原因的腹痛，提示有處女膜閉鎖的可能；月經前下腹疼痛多見於經痛；若是體型較胖的中年婦女，出現右上腹絞痛時，即應考慮膽結石症的可能。

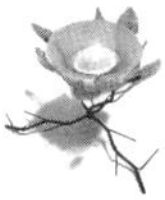

腹痛診斷之四——辨別腹痛的性質

造成腹痛的病因有很多，從急性病症到到慢性功能性疾病都有。從生理學的觀點而言，腹痛一般可區分成內臟痛、體位痛及關聯痛等三種：

（1）內臟痛　是指內臟因平滑肌異常現象所引起的痙攣、扭曲等刺激，其痛感較鈍，界線不明顯。

（2）體位痛　即是覆蓋於腹腔內部的腹膜，因化膿、壞死等刺激造成的疼痛，其痛感較爲尖銳，且常偏左或偏右。

（3）關聯痛　這是臟器因刺激造成疼痛加劇時，常產生支配該臟器的神經、肌肉、皮膚，隨同病變臟器之疼痛作用而發生疼痛感。

疼痛是一種身體反應的警告，要注意的是，疼痛的輕重不見得和病況成正比，例如肝病初、中期並不會痛，一旦感覺到痛時，已經是肝癌細胞破裂成長到外面了。所以觀察疼痛的性質，對疾病的掌握就顯得更重要了。

腹痛診斷之五——多種多樣的痛

腹痛也有很多種，各種疾病引起的腹痛表現不一樣。

（1）**絞痛**　多見於腎結石、膽石症和膽道蛔蟲症。如腎結石表現爲病側腰絞痛；膽石症則表現爲右上腹部絞痛；膽道蛔蟲症表現爲陣發性劇烈絞痛，並可有鑽頂的感覺，間歇期可完全不痛。

（2）**燒灼性腹痛**　當人體神經——體液調節機制發生障礙時，即可使胃酸分泌增加，酸性分泌物刺激胃黏膜，就會產生燒心、反酸等燒灼性腹痛，多見於胃、十二指腸腹痛小心耽誤潰瘍病情，這種腹痛具有慢性、節律性、週期性及與飲食有關等特點。

（3）**刀割樣腹痛**　多見於胃或膽囊穿孔，這種腹痛是由於酸性的胃液或鹼性的膽汁刺激和腐蝕腹膜所導致，爲了避免上腹部及橫膈過度運動，腹部肌肉會產生強烈的緊縮感，且呼吸既淺又弱，最後發生腹膜炎及休克，必須立即送醫急救。

（4）**持續性腹痛**　即一開始腹痛後就持續不停，痛的程度可輕可重，常見於炎症及內出血，如急性胰腺炎表現爲左上腹持續性腹痛；瀰漫性腹膜炎則表現爲滿腹持續性的腹痛。

（5）**陣發性腹痛**　腹痛常突然發生，持續數分鐘或數小時後慢慢緩解，可間隔一定時間又再出現，常見於腹膜內某一器官阻塞不通，如腸梗阻、膽結石、輸尿管結石。

（6）**持續性腹痛伴有陣發性加劇**　提示爲梗阻已併發炎症或炎症已併發梗阻。如機械性腸梗阻已發生絞窄或壞死，膽石症、膽道蛔蟲併發感染等，都可呈現持續性腹痛並伴有陣發性加劇的症狀。

（7）**轉移性腹痛**　有些腹痛在發病後會轉移至不同的部位，在診斷時尤須注意。如急性闌尾炎發病初期為上腹部痛，經數小時之後即會轉移到右下腹痛；再如胃穿孔病人，初期大部分都會有嚴重上腹部疼痛，之後則隨著胃內容物流到右下腹，便可引起右下腹部疼痛。

（8）**腹部隱痛**　腹部沿結腸部位出現局限，且間歇性的隱痛，則要想到大腸癌的可能。因此，當腹部不適，隱痛，而且排便習慣改變（以每個人長此以往的習慣而言，如原為兩日排便一次，近期突然改為每天一次，或者便祕和腹瀉交替出現，並有「裏急後重」等排便不暢感），即是大腸癌的警訊。

（9）**放射痛**　常見於腎臟、膽囊、胰腺及輸尿管等病變，一般的疼痛部位大多與器官病變所在部位相同，而放射痛則是疼痛會沿著神經反射擴散到其他部位。如腎臟病患多見腰背部放射疼痛；膽囊疾病疼痛可放射至右肩；胰腺病變則常向背部放射；而輸尿管病變則會向會陰部及恥骨上放射。

根據腹痛的特點，在鑑別時必須多加觀察。例如，腹痛時，按壓後可使腹痛加劇多為炎症；按壓後腹痛減輕多屬痙攣性腹痛；腹痛兼急性發熱，提示有急性炎症；腹痛而後出現噁心、嘔吐，多見於急性闌尾炎和腸梗阻。腸梗阻的患者，一般於嘔吐或排氣之後即可緩解。

先有腹痛而後有發冷、發熱、黃疸等症狀者，常見於膽道結石；腹痛兼腹瀉，多見於腸炎、腸結核，腸炎患者於排便後腹痛可獲減輕；腹痛兼便血，以痢疾、腫瘤居多；

若是嘔吐發生在腹痛之前，則要考慮急性胃腸炎的可能。再者，臨床觀察發現，當遇到腹痛性質改變，如腹痛突然減輕甚至不痛，或陣發性絞痛變爲持續性疼痛，即應高度警覺，可能是病情惡化的信號，像急性闌尾炎、胃潰瘍等病變壞死或穿孔時即可出現。

往往有人認爲腹痛很平常，自作聰明地以爲是吃的問題，或者是便祕引起，於是自作主張吃瀉藥、止痛藥、消炎藥、制酸劑、腸道抗痙攣藥等。這些措施，雖能讓腹痛症狀得到緩解，也只是暫時性的，如果到了醫院就診時，由於腹痛的症狀被藥物掩蓋下來，反而使得醫生無法根據腹痛的發生部位、時間、性質來判斷病因，耽誤病情。因此千萬不要爲求一時的紓解痛苦，而隨便對於早期腹痛給藥治療。

需要注意的是，當腹痛發生時，千萬不要用手按壓揉動腹部。這樣非但不會緩解疼痛，反而，可能會因此導致病變部位穿孔或加重、擴大病變部位出血，甚至危及生命。

中年發福自己要有警覺

當下的模特兒、藝人、公關小姐……無不因骨感美女受人追捧，然而，我國唐朝時期，卻盛行著「以胖為美」，女性額寬、臉圓、體胖，雍容富態成為美的主要標準。姑且不論我國古今對於胖瘦審美觀念的差異，究竟胖了好不好，才是我們今天需要關注的議題。

人體脂肪積聚過多稱爲肥胖。肥胖一般可以分爲兩類：一類是單純性肥胖，與飲食過量、缺乏運動、精神心理、遺傳、環境等因素有關。另一類是繼發性肥胖，是內分泌失調引起某些疾病而發生，例如甲狀腺功能過低引起的黏液性水腫；腎上腺皮質功能亢進的庫欣氏綜合症；腦下垂體前葉功能紊亂造成的肢端肥大症等，皆可出現特有的肥胖。精神病人，尤其是精神分裂症因胰島素分泌紊亂之故，也會出現不正常的發胖。

現代人的飲食習慣使得肥胖的人越來越多，例如隨便進入一家學校，都會看到不少小胖子。衆所皆知，肥胖容易引起很多疾病，諸如：糖尿病、中風、高血壓、高血脂症等等。此外，肥胖還是膽囊疾病的先兆之一，如膽囊炎、膽結石多以肥胖患者居多，特別是女性肥胖者更應防範。

最近，在統計衆多的乳癌患中，科學家發現，肥胖的婦女比較容易罹患乳癌，因爲引發乳癌的化學物質，會積存在體內的脂肪中。

英國癌症研究所的科學家，對40名健康婦女進行胸部手術時取下的乳房脂肪進行化驗，結果發現三分之一以上個案的採樣中，會有破壞ＤＮＡ的物質，而這可能就是一種致癌因素。雖然這種化學物質尚未被認定，但足以證明，人類脂肪可能是癌症誘發的因素之一。倫敦皇家馬斯登醫院領導這項研究的菲力普斯醫生說，這可能表示超重的婦女多數有患乳腺癌的危險——但並非是說乳房豐滿的婦女必然都有此一危險。

另有研究表明，上半身肥胖的人，例如腰、腹部附近，危險性比下半身肥胖的人患病的危險更大。

腹部肥胖比臀部肥胖更危險，這是由於臀部肥胖與肚子肥胖的人，其體內所含膽固醇不同。臀部肥胖、腰圍不大者，體內高密度脂蛋白膽固醇含量高，這種膽固醇被認爲是有益的，它能將血管壁上多餘的膽固醇帶回肝臟排除，具有保護血管的功能。

反之，肚子大，臀部小的人，此類膽固醇的含量低，必須警惕冠心病、腦血栓等心血管疾病的隱患。

一般來說，男性到了中年，身體會「發福」，脂肪會朝左、右骨盆及下腹接近腰的部位移動，而女性則是朝臀部移動。「女人易肥臀，男人易胖肚」，這也是男性比女性易得心臟病的原因之一。

總之，如果我們的身體漸漸胖了起來，尤其是已經結婚的中年男女，需要經常鍛鍊身體，減少因肥胖給我們帶來的不必要的麻煩。

鬧肚子不能盲目用藥

腹瀉是排便次數比正常多，大便稀薄，甚至如水樣；或者大便中摻雜有黏液、膿血。由於腸蠕動增強，糞便通過結腸的速度加快，水分無法被充分吸收，就會引起排便次數增多，糞便稀薄。

腹瀉的原因很多，如胃、腸、胰、膽的疾病都可引起腹瀉。其中又以腸胃感染最爲常見，多由腸胃運動和分泌機能失調所致。

嚴重腹瀉會造成胃腸分泌液的大量流失，產生水分與電解質平衡的紊亂，以及營養物質缺乏所帶來的種種後果。

腹瀉可區分爲急性和慢性。如果發病急，病程短，腹瀉次數多，一般爲急性腹瀉；病程較長，腹瀉次數較少，則爲慢性腹瀉。

讀者根據腹瀉與腹痛的關係可以進行自我鑒別，初步了解腹瀉的原因。其方法是：腹瀉伴隨臍周圍絞痛，多爲嗜鹽桿菌食物中毒；左下腹疼痛，多爲細菌性痢疾；右下腹疼痛，多爲腸結核或阿米巴痢疾；中上腹部疼痛，多爲腸胃炎。

腹瀉後腹痛不緩解者，多爲痢疾；腹瀉後腹痛能緩解者，多見於腸炎、腸結核；週期性腹痛，伴隨有痙攣、腹痛及不適感，多爲局部性迴腸炎；若是腹瀉伴隨腹痛、嘔吐則以食物中毒或腸變態反應性疾病居多。

以腹瀉伴隨的症狀來看，腹瀉伴隨裏急後重，多見於直腸或乙狀結腸下段的毛病，如直腸癌、細菌性痢疾；腹瀉伴有腹部腫塊，應警惕腫瘤，多見於結腸癌或增殖型腸結核等；如觸及肝脾腫大，就要懷疑血吸蟲病的可能；急性腹瀉伴隨發熱等全身症狀，以腸道感染性疾病居多，如食物中毒、沙門氏菌感染；慢性腹瀉伴隨發燒，常見於慢性細菌性痢疾、阿米巴痢疾、血吸蟲病、腸結核及結腸癌等症。

腹瀉在臨床上只是一種症狀，首先必須清楚其發生的原因，再根據病症給予治療。切忌濫用止瀉藥。如食物中毒引發的腹瀉，可借由腹瀉把細菌毒素和毒物排出體外，對人體有一定保護作用，然若是亂服止瀉藥，即無法將毒素和毒物排出。

再者，很多人認爲腹瀉都是不潔食物或細菌感染所致，因此就自作主張服用抗生素，這是不對的。當知，在正常情況下，每個人腸內都有一定數量和比例的菌群存在，它們相互制約，對健康有益。如果濫用抗生素，將會使正常的菌群遭受破壞，反而更加重了病情。

腹瀉患者可喝些淡茶水，可幫助止瀉解毒，預防脫水，其中茶葉所含的茶鹼、鞣酸、維生素和多種電解質對腹瀉亦很有良效。

在飲食方面，除了要忌吃不易吸收、刺激性和會抑制胃酸、影響消化的油膩、油炸食物外，牛奶、羊奶因進入大腸後容易發酵，產生大量氣體，引起腹脹、腹痛，將徒增痛苦，均應避免。

【自助健康情報】腹瀉之營養及飲食調理

1. 發病初期，一般宜選擇清淡流質飲食，如濃米湯、淡果汁和麵湯等食物，既可保證營養又不會加重胃腸道病變部位的損傷。
2. 急性水瀉期，要暫時性禁食，脫水過多還須打點滴治療。
3. 緩解期，待排便次數減少之後，可進食少油的流質飲食，如肉湯、牛奶、豆漿、蛋花湯、蔬菜汁等。而後逐漸進食半流質的飲食，如清淡、少油、少渣食物。
4. 恢復期，腹瀉完全停止後，食物應以易消化爲宜，如細、軟、爛、少渣的食物。若食欲旺盛，要堅持少食多餐。少吃甜食，可吃些澱粉類食物。每天保證足夠的維生素C的供應，可多攝入富含維C的食物和果汁等。
5. 腹瀉時要儘量減少蔬菜攝入，此時人的消化功能失調，當胃酸過低時腸內硝酸鹽還原菌會大量繁殖，此時若食入含有亞硝酸鹽或硝酸鹽新鮮蔬菜，則會導致中毒而引起腸原性紫紺。

腰酸背痛牽扯疾病最廣

80%的人在人生的某些個階段都體驗過腰痛的滋味，尤其是很多老年朋友，更是長期飽受腰痛所折磨。

《備急千金要方》卷五十九《腰痛第七》：「凡腰痛有五：一曰少陰，少陰腎也。十月萬物陽氣皆衰，是以腰痛。二曰風脾，風寒著腰，是以腰痛。三曰腎虛，役用傷腎，是以腰痛。四曰暨腰，墜墮傷腰，是以腰痛。五曰取寒眠地，爲地氣所傷，是以腰痛。痛下止，引牽腰脊，皆痛。」

有此可見，前人對腰痛的病因可謂頗有見解。

我們的脊柱是由30塊以上的椎骨組成的。椎骨的前方是承受體重的椎體，後方是個骨環，上下重疊成爲一個中空的管道，容納了體內重要的神經結構——脊髓和馬尾神經。馬尾神經從椎管出來後，便按照部位組成了各條周圍神經，最粗的一條便是坐骨神經。光有椎骨的脊柱是很容易「散架」的，椎間盤是連接椎骨的主要結構之一，位於前方，而強壯的肌肉和韌帶在椎骨的周圍加強了這種連接。

這些「軟組織」保護了我們的腰骨在運動——彈跳、跑步、行走時，椎體不會互相碰撞。有了這些結構，我們還能毫不費勁地彎腰，後仰，轉身，甚至做出許多高難度的動作。由於腰部承受了體重的大部分，因此長期的負載，導致了腰痛的多發。

腰痛是指腰部一側或兩側或正中等處，發生疼痛之症，腰痛既可以是多種疾病的一種症狀，也可以作爲獨立的疾病。

由於腰痛的原因頗爲複雜，因此，要確定腰痛的眞正病因，就必須要仔細觀察、分析。腰痛的原因應該有以下幾種——

腰痛之一——常見痛症

(1) 腰痛最常見的原因是腰肌的損傷或韌帶的拉傷。當用力彎腰，搬運重物或舉重物之後，突然發生腰痛，且在腰椎兩旁肌肉出現痙攣和觸痛。同時，姿勢不當，肥胖，劇烈運動等都可以導致肌肉韌帶的損傷。提示可能爲急性腰扭傷或腰肌勞損。

(2) 腰痛劇烈，有時痛會沿著神經的分佈從臀部放射至大腿後側、小腿外側，而發生下肢疼痛或感覺麻木，甚至針刺或電擊樣的感覺，嚴重連起床行走都有困難，特別是不能彎腰。病人躺臥後則症狀可減輕，但行走、咳嗽、打噴嚏和排便用力時，腰痛會明顯加重。提示可能爲腰椎間盤突出症，也就是——「軟骨壓到了神經」。

(3) 腰痛以第四、五腰椎旁最爲明顯，並向一側下肢放射，有時疼痛或麻木可下移至大腳趾，平臥時患側下肢無法直腿抬起。提示可能為根性坐骨神經痛。

（4）腰痛多發於早晨起床後，腰部或骨盆關節處有點僵硬，活動時會有疼痛感，但並不明顯，有時症狀會反射到下肢，類似坐骨神經痛，症狀時好時壞，經過一段時間後，病灶會往上延伸侵犯脊椎，此時病人腰痛加劇，身體無法前、後、左、右擺動，整個脊椎發生僵硬和固連，行動不便，就應考慮為僵直性脊椎炎。

（5）開始為中上腹或右上腹部疼痛，之後可累及腰部鈍痛。發病時病人常坐臥不安，痛得彎腰打滾，大汗淋漓，噁心嘔吐，臉色蒼白，但當結石退回膽囊或進入十二指腸後，疼痛可完全消失，則提示為膽結石。

（6）一側腰腹部突然發生猶如「刀割」樣絞痛，疼痛可沿輸尿管行走方向放射到下腹部、會陰及大腿內側，每次持續數分鐘到數小時不等。腰痛發作可使病人屈腰拱背、坐臥不寧、臉色蒼白、大汗淋漓，患側腰背部有明顯的撞擊痛，疼痛過後，常出現不同程度的血尿，多見於泌尿系統結石。

（7）心情緊張，除了內心緊張外，同時亦可造成背部肌肉緊張，長期肌肉緊張，導致血管收縮，血液循環不良，使得新陳代謝的廢物無法順利排出而積存在組織內，特別是乳酸量增加，會刺激神經末梢，產生腰痛，就是情緒問題造成的腰痛。

（8）在運動後腰痛加重，休息後減輕者，提示為類風濕性　髂關節炎。

（9）患有結核病的腰痛病人，提示可能為腰椎結核或腎結核。

(10) 腰痛同時伴有頻尿、尿急、尿意窘迫和發燒患者。應該考慮有腎盂腎炎的可能。

(11) 腰痛在臥床時加重，起床後反而減輕，應考慮爲腰纖維組織炎。

(12) 腰痛且有腎區叩擊疼痛患者，應考慮有腎結核、腎盂腎炎、腎周圍膿腫等腎臟疾病的可能。

腰痛之二——婦科病

婦女的腰痛發生率很高，根據婦產科醫師統計，在門診中約有四分之一的患者，爲下腹痛與腰酸背痛而來，大都是由婦女自身的生理或病理特點造成。常見的原因有：

(1) 月經期：女性自十四、五歲初潮過後，由於骨盆腔血，血液循環受阻，因而反射性地引起腰酸腰痛。

(2) 子宮頸炎：子宮頸發炎後可出現白帶增多、局部搔癢、刺痛等症狀，還伴有腰酸腰痛等表現。

(3) 子宮脫垂：正常子宮的位置是前傾前屈位，如果西側支撐子宮的韌帶經生產過度牽引或老化後，使得子宮脫垂、後傾，同時部分神經受壓，就會導致腰痛的產生。

(4) 骨盆腔腫瘤：包括卵巢瘤、子宮肌瘤、卵巢囊腫及其他婦科癌症，都會壓迫和牽拉到骨盆腔的神經，造成腰痛。

（5）妊娠腰痛：隨著胎兒的逐月增大，腰部的支撐力增加，導致骶部韌帶鬆弛，壓迫骨盆腔神經及血管，也會導致腰痛的發生。

（6）骨質疏鬆：女性停經後，卵巢和內分泌功能減退，骨質就會趨於疏鬆。這種毛病也常與蛋白質的新陳代謝不良有關，嚴重者就會引起腰痛。

老年婦女的這種情形會特別嚴重，有些甚至痛得無法翻身，坐起來更爲酸痛。年齡大的人常不喜歡運動，但身體上的任何部位都一樣，愈不運動，越萎縮。如果長期不運動，甚至連路都不走，那麼脊椎必會慢慢疏鬆，終而壓扁，腰痛必定指日可待。因此，女性年過35歲以後，即因應補充女性荷爾蒙、鈣質，以及增加運動量，以「貯存骨本」。

平常就應注意你的腰

如果發現有了腰痛的感覺，首先要問問自己是否有工作過勞？是否腰受了傷？若是找不出原因，那麼就務必要去看醫生。而日常生活中也有幾點值得注意：

（1）**睡得舒服**　睡覺約占一天中三分之一的時間，所以睡姿的重要性也就自然不言而喻了。

腰痛患者最好採取側位睡覺，以減輕腰部的承受力，並盡可能避免俯臥，因爲這種睡姿會使背部感到極不舒服。如果眞要俯臥，請將枕頭置於腹下，以支持下背的部位。

至於彈簧床、水晶床、木板床都太軟或太硬，無法維持人體的基本姿勢，尤其是過於鬆軟的彈簧床，不如鋪有墊子的木板床，要來得健康舒適。

（2）**坐有坐相**　每天坐的時間僅次於睡在床上的時間。應避免長坐，每間隔一小時要站起來休息一下，並選擇一張舒適且可坐直的椅子，或放一個小枕頭於背後，以避免身體前傾。

坐要有坐相，怎樣才算是正確的坐相？首先是椅子要適合自己的身體，坐時身體與頸部要挺直，膝關節與股關節呈90度角，椅子座面的深度應以大腿長度爲標準，高度與小腿差不多（比小腿長度低一兩公分最佳），好讓兩腳自然著地。如果椅子太低，身體重量便會落在股關節，腰部就會後彎；椅子太高太深，就會使大腿部受壓有礙血液循環，人坐在上面不得不哈著腰，對腰部也很不好。

此外，坐有靠背的椅子時，要往裏面坐，使背部緊靠椅背，不可坐在椅子前部，否則就會形成駝背姿勢。

（3）**站的姿勢**　標準的站立姿勢應該耳、肩、股關節中點與踝關節成一直線。而當挺著大肚子的孕婦，因前側太重，只好加重後側，走起路來就呈現上身仰得高高的；再如喜歡穿高跟鞋的女性，腳後跟提高了，身體就會前傾，於是就得挺胸，使頭部向後一點，可是還不夠平衡，只得再將臀部伸向後，才能行走，這樣一來，身體雖然顯現出漂亮的曲線美，但若長此以往就會形成腰痛。

站的姿勢，包括走和跑的姿勢在內。走是日常生活中鍛鍊背肌和腹肌最簡便的方法，有助於保持正確的姿勢。

（4）**走路姿勢**　走路時，膝要輕輕前伸，主要靠大腿向前沿著一直線邁步，不要內向或外向，腳跟要先著地，以腳掌外側承受體重，然後好像用大拇趾踏地一樣前進。上體不要左右搖擺，眼平視前方，特別是充分擺背，更有助於胸部得到更好的擴展。

（5）**適宜的鞋子**　穿不適合腳的鞋子往往會產生雞眼或胼胝，有時候還會引起腰痠背痛。

正常情況下，體重有一半的力是在腳跟，剩下一半的重量分別在大拇趾和小趾上。一旦換上高跟鞋後，步行時原由腳跟承擔的力量幾乎都放在腳掌趾部，因爲趾部會先接觸地面。由於所有腳部神經都是由第四和第五腰椎的神經控制，所以腳部疼痛和穿不適合腳的鞋子步行，都會引起腳部神經興奮，傳遞至腰椎而引起腰痛。

有此可見，選擇適宜的鞋子對於爲腰痛所苦的患者，也就格外重要了。如何選擇適宜的鞋子呢？首先，鞋子頂部要有適當的空間。其次，鞋跟部要硬，才足以保護腳跟。再其次，鞋子底部的彈性要適中。最後，鞋掌心部分要形成柔軟的弓形，並且要具有適中的彈性，如此才能保護掌心。

（6）**勞動的姿勢**　彎腰提東西時最容易造成背肌扭傷，若傷及脊椎就可能引起椎間盤脫出。因爲如果手中提的東西若是20磅重，則對力學作用支點的腰部，就會形成200磅的壓力。

所以，在日常生活中的動作，不論是彎腰提東西、搬運物品、抬重家具等，都要小心。若要撿地上的東西，則要彎下膝蓋而不是彎腰，然後再以跪姿拾起東西。

既然腰痛原因各異，腰痛的治療也必須制定一個十分個體化方法，即針對不同腰痛原因，不同疾病階段的包含保守治療、微創手術治療和手術治療的系列方法。

第九章

從頭到腳，細節處的養生激發長壽潛能

要想長壽不是吃哪種補品，做某種保健操就能達到的，它是一個系統的養生過程，它需要你對身體的各個器官格外愛惜、保養。對此，你就應該從頭到腳，在細微處去養生。

頭為人元，健康養生要從「頭」開始

頭為人元，也就是人之首，是人的司令部。人要想長壽，就要從「頭」開始，保護好頭部的各個器官，健康長壽就可以開個好頭。

歷代養生家非常重視對頭部的保養，並把它作為健康長壽的重要措施之一。所以，人們應該保護好自己的頭部，下面我們將做詳細的介紹。

(1)**大腦**　大腦是全身耗氧量最大的器官，占人體總耗氧量的四分之一，因此氧氣充足有助於提高大腦的工作效率，保持高度的注意力。用腦時，須特別注重學習、工作環境的空氣品質。

大腦百分之八十以上由水組成，大腦所獲取的所有資訊，都是通過細胞以電流形式進行傳送，而水是電流傳送的主要媒介。在讀書或做功課前，先飲一至兩杯清水，有助於大腦的運作。

此外，聽聽舒緩的音樂，對大腦神經細胞代謝亦十分有利；與朋友或者陌生人聊天也會促進大腦的發育，和鍛鍊大腦的功能；多讀書多看報，不是用書來消遣時間，而是讓你的大腦愈加豐富起來；觀察周圍的事物，並注意及時往大腦中儲存資訊，然後加以記憶，活躍思維。

（2）**頭髮**　髮爲血之餘，而經常梳髮則有益於促進頭部血液循環，增加頭髮的營養，對防治白髮、脫髮、斑禿均有一定效果。此外，梳髮還是治療失眠、眩暈、心悸、中風後遺症的輔助手段。方法是：先搓手掌至掌心發熱，再以手由前額開始掃上去，經後腦掃回頭部，梳時手指要緊貼頭皮，每次5～8分鐘不等，以舒適爲度，當頭皮有熱、脹、麻的感覺時即可停止。梳髮宜在早晨進行，入睡前不宜梳髮。

（3）**臉部**　經常用雙手按摩臉部，可促進血液循環，增加機體的抵抗力，還可鍛鍊面部肌肉，減少皺紋的產生。具體方法是：雙手擦熱後從額頭中間向兩側沿髮際向下至下巴，再由唇角沿鼻翼兩側向上至額中央來回輕輕按摩。每天早中晚各1次。

（4）**眼睛**　我們平常愛護眼睛就是閉上眼睛休息一下，但僅僅閉目養神是不夠的，應堅持有意識的鍛鍊。方法是：合眼，然後用力睜開眼，眼珠轉圈，望向左、上、右、下四方；再合眼，用力睜開眼，眼珠轉圈，望向右、上、左、下四方。重複3次。此套動作可提高視力，對防治近視和老年眼病有很好的效果。

（5）**耳朵**　中醫認爲，耳爲腎之外竅，是全身經絡彙集之處。經常按摩耳部可疏通經絡、調理臟腑、增強聽力，以達到養生目的。

拉耳：每天用右手繞過頭頂，向上拉左耳14次；再換左手同樣進行，每天數次；摩耳：雙手掌摩擦發熱後按摩兩耳正面，再向上反折按摩耳背面，反覆5～6次；掃耳：以雙手把耳朵由後向前掃，這時可聽到嚓嚓聲。每次20～30下，每天數次。

（5）**鼻子**　按摩鼻部可以疏通經絡，增強局部氣血流通，大大加強鼻子的耐寒能力，預防感冒和緩解鼻塞、流鼻涕等症狀。方法是：用兩手拇指外側相互摩擦，在有熱感時，沿鼻梁、鼻翼兩側上下按摩30次左右。再按摩鼻翼兩側的迎香穴15～20次，每天可做兩次。

（6）**牙齒**　古人認爲齒健則身健，身健則長壽。齒宜常叩，叩齒的具體做法是：晨起先叩臼（後）齒36下，次叩門（前）齒36下，再錯牙叩左右犬齒各36下，最後用舌舔齒周3～5圈。早、中、晚各叩齒一次。

心為五臟之首，護心保健要先行

假設把身體看做是一個國家，心臟就是皇帝，他身邊輔佐著將軍、士兵、大臣、太監、丫鬟等等。心臟掌控著精神和血液的循環，然而，現實的生活和工作壓力、不斷減少的睡眠、很少運動……無一不在傷害我們的心，因此，我們要保護好我們的心臟。

心是五臟之首，是人體的「皇帝」，《素問・靈蘭祕典論》指出：「心者，君主之官，神明出焉。」心與神志、舌、脈、面部是一家，心是主宰。是人體動力之源。一顆搏動有力的心臟，強力搏動著我們的生命。然而，隨著生活壓力越來越大，污染越來越嚴重，我們的心臟承受的壓力越來越大，君主的統治力量就會薄弱起來。我們只有把這個「君王」穩住了，其他五臟才好管理。你想，如果一個國家沒有君主，群龍無首，這個國家還能昌盛嗎？

心常見不適有：失眠、心慌、心胸憋悶、胸痛、煩躁、舌尖部潰瘍。根據中醫理論，一天有十二個時辰，每個時辰分別有每條經絡當令，根據每條經絡當令的時間，可以確定是什麼原因影響了心臟，介紹如下：

一、早上7～9點，胃經當令，這時候心臟病發作或者有反映，就應該考慮「子盜母氣」原因。特別是早上吃多了，或者吃了不好消化的食物。因爲心臟屬火，脾胃屬土，火生土，因此理解心是胃的母親。胃與脾屬陰陽關係，脾屬陰，胃屬陽，如果人吃得太多了，或是吃了難以消化的食物時，胃工作的動力加大，就需要消耗更多的氣，氣不足就會跟與他有關係的人「借」，脾主收斂，因此，胃只能向心借用。心氣一下子被胃借走，自然不舒服。

二、中午發作心臟病，可能與小腸和膀胱經還有腎經有關：因爲，心與小腸相表裏，很多疾病不是表現在心而是表現在小腸上。因此，中午小腸經當令時，往往會出現胸悶、心慌、氣短現象。

三、下午3～5點，膀胱經當令，該時段陽氣不足，就會造成心腦的血往上輸布的不夠，引發心臟病。

四、下午5～7點，腎經當令，如果此時腎氣虛弱，就會造成心梗塞發作。

心臟健康與否，直接影響到人體的健康與壽命。在當代，心臟病雖然可以得到許多有效治療，但仍是人類死亡的主要原因之一，可見，心臟保健至關重要。要保護好心臟，應該從「心主血脈」保健，和「心主神志」的保健做起——

1．「心主血脈」的保健

心主血脈包括主血和主脈兩個方而，並且構成了體內一個相對獨立的系統，這個系統的功能狀況直接影響著全身的生理功能。「心主血脈」的保健宜從多方面入手，但其基本出發點有二：一是增強心臟功能，二是減輕心臟負擔。

一、**科學配膳**　《素問．五臟生成篇》云：「心之合脈也……多食鹹，則脈凝泣而變色」，《素問．生氣通天論》指出——「味過於鹹，大骨氣勞，短肌，心氣抑」。指出了飲食過鹹會給心臟帶來不利影響。心臟飲食保健的基本要求是：營養豐富，清淡多樣。提倡高蛋白，低脂肪；高維生素，低鹽飲食。

二、**切忌暴飲**　歷代養生家都主張渴而後飲，緩進飲料，反對大飲、暴飲。因為一次喝大量的水或飲料，會迅速增加血容量，增加心臟負擔。因此，年高或心臟功能欠佳者，尤當注意。一般而言，每次進飲料不要超過500毫升，可採取少飲多次之法。

三、**戒過食刺激物**　凡刺激性食物和興奮性藥物，都會給心臟帶來一定的負擔，故應戒菸少酒，不宜飲大量濃茶，辣椒、胡椒等物亦要適量；對於咖啡因、苯丙胺等興奮藥物亦須慎用。

四、**適量減肥**　體重過重會加重心臟負擔。因此，要注意減少脂肪贅生，避免發胖。控制體重和減肥的方法多種多樣，可因人而異的選擇，如運動鍛鍊、飲食減肥等。就飲食而言，即限制總熱量的攝入和儲存，尤其晚餐不過量，就餐時間宜稍早，對控制體重是很有意義的。

五、**寢具適當**　一般而言，床頭要比床尾適當高一些，枕頭高低適度，對心臟血液回流有益處。心臟功能較弱者，休息時可採取半臥式，這樣可減輕心臟的負擔。

六、**運動鍛鍊**　經常參加運動鍛鍊，可以增強冠狀動脈的血流量，對心臟大有益處。經常參加運動和體力勞動的人，心肌功能要比不活動的人強壯得多。

2．「心主神志」的保健

心主神志的功能與心主血脈的功能，是密切相關的，血脈是神志活動的物質基礎，神志是血脈功能的綜合反映。情志主化分屬五臟，但全部總統於心，故心主神志之保健至關重要。

一、**情志平和**　情志平和，則氣血宣暢，神明健旺，思考敏捷，對外界資訊的反應靈敏正常。若七情過極，則可使心神受傷。故應保持七情平和，情緒樂觀，避免過度的喜怒、憂愁等不良情緒。尤其是大喜、暴怒會直接影響心之神明，進而影響其他臟腑功能。對於生活中的重大變故，宜保持冷靜的頭腦，既不可漫不經心，又不必操之過急，以保證穩定的心理狀態。

二、**要有良好的生活環境**　良好的生活環境和工作環境對人的心理健康，是非常重要的。生活在社會之中，首先要有良好的自我意識，承擔與自己腦力或體力相適應的工作和學習。正確認識自己，正確對待別人和正確對待客觀環境。人是社會的一員，每個人不可能脫離社會而生活。古代思想家孟子曾說：「一人之所需，百工斯為備。」人與社會的聯繫不僅是物質的需求，也是精神的需要。因此，要熱愛生活，同社會環境保持密切聯繫，建立融洽的人際關係，使人們的精神生活得到互相糾正，互相補充，保持穩定的情緒。

肝有邪氣易傷身，護肝要重情緒調解

肝是人體各種氣的放大器，不管是正氣還是邪氣，有了肝的生發功能的推動，都會從小變大，由多變少。肝有邪氣對人的健康都很不利，而調解好自己的情緒就可以減少這種邪氣的發生。

怒氣是我們情緒上最大的邪氣之一，而且怒氣又和肝相對應，最容易獲得肝的幫助，所以，怒氣一旦發做，往往就不容易停息，而是越來越旺。

《黃帝內經》說「怒則傷肝」，並非說人一生氣肝就傷了，而是怒氣影響肝的健康。肝主疏泄，相當於排毒，人一怒，內分泌失調，身體產生的毒素馬上就多了起來，肝臟排毒的壓力就大了。怒是從心裏生起來的，心怒了，等於君主殘暴，天下必然盜賊蜂起，作爲「將軍之官」的肝的壓力就大了，東邊的賊寇還沒剿滅，西邊、南邊又狼煙滾滾，甚至京城也發來告急文書。大將軍哪能不累死？可見，不良的情緒對肝臟的傷害極大。而調節情志，化解心中的不良情緒，使自己保持一個好心情，乃是有益於肝養生保健的不二法門但如果你的親人或朋友有肝病，那該怎麼辦？肝病病人在心理上有很多異常，不管是急性肝炎、慢性肝炎、還是肝硬化病人，其情感的障礙表現最爲突出，依病情、病程的不同，表現障礙的程度也不同。對病者進行情緒疏導，不是一件容易的事，你應該做到以下幾個方面：

喔、語言交流　病人在掙扎中太需要這份交流。在交流中，幫助病人分析病情，以專業知識與通俗語言相揉的藝術，向病人傳遞專業知識和社會資訊，給予積極的暗示。通過對病人各方面情況的分析，作出一些有根據的保證十分重要，絕不能爲一時滿足病人脆弱心理的需要，造成病人的過高侈望，一旦不能實現，病人的精神就會崩潰。

二、**情感支持**　這種病人因與人群隔離顯得很孤獨，他們需要情感上的支援，心情上的寂寞會影響肝病的治療。家人或朋友應提高病人的自信心，創造一個富有感情色彩、理解和同情的氣氛，以減輕焦慮，保持心情愉快。

三、**激發病人多種潛能**　因病人暗示性強，給病人舉同種病治癒的例子，使病人看到自己的前景，調動病人自身的積極性，勇敢面對當前的困難，病人是有可塑性的，在調動內因後，發揮病人生理的、心理的、資訊的、專業知識的、吸引力的、生命活力及創造性的潛能，促其病情緩解和改善。

四、音樂治療　和諧的音樂可以使人的神經系統處於良好的工作狀態，使人產生一種美的享受，精神上得到滿足，緩解因肝病引起的心理反應。

脾乃後天之本，脾臟養生重在日常

脾的養生要點其實很簡單，沒有任何玄奧的東西，就是要求我們日常生活中好好吃飯、好好睡覺、少生氣、多運動。

在人體五臟中，脾屬土。在自然界，土生萬物，人體是個小天地，脾就顯得十分重要，每一個器官都離不開脾土的作用。是脾每天在孜孜不倦地把飲食中的「水穀之精微」轉輸到身體的每一個角落，去滋養我們的身體。而且，脾位居中央，相當於一個「中央處理機」，人體的新陳代謝，升清降濁，全由它在中央控制著。脾臟滋養人體、控制人體的力量，就叫做「中氣」。

脾臟還統血，有「後天之本」之稱，也就是五臟六腑之母。有人在思考時就不容易入睡，思慮過多，就會傷及心脾，使其虛弱。脾虛不能統血，引起血液的耗損，血液無法歸心養心，就會心神不安，所以會失眠。久而久之，還會引發其他機體的失調，如：神經衰弱、食欲不振，以及血壓失常等。

脾和胃也是緊密相連的，因爲脾與胃相表裏，如果胃部忙碌，脾臟必會助一臂之力，使血液大量流入胃部，即使想睡也無法安心而導致失眠。

神經衰弱、失眠、多睡都會傷脾。眼胞及肋部亦屬脾管轄，睡眠不足的時候，眼眶及兩頰凹陷，眼睛佈滿血絲，臉色暗沉無光。古人說「睡爲眼食」，只要七日不睡，眼睛就會乾枯。

綜上所述，脾是人體的重要器官，如果脾出了問題，其他器官的日子也不會好過。因此，要想有一個好身體，就要好好養護好自己的脾臟，只有這樣才可以精神好，消化好，下面就介紹食療養脾的四種方法：

一、**醒脾** 取生蒜泥10克，以糖醋少許拌食，不僅有醒脾健胃之功，而且還可以預防腸道疾病。也可經常取山楂條20克、生薑絲50克，以糖、醋各少許拌食，有開胃健脾之功。

二、**健脾** 選用各種藥粥健脾祛濕，如蓮子、白扁豆、薏仁米煮粥食，或銀耳、百合、糯米煮粥食，或山藥、土茯苓、炒焦粳米煮粥食用。

三、**護脾養脾** 老年人宜常按摩腹部，可仰臥於床，以臍爲中心，沿順時針方向用手掌旋轉按摩20次。同時，散步亦能養脾健胃，可使食欲增加、氣血暢通。

四、**暖脾** 因食生冷過多，容易寒積脾胃，影響日後的消化功能。此時可用較厚的紗布袋，內裝炒熱的食鹽100克，置於臍上三橫指處，有溫中散寒止痛之功。

通過飲食來健脾，的確是個不錯的方法，但是好多人都不適應或無法吸收，這又該怎麼辨呢？其實，最安全有效且持久的辦法就是揉按脾經。

怎樣揉按脾經？

一、**隱白**　穴脾經的循行是從腳到胸，隱白穴是其第一個穴位，它在大腳趾趾甲旁約1毫米的位置。隱白穴最主要的功能是止血，對各種出血症狀都能有效地緩解。通常是用艾灸的方法。

二、**大都穴**　從隱白穴往上，大腳趾根的位置就是大都穴。只要揉一揉大都穴，就能幫您吸收鈣了。大都穴相當於足底反射區的甲狀旁腺，而甲狀旁腺正是吸收鈣的。大都穴除了補鈣，還能治療肌肉萎縮、骨質疏鬆、腰腿痛。有頸椎病的人也要經常揉一揉大都穴，再在這個穴的旁邊找一找最痛地點去揉，這樣珠聯璧合地配合起來治療，效果就會更好。

三、**太白穴**　太白穴是脾經的原穴，健脾補脾的效果比其他穴都強。脾虛的症狀有很多，但只要多揉太白穴全都可以防治。因爲它是原穴，主管脾經上各個問題。揉太白穴有個方法，就是用大拇指的內側去硌它，這樣健脾的效果才好。

四、**公孫穴**　從太白穴往上1寸就是公孫穴。它的功能也非常強大，既可以調動脾臟、脾經的運血能力，把血液輸送到全身去，是一個輸送點，一個樞紐；又可以幫助調節身體上由於氣血淤滯造成的各種症狀，綜合起來，就是通氣、活血、解淤。

公孫穴還可以增加小腸蠕動，增強消化能力，如果吃完東西不消化，也要趕緊揉揉它，很快就會往下運化了。

肺為五臟之華蓋，養肺要保持樂觀心境

中醫認為——「肺在志為憂悲」，是指情志的異常變化對肺臟的功能將產生影響，特別是悲哀憂傷易損傷肺臟，引起肺臟功能的下降或產生疾病。因此，養肺在吃藥、飲食調養的同時，還要調節自己的情緒，保持開朗的心境。

肺位於胸中，上通喉嚨，左右各一，在人體臟腑中位置最高，故稱肺爲五臟之華蓋。因肺嬌嫩，不耐寒熱，易被邪侵，故又稱「嬌臟」。爲魄之處，氣之主，在五行屬金。

肺的第一大功能是主氣，主全身之氣。肺不僅是呼吸器官，還可以把呼吸之氣轉化爲全身的一種正氣、清氣而疏布到全身。《黃帝內經》還提到——「肺朝百脈，主治節」，百脈都朝向於肺，因爲肺是皇帝之下，衆大臣之上，它是通過氣來調節治理全身

的。

肺的第二大功能是主肅降（肅降人的氣機）。肺是肺循環的重要場所，它可以把人的氣機肅降到全身，也可以把人體內的體液肅降和宣發到全身各處，所以它又能通調水道，起到肺循環的作用。

第三大功能是主皮毛。人全身表皮都有毛孔，毛孔又叫氣門，是氣出入的地方，都直接由肺來主管。當然呼吸主要是通過鼻子，所以肺又開竅於鼻。

在上面的介紹中，可以看出，肺的功能和「氣」有很密切的關係。如果人們生氣，或者有其他的悲傷情緒，會對肺有一定程度的傷害。

美國科學家公布的一項最新研究成果顯示，隨著人年齡增長，肺功能會出現正常衰退現象，但生氣和敵對情緒會加速肺功能衰退。這項研究歷時八年，共對670名男性展開追蹤調查，受調查者年齡從45歲至86歲不等。研究人員引入一套計分體系來衡量每位受調查者的生氣等級，在調查期間總共對他們進行三次肺功能測量。結果發現，如果受調查者研究開始時生氣等級較高的話，研究結束時其肺功能就會較弱。

既然情緒能影響肺的健康，我們就應該調節自己的異常情緒，順應自然，還可以採用中醫提出的「憂悲以喜勝之，以怒解之」的方法，用喜的情緒來戰勝憂傷情緒，或者用怒的情緒來緩解，當然用高興愉快的情緒戰勝憂傷較好。

除了精神調節外，養肺還要注意呼吸。有一種方法，使呼吸節律與宇宙運行、真氣運行的節律相符，也就是要放慢呼吸，一呼一吸要儘量達到6.4秒。要經常做深呼吸，把呼吸放慢，可以養肺。

《黃帝內經》中也介紹了一種呼吸的方法，叫閉氣法。就是閉住呼吸，叫「閉氣不息七遍」。這種閉氣的方法有助於增強我們肺的功能。先閉氣，閉住之後停止，儘量停止到你不能忍受的時候，再呼出來，如此反覆七遍。

養肺要控制好情緒，要注意呼吸，更要吃得好。日常的飲食應以清淡爲主，多食蔬菜水果及豆製品，少食肉食以及含脂肪較多的食物，忌食辛辣，戒菸酒。蔬菜以胡蘿蔔、番茄、絲瓜、鮮藕、竹筍、菠菜、南瓜、黃瓜等爲主；水果以柑橘、梨、蘋果、葡萄等爲主。

腎為先天之本，中醫養腎五黑食物不可少

如何才能夠使自己的腎保持健康呢？那就請你吃黑色食物吧，不同顏色的食物、藥物對身體的作用也是不完全相同的，其中紅色入心，青色入肝，黃色入脾，白色入肺，黑色則入腎。因此，我們可以多選擇一些黑色的食物，來保養自己的腎，讓你的身體更

健康，更「性福」。

腎臟是人或高等動物的主要排泄器官，左右各一，在腰椎骨的兩邊，由於右側有實質性器官肝臟佔據空間，大多數人左腎位置比右腎稍高。如果沒有腎，人正常的生理活動就不能進行，它的重要作用表現在下面幾個方面——

1．分泌尿液，排出代謝廢物、毒物和藥物

腎血流量約占全身血流量的¼～⅕左右，腎小球濾液每分鐘約生成120毫升，一晝夜總濾液量約170～180毫升。濾液經腎小管時，99%被回吸收，故正常人尿量約爲1500毫升。葡萄糖、氨基酸、維生素、多肽類物質，和少量蛋白質，在近曲小管幾乎被全部回收，而肌酐、尿素、尿酸及其他代謝產物，經過選擇，或部分吸收，或完全排出。腎小管尚可分泌排出藥物及毒物，如酚紅、對氨馬尿酸、青黴素類、頭孢黴素類等；藥物若與蛋白質結合，則可通過腎小球濾過而排出來。

2．調節體內水和滲透壓

調節人體水及滲透壓平衡的部位主要在腎小管。近曲小管爲等滲性再吸收，爲吸收Na^+及分泌H^+的重要場所。在近曲小管中，葡萄糖及氨基酸被完全回收，碳酸氫根回收70%～80%，水及鈉的回收約65%～70%。濾液進入髓襻後進一步被濃縮，約25%氯化鈉和15%水被回吸收。遠曲及集合小管不透水，但能吸收部分鈉鹽，因之液體維持在低

滲狀態。

3．調節電解質濃度

腎小球濾液中含有多種電解質，當進入腎小管後，鈉、鉀、鈣、鎂、碳酸氫、氯，以及磷酸離子等大部分都被再次吸收，按人體的需要，由神經——內分泌及體液因素調節其吸收量。

4．內分泌功能

可分泌不少激素並銷毀許多多肽類激素。腎臟分泌的內分泌激素主要有血管活性激素和腎素、前列腺素、激肽類物質，參加腎內外血管舒縮的調節；又能生成1，25～二羥維生素D3，以及紅細胞生成素。

總之，腎臟是通過排泄代謝廢物，調節體液，分泌內分泌激素，以維持體內內環境穩定，使新陳代謝正常能夠進行。腎這麼重要，就要愛護它。古人稱腎爲「先天之本」，實爲生命之根。如果勞倦淫欲過度，或久病失養，耗傷精氣，則會出現腎虛表現。腎虛之人通常分爲腎氣虧耗和腎陰耗傷兩大類型。腎氣虧耗又可分爲腎氣不固，或腎不納氣，或腎陽不振，或腎虛水泛等四種表現，一般出現面色淡白，腰脊酸軟，聽力減退，小便頻數而清、甚則不禁，滑精早洩，或陽痿不舉，或尿後餘瀝，或形寒怕冷、四肢不溫，或動則氣喘、久咳短氣，或下肢浮腫、按之如泥等，腎陰耗傷又可有腎陰虧虛，或陰虛火旺兩種表現，一般可見形體虛弱，頭昏耳鳴，少寐健忘，腰酸腿軟，或潮熱盜汗，虛煩不寐，遺精，舌質紅少苔等等的症狀。

人們一般說到腎虛，都想到這是男人的專利。一些內分泌專家認為，其實女性也容易患上腎虛，女性腎虛會造成性冷淡、不孕、出現月經失調，以及白帶清稀、胎動易滑等症狀。女性跟男性比較，陽氣較弱，如果工作與家庭的壓力過大、飲食不注意預防寒涼，或是長期處在冷氣設備的工作環境中，更容易患腎虛，致使過早衰老。腎虛一般多見於更年期女性，表現為失眠多夢、煩躁易怒、脫髮、口乾咽燥、黑眼圈與黃褐斑等「腎陰虛」的症狀。

【自助健康情報】「黑五類」強腎法

要防治腎虛，最主要的還是要養腎，而養腎最好是選擇食療。那麼吃什麼好呢？中醫把不同顏色的食物或藥物歸屬於人體的五臟：紅色入心，青色入肝、黃色入脾，白色入肺，黑色入腎。可見，養腎就要選黑色食物。黑色食物一般含有豐富的微量元素和維生素，包括黑米、黑豆、黑芝麻、黑棗、黑木耳。如果仔細研究「黑五類」的營養，就會發現，其中個個都是養腎的「好手」。

1 黑米　具有健脾暖肝、補血益氣之效。其維生素 B_1 和鐵的含量是普通大米的7倍。冬季食用對補充人體微量元素大有幫助。用它煮八寶粥時切記不要放糖。

2 **黑棗** 含有蛋白質、糖類、有機酸、維生素和磷、鈣、鐵等營養成分。中醫認爲黑棗性溫味甘，具有補腎與養胃的功效。

3 **黑豆** 具有暖腸胃、明目活血、利水解毒之效。也是潤澤肌膚，烏鬚黑髮佳品。富含優質蛋白、維生素B群和維生素E，還含有核黃素、黑色素。對防老抗衰、增強活力、美容養顏很有幫助。

4 **黑芝麻** 富含對人體有益的不飽和脂肪酸，其維生素E含量爲植物食品之冠，可清除體內自由基，抗氧化效果顯著。具有延緩衰老、治療消化不良，和治療白髮都有一定的作用。

5 **黑木耳** 中醫認爲其具有清肺益氣、活血益胃、潤燥滋補強身之效。現在研究表明，黑木耳膠體具有較強吸附力，能夠清潔腸胃。還含有核酸、卵磷脂成分，具有健美、美容，延緩衰老之效。黑木耳是一種可溶性膳食纖維，能補血，高血脂、心梗、腦梗患者多食可溶栓，降低血小板數量。

守住飲食規律，胃病才不會繞著你走

多數人可能認為自己的胃只有一點點小毛病，實際上，現代人由於快節奏的生活，以及強大的工作壓力，大部分人的胃都處於亞健康的狀態。因此，要想有一個好胃口，並讓胃健康，就必須在日常生活中多注意飲食原則。

胃是人體重要的消化器官，胃一但出了毛病，吃什麼都難受。在生活中，很多人都出現過胃酸過多、胃痛等症狀，部分從事特殊職業的人更是如此。特別是在冬季，胃病更容易成爲很多人群的職業病。調查顯示，教師、司機、白領、個體企業主、清潔隊員、記者、學者等，是最容易罹患胃病的八大行業，其從業者患胃病的機率要比其他行業從業者高出2.3倍。其中教師更是以78％的得病率高居首位。

◉常見的胃病現象：

(1)**肝胃鬱熱**　常見症狀：胃脘脹悶，口苦口乾有異味，大便偏乾，胃痛心煩，舌黃厚膩，年輕人臉上長痤瘡。

（2）**脾胃不和** 常見症狀：進餐後胃中飽滿，打嗝泛酸，腹脹，食欲差。

（3）**胃陰虧虛** 常見症狀：進食無味，口燥咽乾，手腳心熱，舌紅少苔。

（4）**脾胃虛寒** 常見症狀：腹脹腹滿，食欲差，乏力怕冷，受涼或吃油膩食物容易犯病，舌淡苔白。

◉如何養胃？

為了養好自己的胃，你應該在飲食上下工夫，必須要注意飲食規律，什麼能吃，什麼少吃都要注意，以下是幾條養胃的原則——

（1）**少吃油炸食物** 因為這類食物不容易消化，會加重消化道負擔，多吃會引起消化不良，還會使血脂增高，對健康相當不利。

（2）**少吃醃製食物** 這些食物中含有較多的鹽分及某些可致癌物，不宜多吃。

（3）**少吃生冷食物及刺激性食物** 生冷和刺激性強的食物對消化道黏膜具有較強的刺激作用，容易引起腹瀉或消化道炎症。

（4）**規律飲食** 研究表明，有規律地進餐，定時定量，可形成條件反射，有助於消化腺的分泌，更有利於消化。

（5）**定時定量** 要做到每餐食量適度，每日3餐定時，到了規定時間，不管肚子餓不餓，都應主動進食，以避免過饑或過飽。

（6）**溫度適宜**　飲食的溫度應以「不燙不涼」爲度。

（7）**細嚼慢嚥**　以減輕胃腸負擔。對食物充分咀嚼次數愈多，隨之分泌的唾液也愈多，對胃黏膜具保護作用。

（8）**飲水擇時**　最佳的飲水時間是晨起空腹時，以及每次進餐前1小時，餐後立即飲水會稀釋胃液，用湯泡飯也會影響食物的消化。

（9）**注意防寒**　胃部受涼後會使胃的功能受損，故要注意胃部保暖不要受寒。

（10）**避免刺激**　不吸菸，因爲吸菸使胃部血管收縮，影響胃壁細胞的血液供應，使胃黏膜抵抗力降低而誘發胃病。另外，還應少飲酒，少吃辣椒、胡椒等辛辣食物。

（11）**補充維生素C**　維生素C對胃有保護作用，胃液中保持正常的維生素C的含量，能有效發揮胃的功能，保護胃部和增強胃的抗病能力。因此，要多吃富含維生素C的蔬菜和水果。

（12）**多吃天然的食物**　簡單來說就是食用大多數植物的根、水果、綠葉及豆類、種子類，再加上一些魚類。

（13）**攝取多種顏色的食物**　蔬菜和水果是因爲不同的胡蘿蔔素及600種天然植物性化學物質的不同，而具有不同的顏色，一種很著名的胡蘿蔔素就是茄紅素，存在於番茄及甜菜中，可以預防前列腺癌。

(14）吃有機食物　曾有研究將有機和傳統蔬果做比較，發現在有機菠菜裏維他命C的含量高了52%，同時礦物質的含量也比較多。另一個研究則比較了使用傳統及有機方法耕種的穀物中酚的含量，酚是植物性的化學物質，具有很強的抗氧化及抗癌作用，研究者發現有機穀物比傳統農業技術栽培的穀物，其酚的含量較高。

做好手足保健，讓你的生命力更旺盛

手是人體最靈活的器官，不僅如此，手與大腦和很多內臟都有關聯。而很多人卻在養生過程中，卻經常忽略了自己的手足。實際上，每天只要花十幾分鐘動動手腳，就可以起到很好的養生效果。

手足是人體運動的重要器官，機體生命力的強盛與否，與手足的功能強弱密切相關。一般而言，四肢發達，手腳靈活，則人體的生命力旺盛；若四肢羸弱，手足行動遲緩，說明生命力低下。要想讓手足健康靈活，就必須加強它們的鍛鍊和自我保健。下面就為大家介紹手足的鍛鍊方法：

1．手的自我保健

手是人或其他靈長類動物臂前端的一部分，主要是用來抓和握住東西，兩個手相互對稱，互爲鏡像。如果手不健康，不靈活，將會給我們的生活帶來很多的不便，因此，加強手的鍛鍊很有必要。下面是幾種鍛鍊手的方法：

一、**搓手法**　將兩手掌對合，上下搓動摩擦，一直到發燙爲止，再做洗手動作，左手搓右手，右手搓左手，各20次。

二、**運球法**　用玉石球、鐵球或核桃均可，在手中握2枚，然後用手指推動，使其在手掌中旋轉，技術熟練者可握3～4枚。不拘時間和次數，空閒時間即可運球，其中以核桃最佳。

三、**扭指法**　用左手握住右手拇指，扭轉10次，再握右手食指，扭轉10次，以此類推將右手指扭轉完畢後，用右手握左手指扭轉。以上方法可以促進手部的血液循環，刺激手部的經穴，達到調和氣血，疏通經絡的目的，有保持手指靈活，延緩大腦衰老的作用。

2．足的自我保健

說完手的鍛鍊，就該說足了。足是人的重要器官，有足的人才能走路，足出了問題，你只能坐著和躺著了。加強足的保健和鍛鍊，不僅對足有利，對全身其他器官有利。中醫經絡學說認爲，人體的五臟六腑在腳上都有相應的穴位，腳底是各經絡起止的聚處，腳背、腳底、腳趾間彙集了很多穴位；有的科學家還認爲腳是人體第二心臟，腳掌上有無數的神經末梢與大腦相連，是人體的保健「特區」，充分開發這個「特區」的保健潛能，對預防某些疾病有一定益處。腳部保健方法有以下幾種：

一、**足浴**　用熱水泡腳，特別是用生薑或辣椒煎水洗腳，可較快地擴張人體呼吸道黏膜的毛細血管網，加快血液循環，從而使呼吸道黏膜內血液中的白血球，及時地消滅侵襲人體的細菌和病毒，使人體免受感染。經常站立者，易患「下肢靜脈曲張」疾病，而足浴能加快腿部血液循環，使腿部的靜脈血液及時向右心回流，有利於減輕腿部的靜脈淤血，防治下肢靜脈曲張。另外，臨睡前用熱水泡泡腳，還有助於安神去煩，催眠入睡，使睡眠更加深沉和香甜。

二、**按摩腳**　洗腳後，雙手搓熱，輕輕揉搓相關部位或穴位，可全腳按摩，也可局部按摩，多摩湧泉穴（足心）或太沖穴（一、二足趾關節後）或太溪穴（內踝高點與跟腱之間凹陷中）。對頭昏、失眠、厭食、面色晦暗、疲勞、高血壓、便祕等都有防治作用。

三、**高抬貴腳**　每天將雙腳翹起2～3次，平或高於心臟，此時腳、腿部血循環旺盛，下肢血液流回肺和心臟的速度加快，得到充分循環，頭部可得到充足而新鮮的血液和氧，同時對腳部穴位、反射區等也是一個良性的刺激。

四、搓揉腿肚　以雙手掌緊夾一側小腿肚，邊轉動邊搓揉，每側揉動20次左右，然後以同法揉動另一條腿。此法能增強腿力。

五、扳足　取坐位，兩腿伸直，低頭，身體向前彎，以兩手扳足趾和足踝關節各20～30次，能鍛鍊腳力，防止腿足軟弱無力。

六、扭膝　兩足平行靠近，屈膝微向下蹲，雙手放在膝蓋上，膝部前後左右呈圓圈轉動，先向左轉，後向右轉，各20次左右。可治下肢乏力、膝關節疼痛。

七、甩腿　一手扶物或扶牆，先向前甩動小腿，使腿尖前向上翹起，然後向後甩動，使腳尖用力向後，腳面繃直，腿亦儘量伸直。在甩腿時，上身正直，兩腿交換各甩數十次。此法可預防半身不遂、下肢萎縮無力及腿痲、小腿抽筋等。

一張一弛，科學保養肌肉

肌肉要有張有弛，不要讓肌肉總是處於一種狀態，長期的緊張或鬆弛都是有害無益的，需要適當的鍛鍊和休息來調節，這樣才能擁有健康的肌肉。

肌肉是身體肌肉組織和皮下脂肪組織的總稱。如果我們像一個細胞那麼小，能夠隨意進入人的身體，那麼當我們來到肌肉群中時，就會發現肌肉是由一道道鋼纜一樣的肌纖維捆紮起來的。這些鋼纜組合成較粗較長的纜繩群組，當肌肉用力時，它們就像彈簧一樣一張一縮。在那些最粗的纜索之內，有肌纖維、神經、血管，以及結締組織。每根肌纖維是由較小的肌原纖維組成的。每根肌原纖維，則由纏在一起的兩種絲狀蛋白質（肌凝蛋白和肌動蛋白）組成。這就是肌肉的最基本單位，那些大力士們的大塊大塊的肌肉，全是由這兩種小得根本無法想像的蛋白組合成的，當它們聯合起來以後，就能做出驚天動地的動作來。人就是靠這些肌肉一點一點地改變了地球的面貌。

但隨著人的年齡不斷增長，控制骨頭活動的橫紋肌的彈性纖維會逐漸由結締組織所代替。結締組織雖然很結實，但沒有彈性，因此肌肉變得較弱，不能強力收縮。所以老年時，肌肉的力量衰退，反應也遲鈍了。肌肉開始衰老。

同時，不注意飲食也會傷害肌肉。長期暴飲暴食、飲食不節的人，就會使胃平滑肌抽搐、痙攣，出現難以癒合的黏膜潰瘍、萎縮，甚至生長息肉、癌瘤；人們有時因爲勞累或者冰冷出現的抽筋，也就是肌肉攣縮，這些都使本來柔軟、溫暖、生動活潑的肌肉變成生冷堅硬的皮囊。這就是有肌無肉，是肌肉不一的一種表現，古人稱爲肌痹或者死肌。與此相反，那些過於安逸、缺乏鍛鍊的人會出現肌肉鬆弛、無力，甚至萎縮，尤其在一些癱瘓的病人身上比較常見。現在常見的肌萎縮，古人稱之爲肉痿，也就是有肉無肌，弛而不張。這就是有肉無肌，是肌肉不一的另外一種表現。

綜上所述，肌肉只有張弛正常，身體才能健康。肌肉要有張有弛，不要讓肌肉總是處於一種狀態，長期的緊張或鬆弛都是有害無益的，需要適當的鍛鍊，這樣才能擁有健康的肌肉。

科學鍛鍊對中老年人尤為重要，因為他們平常缺少運動。鍛鍊時，應該從身體負擔小又易於學習的簡單方法做起，最好將有氧運動與力量練習結合起來。這樣可以加快呼吸心跳，滿足肌肉對氧氣的需求，增加關節肌肉的靈活性、柔韌性與平衡性。

所謂力量練習包括舉重、投擲、伏地挺身、吊單槓等。這些項目可減少脂肪量、增加肌肉量，使肌肉發達柔韌，防止其耐力衰退。每週做力量練習三次，每次30分鐘，其餘時間則做有氧運動。

一項研究表明，力量訓練不僅使青壯年的肌肉更加強壯，對老年人也同樣奏效。這項研究成果刊登在近日出版的《第一公共科學圖書館》雜誌上。研究著眼於力量訓練是否影響了老年人肌肉的基因表達譜，身體按照基因發布的指令生產蛋白質；基因表達是指把這些指令轉變成蛋白質的過程。他們發現青年人和老年人基因表達譜存在很大差異，老年人肌肉組織細胞內部的線粒體受到傷害，它是細胞的「發電站」。對14名老人進行6個月的力量訓練後，他們肌肉中的表達譜看上去更年輕。證明這種損傷是可逆的，鍛鍊能夠使老年人的「肌肉眞正煥發青春」，從根本上防止肌肉衰老。

向下彎腰鍛鍊腹肌的方法最簡單。腰部往下彎，腿直立，手臂及頭部下垂，懸在空中，不要強迫自己雙手觸地，儘量放鬆，然後自然起身，伸展背部及腿部的肌肉，約停1分鐘，再重複3次。一日兩次，連續2~3個月就能見效。

另外，仰臥起坐鍛鍊腹肌的方法也簡便易行。如果一開始比較困難，中年男性還可以試著平躺在床上，雙腿併攏伸直，向上抬起接近胸部。

爲了增強全身肌肉力量，有時間的人還應針對腿部、背部及雙臂的肌肉進行一些低強度有氧運動，如游泳、跑步、登山等。如果再輔以力量器械訓練，則效果更爲顯著。

鍛煉雖好，可肌肉鍛鍊不是想怎麼鍛鍊就怎麼鍛鍊的，它也是一門科學，你必須知道怎樣鍛煉才有效，怎麼鍛鍊不利於健康，下面就介紹鍛鍊肌肉容易出現的誤區——

〔誤區一〕週末集中做運動

懶得運動會傷害身體，而集中運動也會傷害身體。科學有效的做法是每週鍛鍊3~5次。平時工作忙沒時間鍛鍊，至少也應在茶餘飯後活動一下身體，運動還是要講究細水長流。

〔誤區二〕運動+節食=好身材

控制飲食是必要的，但如果只顧運動，不注意營養的補給，會對身體造成傷害。人體每天都需要一定的熱量和營養來維持運轉，女性還有對經期損失補償的需要，所以起碼的熱量和營養一定要照顧到。否則，人體在長期缺乏補充的狀態下進行高強度運動，會引起免疫力下降，疾病也會乘虛而入。

〔誤區三〕有氧操是女人的事

男性偏愛器械訓練，主要是因爲他們覺得這樣能夠增加力量、改善體型，然而器械訓練並不能達到提高心肺功能、增強身體柔韌性和協調性的作用，所以建議男性應該將器械訓練和有氧操結合起來，從而起到互補的作用。

〔誤區四〕肌肉就得天天練

時下，有一些年輕人對健美健身運動十分狂熱。爲了練出一身漂亮的肌肉，他們整天在健身房練習。其實，長肌肉的要訣應是——「張弛有度」。

肌肉鍛鍊會消耗大量的營養物質，運動結束後，經過適當的休息，肌肉中的營養物質才會得到補充，而且補充的量會比所消耗的還要多，這種現象在生理學上叫做「超量恢復」。「超量恢復」使肌肉獲得更多的營養物質，越練越發達。有研究認爲，休息時間以肌肉再次具備上次運動能力爲標準計算，一般需要2至3天。

〔誤區五〕運動量大更有效

適當的運動和健身訓練有助於增強身體的免疫能力，但運動過量卻會適得其反。低強度和間斷運動，均能對健康產生良好的影響。運動過量只會對身體造成不良的影響，比如肌肉痙攣、僵硬、勞損，嚴重的還可造成骨折、運動性貧血，甚至還會導致猝死。

讓女性的「後花園」，柔美亮麗

卵巢是女性的重要生殖器官，它的健康與否直接影響到女性的健康和美麗。要延緩衰老、推遲更年期，因此，女人要趁年輕時就做好卵巢的保健和養護，為自身保駕護航，延長鮮活期和生命力。

卵巢是位於女性盆腔內的一對生殖腺，卵巢組織由皮質和髓質構成，是女性重要的內分泌腺體之一，其主要功能是分泌女性激素和產生卵子。例如，女性發育成熟後，分泌雌激素和孕激素，在其影響下，月經來潮。同時雌激素能促進女性生殖器官、第二性徵的發育和保持，可以說女性能煥發青春活力，卵巢的作用功不可沒。

隨著女性年齡的增長，卵巢功能衰退至消失會導致一系列的綜合症狀。中醫認爲燥熱汗出、潮熱面赤、情志異常等多種症狀，是腎氣漸衰、天癸將竭、陰陽失衡所導致。而由於目前女性生活壓力大等諸多原因，卵巢衰老的現象多提前，有的女性30出頭就已經出現不良症狀。

如果你有如下的反應，可要多注意了卵巢是否開始衰老：像神經系統的，如頭暈、目眩、耳鳴、出汗、畏寒、心悸、乏力、失眠；肌肉組織的，如腰痛、關節痛、肌肉酸痛；泌尿系統的，如尿頻、排尿不暢、有灼熱感；胃腸系統的，如嘔吐、腹瀉、便祕；精神上表現爲思想不集中、煩躁、易怒、憂慮。

當你了解卵巢容易衰老後，就應該警惕了。卵巢被稱爲女性健康、美麗的「生命之源」和「青春動力」。改善「卵巢」功能就好比保養花兒的根部一樣重要，值得珍愛自己的女人們重視。卵巢保養得好，可以使面部皮膚細膩光滑，白裏透紅，永保韌性和彈性；促進生殖和機體健康，調節並分泌雌性荷爾蒙，提高兩性生活品質；胸部豐滿、緊實、圓潤。

早早調養吧，延長卵巢的花樣年華，挽留它的活力，讓柔美靚麗的女人風采在太陽下閃耀發光吧！對此，我們的建議如下——

1．保持樂觀情緒

重壓之下的白領女性要學會自我調節情緒。現代醫學研究認爲，人的情緒輕鬆愉快時，脈搏、血壓、胃腸蠕動、新陳代謝，都處於平穩協調狀態，體內的免疫活性物質分泌增多，免疫能力增強，不良情緒可導致高血壓、冠心病、潰瘍病，甚至癌症的發生。因此善於控制和調整情緒，保持樂觀，豁達的心情，這才是眞正年輕的祕訣。

2．始於健康生活

增強保健意識，改變不良生活習慣，建立良好的的生活方式對卵巢有很好的保養作用。

一、**飲食方面要注意營養平衡**　除了蛋白質足量攝入外，脂肪及糖類應適量，同時特別注意維生素E、D及礦物質如鐵鈣的補充，其中適當補充維生素E可以清除自由基，改善皮膚彈性，推遲性腺萎縮的進程，起到抗衰老的作用，並可調節免疫功能，每日150～300毫克即可。

二、**要適當加強運動**　運動有利於促進新陳代謝及血液循環，延緩器官衰老。運動應該量力而行持之以恆，循序漸進，如慢跑、散步、簡單體操、太極拳等較適宜。

三、**保證充足睡眠**　晚餐不宜過飽，晚上絕對不做劇烈運動。

四、**維持和諧的性生活**　可增強對生活的信心，精神愉快，消除孤獨感，緩解心理壓力，並能提高人體的免疫功能。

3．每天做些家務

澳大利亞的科學家研究發現，中等強度的勞動，如家務活動，可以減少婦女罹患卵巢癌的可能性。經常在家中做家務，例如打掃室內環境、操作吸塵器等運動，都有助於卵巢癌的預防。

保護好孕育生命的搖籃——子宮

子宮是女性特有的器官，是孕育生命的搖籃，從青春少女開始直至晚年，都要保護好自己的子宮。這對婦女身心健康與延年益壽，有著十分重要的意義。

子宮是女性最重要的生殖器官，肩負著孕育和分娩孩子的重要使命。正常的成年婦女子宮，在未受孕時，它的大小與形狀都像一個倒置的「梨狀」，前扁平、後稍凸，夾在膀胱和直腸之間，長約7～8公分，寬5公分，厚3公分。懷孕後子宮變得很大，能容得下三、四千克重的胎兒。子宮分爲宮底、宮體和宮頸三個部分。有三個通道，兩個與輸卵管相通，一個通陰道。一旦男精女卵在輸卵管相遇受精後，經過約4～5天的跋涉才到達子宮。

子宮在雌激素和孕激素的影響下，長得厚厚的，爲受精卵準備了舒適的條件。受精卵在舒適的子宮中，才發育成五官俱全的小生命。所以說，人們給子宮冠以「生命搖籃」、「胎兒宮殿」的美稱，它的確受之無愧。

但從子宮發育成熟開始，履行自己的繁重使命——形成並排出月經，生兒育女，直至衰老退居二線，始終面臨著各種傷病的威脅，如果自己不注意防護，會嚴重損害健康，甚至危及生命。

科學研究發現，女性以24～29歲生育爲最佳年齡。計劃生育對保護母嬰健康及優生優育大有裨益。但是，有的育齡婦女，既不採取避孕措施，也不做絕育手術，認爲懷了孕沒關係，反正有人工流產補救。反覆多次人工流產，很容易造成宮腔感染、宮頸或宮腔黏連，導致繼發性不孕。

女性性生活放縱或未婚先孕、早孕，將會對自己的身心健康造成損害，是宮內感染、宮頸糜爛，以及子宮癌發病的直接原因。不潔的性生活，還包括男性龜頭包皮垢對宮頸的刺激，也是導致子宮損害的因素之一。妊娠期，在初期三個月和臨產兩個月，最好禁止性生活，否則會引起流產或早產，對子宮有很大的損害。

因此，加強對子宮的保養，以及對子宮疾病的預防，是每個女性都必須認真對待的事情，有了健康的子宮，才能孕育出健康的下一代。除遺傳因素外，一切疾病都是可以預防的，子宮的健康關鍵在於預防，建議如下——

（1）**做好避孕措施**　據調查，墮胎三次以上，子宮患病及發生危害的可能性即顯著增加。

如果反覆多次人工流產，很容易造成宮腔感染、宮頸或宮腔黏連，導致繼發性不孕。與十幾年前相比，子宮肌瘤越來越青睞三、四十歲的中年女性，特別是未育、性生活失調和性情抑鬱三類女性。婦科專家介紹，子宮肌瘤的具體原因尚不十分明確，但研究表明，激素分泌過於旺盛，是導致子宮肌瘤的最普遍原因，而女性的這三種行為模式，是造成內分泌紊亂，導致激素分泌過剩的罪魁禍首。

（2）**不要縱欲亂性**　性生活放縱，尤其是與多名男子發生性關係，子宮則是首當其衝的受害者。如不潔的性交，病原體可經陰道進入子宮腔內，引起子宮內膜感染。

（3）**嚴防產後宮脫**　產後不注意休息，經常下蹲勞動或幹重活，使腹壓增加，子宮就會從正常位置沿著陰道向下移位。

（4）**減少高脂食物**　高脂肪食物促進了某些激素的生成和釋放，而子宮肌瘤的形成與大量雌激素刺激有關，堅持低脂肪飲食，要多喝水，按照最新推出的4＋1金字塔膳食結構來攝取必要的營養。忌食辛辣、酒類、冰凍等食品。

（5）**注意觀察月經、白帶是否正常**　如發現白帶增多、經期出血異常時要及時就醫，並做相關的檢查，做到早發現早治療。平時可多吃含維生素E的食物，豆漿也不錯，豆漿是女人最好的愛人。

護好男性的「彈丸之地」，避免睪丸疾病

睪丸被喻為男人身體的「鑽石」，是男人最重要的性器官，它製造精子，分泌雄激素，是男人之所以為男人的根本。然而，「彈丸之地」也是疾病多發地帶，與其等到病痛來臨之時，再予以關注，何不及早防治呢！

睪丸屬男性內生殖器官。正常男性有兩個睪丸，分別位於陰囊左右側。睪丸呈卵圓形，色灰白。成人睪丸長3.5～4.5公分，寬2～3公分，厚1～2公分，每側睪丸重10～15克。一般左側者比右側者低約1公分。有的人睪丸一大一小，一高一低，如果差別不大，均屬正常。睪丸內有大量彎曲的精曲小管，其間含有間質細胞。

精曲小管是產生精子的地方，一個人一生中產生的精子數目大得驚人，一次射精3～4毫升，含有3～4億個精子，少則也有1～2億個；一生中產生的精子數竟可達1萬億個以上。精子的產生易受溫度等多種因素的影響，如果睪丸周圍溫度過高，或受到化學毒物的影響，精子的產生將出現障礙。間質細胞產生雄激素，與男性第二性徵、生理功能等密切相關。

正常的睪丸質地硬且有一定彈性。硬而沒有彈性，或過於柔軟，表明內部組織可能遭到破壞。還有很多男性朋友平時不重視養生保健，一旦患上疾病又不當回事，長此以往，對健康將造成莫大危害。建議男性每個月檢查一下自己的睪丸，以便及早發現問題，接受治療。

◉幾種常見的睪丸疾病

一、**附睪炎**　睪丸的周圍後緣即是附睪，精子生產後暫時貯存在這裏。附睪炎，30歲左右的男性較多見。大多是由於遲遲不癒的尿路細菌感染，致使病菌經輸精管管腔進入附睪。它常跟著後尿道炎、前列腺炎、精囊炎等發生。部位可單側可雙側，發作時間可急可緩。雖然男人要比女人尿路感染的機率低得多，但一旦發生，後果將會很嚴重。假如在小便時已有灼熱感的話，就必須立刻就醫。

二、**睪丸炎**　多因附睪炎直接蔓延至睪丸所致，由細菌引起。而兒童急性睪丸炎通常是流行性腮腺炎病毒引起的。跟附睪炎類似，但睪丸紅熱不是那麼明顯和強烈。你可以明顯看到單側或雙側睪丸腫大，按著疼痛，陰囊皮膚也明顯紅腫，同時摸起來感覺熱熱的。

三、**精索靜脈曲張**　你也許感覺隱隱作痛，像幾隻蟲子鑽進了你的陰囊內，也許毫無感覺。但站立時精索部位可看到或摸索到曲張的靜脈叢，使勁鼓肚子，增加腹壓可看到靜脈曲張得更加重；少數會同時神經衰弱。情況較重的，會有陰囊墜脹痛，久站腰痛，但平臥休息就可緩解。由於精索靜脈曲張屬於靜脈瘤的一種，所以只要身體一出現新的靜脈瘤，就有可能出現新的精索靜脈曲張。

四、**精液囊腫**　精液囊腫是待在睪丸或者附睪部位的精子發生的良性囊腫，膨脹隆起的腫塊，即便大多如一塊方糖那麼大，也完全沒有必要治療。如果你執意要消除掉那些腫塊，醫生也可以爲你手術摘除。

五、**陰囊水囊腫**　陰囊水囊腫是由包在某一個或兩個睪丸的薄膜層之間組織水製造過剩引起。有時會發生在一次睪丸受傷或睪丸炎之後，但大多數情況根本找不出任何的原因。可以通過一次微不足道的麻醉小手術把多餘的組織水吸乾，此外醫生要把那些滲漏出液體的陰囊小洞，做手術縫合即可。

在上面幾個症狀中，睪丸炎在男性中很常見，但是睪丸炎如不及時進行處理，可能會引起男性的不育。因此，及早的預防睪丸炎是很有必要的。

◉睪丸炎的預防與保健

一、中年男性要注重自己的睪丸保養。睪丸保養是解決男人男性功能障礙的重要手段。男性可在洗澡時或睡前雙手按摩睪丸，拇指輕捏睪丸順時、逆時各按摩十分鐘，長期堅持必有益處。

二、如在按摩時發現有異疼痛感，可能爲睾丸炎或附睾炎，請及時到醫院檢查。

三、現今普遍認爲睾丸炎應早期靜脈應用大量廣譜有效抗生素控制炎症，以減少化膿性睾丸炎及睾丸膿腫的發生，尤其應注意急性腮腺炎睾丸炎。但專家認爲，抗生素還是少用，儘量到醫院做檢查後進行正規治療。急性腮腺炎睾丸炎雙側病變可以引起生精活動不可逆的破壞，甚至睾丸萎縮，導致男子的不育症。

四、多吃新鮮蔬菜與瓜果，增加維生素C等成分攝入，以提高身體抗炎能力。

五、發炎時少吃豬蹄、魚湯、羊肉等所謂的「發物」，以免因此而引起發炎部位分泌物增加，或使睾丸炎進一步浸潤擴散和加重症狀。

六、注意不要吃辛辣刺激食物，不要吸菸喝酒，不要久站久坐，不要過度性生活，不要頻繁手淫等。

前面講到的五種睾丸疾病都是常見的小病，還有一種病更可怕，那就是睾丸癌。20歲至40歲的男人容易罹患腫瘤，睾丸癌就是其中之一。睾丸癌的引起與飲食、性格、環境緊密相連。在飲食方面以激素類種植、養殖的食物最爲危險，其次是烹飪方式不對，如燒烤、煎炒、炸、過於油膩等食物也是引起腫瘤的根源；一些採用農藥、化肥種植的食物也是應該避免的。隔夜的飯菜不應該吃，含致癌的亞硝酸鹽類。

性格方面對睾丸癌影響也很大。因爲睾丸區屬於內分泌系統，性格很容易影響到。臨床調查發現，大量的睾丸增生或者腫瘤的人群，具有負面性格、不開朗、長期抑鬱壓抑等。相反的，心情舒暢的更少機率患有該類疾病。應該注意在生活中合理發洩情緒、不壓抑、善於積極思考問題。比如主動尋求問題的解決，而不是等待問題的解決。

保護好男人獨有的器官：前列腺

前列腺（攝護腺）是男性最大的副性腺器官，可以控制排尿，並分泌前列腺液。前列腺分泌物占精液的3%～32%，它是一種乳白色漿性液體，為精子的自由活動創造必要條件。所以，如果前列腺出了問題，男人就必然出問題。

前列腺（攝護腺）是男人獨有的器官。在膀胱下方，緊裹著尿道有一個胡桃形狀的腺體，這就是前列腺。前列腺是男性體內最大的附屬性腺器官，它既與泌尿有關又與生殖有關，其外型像栗子，它平時分泌一種半透明乳白色漿液，該黏液稱爲前列腺液，它是精液的組成部分，占精液的20%～30%。它受雄性激素控制，可以提供精液的某些成分，以使得精子獲得正常活力。同時它還是一個複雜的與排尿密切相關的器官。當你要排尿時，它就把排精的管口關閉，而當你要排精時它就會把排尿的開口關閉。

前列腺的神經系統非常複雜，所以它的局部損傷，會引起錯綜複雜的症狀，最新研究表明，正常人前列腺液中含有一種抗癌物質，對抑制腫瘤有重要意義。而前列腺患病時這種抗癌物質減少，從而易引起腫瘤。

◉前列腺的重要作用

一、促進受精卵的形成。前列腺液中含有蛋白分解 和纖維蛋白分解 ，因此可幫助精子穿過重重屏障——子宮頸內的黏液屏障，和卵細胞的透明帶，使得精子和卵細胞能夠順利結合。

二、激發精子的活力。前列腺液中含有一種特殊的成分，能夠使精子從精液中獲取營養，激發精子的活力。

三、促進精液的液化。前列腺液中的胰液凝乳蛋白 可促進精液液化。

四、提高精子的成活率。前列腺液略偏鹼性，可中和女性陰道中的酸性分泌物，減少酸性物質對精子的侵蝕，提高精子的成活率。

五、維持生殖泌尿系的衛生。前列腺位於膀胱的前方、直腸的下方，環繞著尿道，而且前列腺液中的鋅離子具有殺菌的功效，使得前列腺發揮了抵禦外界病菌的作用，從而對維護生殖泌尿系統的健康有一定程度的幫助。

六、提高性生活的品質。前列腺內佈滿大量的神經網和神經末梢，因此是一個性敏感部位，能夠激發性衝動和性興奮，從而有利於性生活的和諧。

◉男人必須重視前列現的保養

前列腺對男人很重要，因此預防前列腺疾病要趁早。

首先，應保持清潔。男性的陰囊容易藏污納垢，局部細菌常會乘虛而入，這樣就會導致前列腺炎、前列腺肥大、性功能下降。

其次，要注意防寒，預防感冒和上呼吸道感染的發生，不要久坐在陰涼的石頭上，因爲寒冷可以使交感神經興奮增強，導致尿道內壓增加而引起逆流。

還要在日常生活中養成規律、良好的生活習慣。比如飲食中少吃辣椒等刺激性的食物；儘量少飲酒；減少便祕的發生。每天早晨應該空腹喝下一杯溫白開水，它能夠預防便祕、稀釋血液，能夠對尿道產生機械沖洗的作用，不致使殘尿濃縮形成結石。總之，前列腺疾病是大多數男子都會產生的疾患，應該了解它，及早預防。下面是促進前列腺健康的幾個生活好習慣：

一、**沐浴有方**　男人沐浴時，要仔細清洗會陰部。還要對清洗的內褲進行消毒液浸泡，或晾在陽光下曝曬除菌，減少前列腺發生炎症的機率。沐浴的方式也很重要。熱水坐浴或在坐浴液中加入一些中藥，可改善會陰部的局部血液循環，減輕或消除前列腺充血的現象，並能提高已經有的炎症消退的速度。另外，最好每天晚上洗一次下身，在性交結束，後也要及時清洗下身。

二、**清淡飲食**　清淡飲食可以減輕前列腺的負擔。少喝酒，尤其少喝高度酒；日常飲食中要多吃蔬菜和水果，多喝水，減少便祕的發生，這樣就減少了會陰部充血的幾率，降低了前列腺出現充血的風險。

三、**運動習慣**　男人要養成經常進行體育鍛鍊的習慣，這樣做能增強免疫功能，促進消化，防止肥胖，還可改善血液循環，這些習慣都可減少前列腺出現問題的機會。

四、**適度性愛**　男人的適度性生活，可以使「淤積」的前列腺分泌物引流出來，保持分泌物的正常更替，減少細菌、病毒等病原體感染的機會。

五、**前列腺按摩**　每週一次，可以及時清理前列腺中沒有及時流出來的分泌物殘液，並提高前列腺的收縮功能和減少炎症。在這一過程中，應注意先清潔肛門，用潤滑劑以杜絕摩擦傷而引起的感染，動作應緩慢有力，不宜幅度過大，頻率過快。

第十章

寒濕是健康殺手，健康要有效掌控「冷暖」

現代人每天生活在一個冬有暖氣夏有冷氣的環境中，冬天有暖氣，穿一件單衣還冒汗，陽氣外泄，藏不住精氣。人體在這種環境下最容易生病，皮膚開合的功能下降，抵禦病邪的能力越來越差了，極容易導致體內濕邪堆積，造成陽氣虛衰。因此，我們要有效掌控「人體冷暖調節」，這樣才能有一個健康的身體。

濕邪纏人命，遠離寒濕健康才有保證

一個和煦溫暖的身體才是健康的，而很多卻因為身體的寒濕而患病。中醫上說「寒邪收人氣血」，意思是人體因為寒，會收縮人體經絡、血管，凝固血管內的血液和經絡中的氣機，如果氣機不通暢，血液不流動，那就會在人體中形成淤積，造成全身性的疼痛和不適。

在現代社會，人體正常體溫在下降，很多人的體溫已經達不到36.5℃的正常體溫，甚至幼兒的體溫也在下降，體溫的下降直接引發上述疾病和亞健康狀態。其中，寒濕就是讓人體體溫下降的重要原因。

有一句話叫「濕邪纏人命」，意思是說，感染了濕邪以後，常常使病情長時間不癒，比如因爲濕邪（居住環境潮濕、過食生寒食物，長期接觸水，以及淋雨等）導致的感冒發燒，體溫時高時低，很長時間降不到正常，即使使用大量抗菌素也不行，即便最後好了，也是渾身軟綿綿的，而且還會經常復發。

而大部分女性朋友如果體內寒濕較重時，就會月經失調、經痛、閉經、帶下增多、畏寒怕冷、面色蒼白、小腹冷痛、腰腿痠冷、四肢不溫、舌淡苔白、脈象沉遲等症狀，一般足部先期水腫，然後發展到全身，形成腹部水腫型肥胖，和眼袋黑眼圈等。

總而言之，你如果有以下症狀或特徵，就代表體內有寒濕——

(1)面色發白、發青、發暗、發黑代表體內可能有寒。顏色越是發暗，就代表寒濕越重。

(2)舌苔發白，代表體內有寒濕。

(3)反覆的口腔潰瘍，代表體內有寒。

(4)口臭時舌苔發白，代表體內有寒。

(5)咳嗽時痰是稀白的，代表體內有寒。

(6)流清鼻涕，代表體內有寒。

(7)流出的汗是涼汗，代表體內有寒。

(8)愛打噴嚏，特別是早上剛起來之時，遇風則噴嚏不斷，代表體內有寒。

(9)感冒發熱時渾身感覺冷，代表體內有寒。

(10)經常腹痛、腹瀉，代表體內有寒。

(11)臉上長痘和斑點，代表體內有寒。

(12)長濕疹、牛皮癬、白癜風，代表體內有寒。

(13)手、腳長年冰冷，代表體內有寒。

(14) 腳踝浮腫，代表腎虛、腎寒。
(15) 四肢關節疼痛、頸肩酸痛、肩周炎、腰酸背痛等症狀，代表體內有寒濕。疼痛的部位越多，時間越長，代表體內寒濕越重。

寒濕對人體有著很大的危害，而且還可以導致其他疾病。其中，寒邪具有重濁寒冷、凝滯收引、澄澈清冷等特點；濕邪具有潮濕、黏滯、重著不易速去等特性。濕邪致病有內濕、外濕之別：外濕是受外界環境中濕邪的侵襲而致病；而內濕則是素體脾腎陽虛，又遭受飲食生冷的侵擾，濕邪難於運化而致病。

在夏秋之交，寒濕之邪最常引發以下的疾病：

一、**陰暑**　古人認為——「暑月受寒，故名陰暑」，「靜而得之者為陰暑」，是指白天或夜間休息之時，過於避熱趨涼而感受風寒之邪，出現身熱頭痛、無汗惡寒、關節酸痛、胸悶嘔惡、肌肉拘攣麻痹等等的症狀。

二、**夏季感冒**　夏天多汗且食欲差，免疫防病能力下降。若避暑過於貪圖涼爽，就容易感受風寒濕邪而引發夏季感冒。以傷風為主者俗稱熱傷風，可見頭痛、鼻塞等症狀。以寒濕為主者稱暑濕外感，其症身重，頭痛如裹。其中以腹痛腹瀉、噁心嘔吐等胃腸症狀為主者，稱胃腸型感冒。

三、**胃炎腸炎**　夏日睡臥貪涼，或子夜睡臥之時突然風雨交加又缺乏防護，或素體脾腎陽虛，又貪吃生冷瓜果，皆容易引發胃腸炎。

四、關節肌肉病變　夏日貪涼，坐臥濕地，或居處卑濕，或涉水淋雨，或水中作業，或汗出沾衣，或頭身大汗淋漓而突然用冷水澆頭沖身，皆易導致風寒濕邪侵襲關節、肌肉，致使其疼痛沉重或拘攣麻痹等。

同時，遠離寒濕是30歲以上女性保證健康的關鍵。女性的盲目愛美是最危害健康的，為了身材苗條，節食、吃素，使得身體虧上加虧，以致提前衰老。現在40歲就開始絕經的女性，已越來越多，直接原因就是氣血兩虧。

為了顯露身材，少穿衣服，受涼受凍，使得原本就氣血兩虧的底子再加上有寒濕，經絡淤堵，致使各種婦科腫瘤、乳腺腫瘤、甲狀腺腫瘤頻繁發生，而且發病的年齡越來越年輕，現在30多歲就患上惡性腫瘤的女性，已多的讓人見怪不怪了。

體內寒濕重，人體易上火

在日常生活中，有些人上火了，覺得很燥熱，但另一方面卻感到體內冰涼。這是為什麼呢？在這一節中我們將告訴你答案！

《黃帝內經》裏說：「今夫熱病者，皆傷寒之類也……人之傷於寒也，則為病熱。」這裏指出了寒為熱病之因。若寒邪過盛，身體內表現出的就是熱症、熱病，也就是說虛火實際上是由寒引起的。

為什麼寒重反而會引起「火」呢？原來，身體內的寒濕造成的直接後果就是傷腎，引起腎陽不足、腎氣虛，造成各臟器功能下降，血液虧虛。腎在中醫的五行中屬水，水是灌溉、滋潤全身的，當人體內這個水不足時，就如大地缺水一樣，身體會乾燥。臟器也是一樣，每個臟器都需要工作、運動，這種運動如果缺少了水的滋潤，就容易摩擦生熱。最典型的是肝臟，肝臟屬木，最需要水的澆灌，而一旦缺水，肝燥、肝火就非常明顯。如果給肝臟足夠的水，讓肝臟始終保持濕潤的狀態，它就不可能會乾燥，就不可能會有火了。

還有頭面部也是最容易上火的部位。因為腎主骨髓、主腦，腎陽不足、腎氣虛時髓海就空虛，遠端的頭部首先出現缺血，也就是「缺水」了，自然反應的就是乾燥的症狀，如眼睛乾澀、口乾、舌燥、咽乾、咽痛等。再加上口腔、咽喉、鼻腔、耳朵又是暴露在空氣中的器官，較容易受細菌的感染，當頭部及頭面部的血液供應減少後，這裏的免疫功能就下降，而出現各種不適，這樣患鼻炎、咽炎、牙周炎、扁桃體炎、中耳炎的概率就會增加。又由於沒有充足的血液供應，各種炎症很難治癒，就會反反覆覆發作，成為各種長期不癒的慢性病，如慢性鼻炎、慢性咽炎、慢性牙周炎、慢性中耳炎等。

再者，當現代人不分季節大量誤吃各種寒涼的瓜果蔬菜後，當人們在夏季長期使用空調後，當女士們爲了顯示身材儘量少穿衣服後，大量寒濕正悄然進入體內，自然腎火就越來越不足，虛火就越來越大。而目前普遍都採用瀉火、清火、降火的寒涼藥物進行治療，而這樣一來就使得寒上加寒、虛上加虛，越治火越大。實際上，這是沒有對症治療。可如果要去掉身體內的寒濕，要補腎，用的都是溫熱的食物。溫熱療法，這難道不是火上澆油嗎？確實，有虛火的人普遍都存在「虛不受補」，但這種補不得的狀況，只是一種假象而以。

此外，身體內寒濕重還極易造成經絡不通，散熱困難，容易感到悶熱、燥熱。與老人相比，孩子的經絡通暢，散熱快，因此孩子在夏天是最不怕熱的，大熱天裏照樣在太陽底下玩耍。而老人經絡不通暢，不易出汗，熱散不掉就悶在身體內，人就感到很難受、煩躁，只有吃了冰涼的食品才感覺體內舒暢些。當然這種經絡不通引起的身體燥熱已不僅只是在老年人中出現了，現在的人們普遍貪涼，運動又少，自然就會造成血液流動的速度變慢、變緩，從而極易導致經絡的淤堵，經絡淤堵帶給人的就是身體出現的各種疼痛，以及皮膚上長痘、長斑。看看周圍的人，有幾個能說自己很健康，從沒有過腰酸背痛、腿痛胳膊痛的？再看看周圍人的皮膚，又有幾個色澤明亮、富有彈性、不長斑、不長痘的？這些都是和長期貪涼有關的。

經常運動的人都有這樣的體會，只要運動開了，出汗了，就會感到身體內的燥熱自然消失了，渾身輕鬆了，心情舒暢了，這是因為運動後體溫明顯升高，血液循環加快，出汗在排出寒濕的同時，也能帶走了虛火、疏通經絡。這就是爲什麼多數運動員性格開朗的原因。運動後就不鬱悶了，再注意營養的補充，就不會患上抑鬱症。

綜上所述，上火和體內寒濕有很大的關係，人們只要遠離了寒濕，就可以減少上火的危害。

教你幾招去寒濕的妙法

寒濕危害著人類的健康，它在誘發著各種疾病，它讓人的免疫力下降，它讓我們無法感受體內的溫暖……遠離寒濕就要養成好的生活習慣，加強身體的鍛鍊，並通過飲食來達到防治的目的。

前面兩節已經講了寒濕對人體的危害，也分析了上火和寒濕的關係，在這節裏，我們就要重點講去寒濕的方法，以及日常防治、食療等知識。

如果病人體內寒濕太重，如何才能快速去寒濕呢？下面介紹一種人們用得最多的、去寒濕最快的方法，但只限成人使用——

全身熏艾條的方法

一、將生薑切成薄片，上鍋蒸熱、蒸軟後備用。

二、用6～8根青艾條（冬天用8～10根），到文具商店買一個大夾子，夾住艾條，或用膠帶將艾條捆成一排，點燃。

三、將蒸好的薑片貼在後背上。點燃成排艾條，保持離薑片半寸到一寸的距離，上下慢慢移動。通常熏30～40分鐘。當感到疼痛時可試著離遠一些。在初熏時，有的人會感到很明顯的燙、痛，那是因爲經絡不通，大量的熱不能很快散掉，如果背後的經絡是暢通的，即便整排艾條離後背很近也很少感到疼痛，只會有溫暖舒適的感覺。熏完後拿掉薑片，如果是薑片下的皮膚上是濕的，而且生薑片也是濕的，就說明身體內的寒濕相當重。而身體內寒濕較少的人，在用大量的青艾條熏烤幾十分鐘後，生薑片應該是乾脆的，皮膚上也是乾爽的。

四、在小腹及肚臍的周圍都貼上薑片，上下熏20～30分鐘。

五、在雙小腿的外側、內側，從腳踝至膝部上下、來回各熏10～20下。

六、在雙手臂外側，外關穴的上下來回熏20～30下。

一般經過一個小時左右的全身艾熏後，因爲艾灸的溫熱會使血液循環加快，患者會感到全身溫暖、舒適、放鬆，臉上及手上因寒濕重、經絡淤堵造成的暗灰色都會有所減退，臉色變得明快、光澤一些。

全身熏艾條的方法活血明顯，身體內血少的人熏後會出現胸悶、心慌、頭暈等不適。所以，年紀大的以及有嚴重疾病的人都不適宜熏，特別是不能熏背部及腿，要熏只能熏小腹至肚臍。身體虛弱的人每次熏的時間都要減少。用做保健只能一個月熏一次，冬季是收藏的季節，最好不做全身的艾熏，只做腹部的艾熏為好。因使用的艾條多，煙大，最好在廚房的抽油煙機旁邊治療，這樣可以將煙及時抽走。

除了上面介紹的全身艾熏去寒濕的方法外，患者還可以通過下面兩種方式驅趕體內的寒濕——

自製外用去寒濕藥酒

去寒濕可以自製外用藥酒。該酒取花椒50克，放入250毫升白酒（55度）中浸泡。整粒的花椒要浸泡一週後再使用，如果把花椒放入粉碎機裏打成粉狀，泡1～2天就可以用了。（花椒要買品質好一些的，不要買路邊小攤位上出售的花椒粉，以防假冒偽劣，影響療效。）

花椒性溫，溫中散寒能除六腑寒冷，並能通血脈、調關節、暖腰膝。用花椒酒擦在疼痛的部位，上下來回搓，搓熱後可以直接用青艾條熏，也可以焐上熱水袋，但注意不要燙傷，可隔著衣服焐，這種方法對治療腰痛、膝關節腫痛、肩周炎等效果都不錯。

自做去寒濕棉墊

民間有一種偏方：在夏季的伏天，將生薑擠榨成汁，取棉花放在其中浸泡，稍稍擠壓一下，不要擰，直接放到太陽下晾曬，曬乾為止。然後用布將棉花包好，縫成小棉墊。到了冬季，哪個部位疼痛，就將小布墊縫在貼身衣服裏面相應疼痛的部位，一直穿在身上，一般使用半個月後，再換一個新的。使用的時候，如果在這個薑汁棉花墊的外面再焐上熱水袋，效果就更好了。（注：小棉墊不一定要在夏天製做，其實冬天也一樣可以。）

雖然上面介紹了好幾種去寒濕的方面，但要想讓寒濕遠離我們，通過食療加強預防是很有必要的。

下面就介紹兩種防治寒濕的美食——

白胡椒釀紅棗

〔功效〕溫中補脾，暖胃止痛。適用於寒性胃痛。

〔原料〕紅棗5個，白胡椒10粒。

〔做法〕先將紅棗洗淨去核，白胡椒略打裂開。然後在每個已去核的紅棗內放入白胡椒2粒，待煮飯時，放在飯上面蒸熟食用。

薑汁甜牛奶

〔功效〕有散寒，和胃，止嘔的功效。每天喝一杯，手腳之寒氣便會漸失。其實薑汁甜牛奶也可以用於治療上面提到的虛寒性胃痛噎膈反胃、嘔吐、暖氣反酸等腸胃不適的症狀。

〔原料〕生薑汁，性味辛、溫，入肺、胃、脾經，功能散寒，止嘔。

〔做法〕最好的做法是用150～200毫升鮮奶，加一調羹生薑汁和少許白糖，放入瓷器內，蓋上蓋子蒸適當時間後飲用。

謹慎，溫度降低誘發冬季抑鬱症

抑鬱症是精神科自殺率最高的疾病。抑鬱症發病率很高，幾乎每五個成年人中就有一個抑鬱症患者，因此它又被稱為精神病學中的感冒。但是，你是否知道，抑鬱症和溫度有著關係——冬季的低氣溫會誘發抑鬱症！

當今社會是「壓力的時代」，因抑鬱症而苦惱的人越來越多。抑鬱症又稱爲——「心靈感冒」，不管是誰都有可能患上。抑鬱症有症狀較輕的，也有症狀比較嚴重的。平常工作太努力的人，得抑鬱症的機率要高，很多人出於對工作和家庭的責任感，總是勉強自己做這做那，即使出現抑鬱症的症狀也認爲是自己的心理作用，不去在意，導致病情惡化。

抑鬱症最初的表現是身體呈現亞健康狀態，以及食欲不振、失眠、不安感、沒有幹勁等很多症狀，惡化後會有自殺的想法，抑鬱症患者的增加直接導致了自殺者的增加。導致抑鬱症的原因有很多，但有一個原因你未必知道，那就是——低氣溫也會誘發抑鬱症！

有些人會在不同的季節換上抑鬱症，這被稱爲「季節性抑鬱症」。這類患者在氣候溫暖的春夏，幾乎感覺不到鬱悶，而到了秋季到冬季的過渡時期，空氣漸漸轉涼，身體也隨著變涼，會逐漸出現抑鬱症的症狀。他們一進入冬天就完全陷入抑鬱的狀態，即進入所謂「冬季抑鬱症」的高發期。

得了這種病，他們就開始心情低落，睡眠不安穩，很容易驚醒，同時注意力分散，工作效率下降。嚴重時，更是嗜睡、貪食、孤僻不願見人。如今在冬天，因心情低落、絕望而自殺、因抑鬱症休養、住院的人也會明顯增加。面對自己心情的變化，很多人都會感到無所適從。

據一項調查，每當冬季來臨，美國國內約有1400萬人表現出一種名爲——「季節性情緒失調」的抑鬱症狀，表現症狀爲慵懶、沮喪或是精神倦怠、突然比平時多吃多喝，他們把這種抑鬱症狀稱作——「冬天的悲傷」。據美國精神病學協會說，「冬天的悲傷」的症狀從每年入秋時開始顯現，經過5～6個月便會「不治自癒」，但來年又將重演。精神病學專家諾曼·羅森塔爾在其名爲《冬天的悲傷》一書中說，美國人中有6%患有季節性情緒失調症，另有14%的人表現出輕微的患病症狀。

爲什麼會染上「冬天的悲傷」呢？科學家認爲，隨著秋冬季節裏太陽照射時間逐漸縮短，人們的大腦活動和行爲方式也會發生變化。我們身體會分泌更多的褪黑激素，這種激素幾乎只在夜間才產生，患有季節性情緒失調症的人，體內褪黑激素的含量比普通人多，因此，日照時間會影響他們的情緒，同時，隨著季節轉換，人的大腦活動和行爲方式也會發生變化，生理活動和代謝過程會受到干擾，自身適應能力下降，就會出現情緒失調，嚴重者會演變爲眞正的抑鬱症。

另一方面，導致抑鬱症的最大因素是壓力，這些人多半是做事極端認眞，不懂得如何讓自己的心情放輕鬆。如果精神長期處於緊張狀態，血管就會收縮，血液流動受到阻礙，結果造成體溫降低。所以，抑鬱症的直接原因，與其說是壓力，倒不如說是由壓力過大，而引起的體溫下降。

那就請我們先嘗試一下讓身體暖和起來，感到累的時候，我們會本能地尋找溫暖的東西：一杯熱的紅茶、盛滿熱水的浴盆、鬆軟暖和的被窩……這些東西不僅能夠溫暖我們的身體，驅除導致抑鬱症發病的「寒」，還能幫助我們放鬆繃緊的神經，讓我們喘口氣兒。光做這些還不夠的，要想讓這類患者遠離抑鬱症，還應該做到以下幾個方面——

一、**延長日照和光照時間**　延長光照時間是治療憂鬱的重要手段之一。由於冬季的光照時間明顯縮短，松果體內的褪黑色素會大量增加，從而改變人的正常精神狀態，而光照能有效地抑制褪黑色素的分泌。科學家曾對一名患有冬季憂鬱症的患者，進行測試，在日出前3小時和日落後3小時裏，把房間裏的光線調到比平時亮5倍的程度，並儘量使這些光亮接近太陽光譜，這樣房間裏的白晝時間就變得跟春天一樣長了。結果不到一週，受試人員的情緒就明顯好轉。所以你大可不必老是靜坐在室內享受空調的恒溫，而應盡可能多地到戶外曬曬太陽。

二、**爲自己準備一杯濃茶或者一杯咖啡**　多攝入維生素B群。複合維生素B群、穀維素等可調節精神情緒，咖啡、濃茶等有一定的提神作用，能減輕或消除憂鬱現象。

三、**給自己一塊糖**　陰天或者陽光不充足時，增加糖類的攝入可提高血糖水準、增加活力、減輕憂鬱。當然，糖尿病患者第四招，多進行體育鍛鍊。平時週末才做的運動，在這個時候可以適當的進行，比如慢走、打羽毛球等運動量較輕的運動可以幫助你緩解悲涼的情緒。

四、**登山是抵抗秋季抑鬱症等最有效的辦法**　在古時候人們就意識到登山是治療秋季抑鬱症之良方。九九重陽登高的傳統習俗，就是給秋季抑鬱症打的一劑預防針。

護好易受寒濕侵襲的部位

寒氣雖然是冬天的主氣，但一年四季皆可受寒。那麼，你知道人體的哪些部位最容易受寒嗎？了解這些後，你就可以在日常生活中加強保暖，防止這些部位受到侵襲。

敵人從哪裡入侵，我們就從哪裡把它驅逐出境。同樣，寒氣入侵的途徑，也就是寒氣排出的途徑。弄清了這個問題，不僅可以有重點地進行自我保健，防止寒邪的侵入，做到未病先防，而且還可以有的放矢地進行自療。

一般來說，寒氣都是從下面這些部位入侵的。

一、**頭部** 頭部是人體陽氣最爲旺盛的部位。而寒邪容易侵襲人體的陽氣，因此，感受風寒邪氣，頭部首當其衝。如果因感受風寒而感冒，都會有頭痛、頭昏、頭部沉重的感覺，這就是寒氣入侵的反應。假如寒氣長期從頭部侵入，就會形成頑固性頭痛、偏頭痛。

中醫認爲——「頭是諸陽之會。」人體陽氣最容易從頭部散掉，如同熱水瓶不蓋塞子一樣。爲了減少體熱的散失，寒冬戴一頂合適的帽子是很有必要的，特別是在外出時更需要。正如俗話所說：「冬天戴棉帽，如同穿棉襖。」

二、**背部**　人體背部有膀胱經和督脈循行，也是陽氣旺盛、容易感受寒氣的部位。背部受寒，日久漸積，可以引起頸椎病、肩周炎、腰椎間盤突出、腰肌勞損以及慢性腰腿痛。而從背部排除寒邪，就可以根治這些病症。

注意背部保暖有利於陽氣潛藏，夜間要保持室內溫度，不要讓背部著涼；白天外出要注意保暖，體質弱的人最好是穿高領而且護腰的服裝。

三、**口鼻**　口是飲食進入的第一關，冰冷的飲料、寒涼的食物，都可以通過口把寒氣帶入胃部。鼻是空氣進出的通道，寒氣可以隨呼吸侵入肺部。噁心、嘔吐、咳嗽、吐痰、鼻塞、打噴嚏等，都是口鼻受寒的表現。

鼻咽炎與口、鼻及身體不注意保暖有關。睡覺時房間內溫度太冷，身體無法保暖，特別是腳一直很冷。早晨起床沒及時穿衣服，洗澡或洗髮後沒及時擦乾身體把衣服穿好或吹乾頭髮。冷天早晨出門或騎車不帶口罩，使口鼻受乾冷空氣的刺激等，都容易引發鼻咽炎。急性鼻咽炎起病急，症狀有後鼻道乾燥、灼熱、咽乾刺痛、鼻塞流涕、痰多、發熱等感冒症狀。針對病症及時進行治療，可防止向慢性轉化。有效預防鼻咽炎，除應儘量避免接觸過敏源，及減少環境致病因子，生活上也要注意忌口與保暖，這樣才能減少或消除鼻咽炎發生的痛苦。

四、肚臍　夏天穿露臍裝過久，導致天氣轉涼後腰酸頻頻發作；冷天伴雨季節，稍一熬夜免疫力就容易下降，引發病毒性感冒，甚至是病毒性心肌炎。另外，小孩和老人的腹部，特別是肚臍，也是寒氣容易侵入的通道。夜間睡覺，不小心蹬開了被子，腹部受涼，寒氣就會從肚臍進入，引起腹痛、腹瀉。有經驗的老年人，會給孩子做個兜肚，戴在腹部以保護肚臍，能預防受涼所致的腹瀉。如果在兜肚中加入合適的中藥材，還能治療許多疾病。

五、腎　隨著天氣越來越冷，腎最易受寒氣侵襲，從而導致人體氣血鬱結，讓心、肝受影響，使大腦供血不足，接著出現記憶力衰退、掉發、頭暈目眩、失眠等相關症狀。此外，在秋冬季節，許多人喜食油膩食品，導致肝臟過分勞累，以至於大腦供血減少，也會影響記憶力。

建議在日常生活中多曬太陽，房間多通風，在含氧量充足的地方多做增加心肺功能的鍛鍊，如深呼吸、擴胸、慢跑等。早睡晚起也有益於大腦活動。

六、毛孔　全身的毛孔張開時，若不注意保護，寒邪會乘虛而入。劇烈活動後大汗淋漓的人，如果遭遇暴雨、空調冷氣，最容易得病，甚至得重病。如能及時喝些生薑紅糖水，使寒氣從毛孔排出，就可以防止這些疾病。

七、腳底　腳底的湧泉穴也是容易遭受風寒的地方。長期在冰冷潮濕的地方行走、

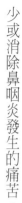

鞋襪潮濕後不及時更換、睡覺時腳底正對著冷氣吹，都可以招致寒氣的入侵。若能經常按摩足底，或用熱水浴足，則可以將寒氣從足底排散出去。

在這幾種情況下，也很容易受寒

一、在劇烈運動、大量體力勞動之後，大汗淋漓，這時陽氣會隨排汗而外泄，而寒氣即會乘虛而入。這時，最忌遭受風寒。

二、沐浴之後，特別是蒸桑拿（三溫暖）、洗熱水澡之後，汗孔張開，更不宜對著涼風直吹，也不宜馬上進入冷氣房。否則，風寒入內的通路已經打開。

三、有些女性洗頭後，不注意把長髮吹乾，濕漉漉的頭髮貼在頭部、肩後，就迫不及待地進入夢鄉。而睡眠中，人的陽氣內斂，抵抗力會下降，寒濕之氣就很容易侵入體內。

四、性生活之後，全身放鬆，體表衛氣暫時虛弱，也不宜吹電扇或冷氣（可蓋條被子）。否則，風寒會悄然侵入。

五、老年人、體質虛弱的人、生長發育期的少年兒童，是寒氣侵害的主要對象。睡覺時一定要注意避風保暖，不要把頭和腳正對著冷氣、電風扇。足部特別怕冷的人，睡覺時不妨穿上薄長褲和襪子，小孩則可以用兜肚護住肚臍，以避免腹部受涼。

六、長期工作在空調辦公室的白領階層，平時可能並沒有感冒受寒的症狀，但時間久了，體內積存的寒氣會以空調綜合症的形式表現出來，讓人困頓、疲乏，失眠，胸悶，不會出汗；女性朋友還會發生痛經、月經失調，甚至閉經。這樣的寒氣比較深，祛除較難，因而更應當注意防微杜漸。較為可行的辦法，就是不要把空調溫度調得太低，一般比外面的溫度低兩三度即可。同時，在辦公室最好準備一件外套，涼時及時穿上。

不管身體某個部位受寒，還是在某種情況整個身體受寒，都要很小心。一旦感受了風寒，即使有輕微的症狀，也要迅速處理。最簡單的辦法就是熬一碗生薑紅糖湯，趁熱大口喝下，再蒙頭睡一覺，發點汗，便可以把寒氣祛除。而最忌諱的是，一見感冒，就不分青紅皂白，用抗菌素，用消炎解熱藥，用清熱解毒藥。這些藥物雖然可緩解一時的症狀，卻會使寒氣進入體內的更深處，埋下健康隱患，必須慎重。

祛除寒氣，薑紅茶來幫忙

薑紅茶是很好的養生飲品，它最根本的作用就是驅逐身體的寒氣，還具有很好的保溫與發汗作用，光是這兩種作用就足以加速身體的新陳代謝。因此，當你體內有寒氣或寒濕的適合，就用一杯薑紅茶來溫暖自己吧！

薑紅茶相信很多人都喝過，它的主要原料是生薑。《本草綱目》記載，薑「生用發散、熱用中和。」所以說，薑不僅是平時配菜的輔料，還是養生食療的必備良方。

薑紅茶最根本的作用就是驅逐身體的寒氣。很多人都知道，薑具有很好的保溫與發汗作用。光是這兩種作用就足以加速身體的新陳代謝。

而爲什麼要選擇紅茶做原料呢？就所有的茶類來說，紅茶的溫熱作用最好，並且含有豐富的兒茶酸，能排泄體內多餘的脂肪，加速新陳代謝。而綠茶也含有兒茶酸等成分，不過以使暖和身體的作用來說，紅茶比綠茶更爲有效。基於這一點來說，喝薑紅茶比較理想。如果你不敢喝薑紅茶的話，不妨退而求其次喝薑綠茶。

喝「薑紅茶」除了能消除體內的寒氣，還能排除多餘的水分。對居住在氣候潮濕的海島型地帶的人來說，不少人的體內貯存了多餘的水分，這就是「水毒」的症狀。

「水毒」與寒性體質會使彼此的症狀加重，若不加以改善，全身的血行與代謝功能就會逐漸的衰退。結果將使肩膀酸痛，身體各部位的關節疼痛、便祕、下痢、水腫、生理痛等的症狀，也會一一產生。

一旦身體因爲水毒而使代謝功能衰退，體內就會開始囤積脂肪，而變得肥胖。因爲水毒而產生的肥胖，是很難瘦得下來的，所以一定要先解決水毒的問題，才能再恢復苗條的身材。

只要多飲用薑紅茶，讓身體將寒氣逐漸排出體外，保持身體的溫暖，水毒就會消失怠盡。水毒被排除後，上述的種種症狀就能夠獲得改善，多餘的脂肪也會被燃燒掉。

薑紅茶除了去寒，還能治療頸、肩、腰、腿等部位疼痛，還可以治療老年人冬季最易犯的老年慢性支氣管炎、哮喘等。

如何製作薑紅茶？

【配料】生薑25克，紅茶一茶匙，紅糖或蜂蜜適量。

【製作】先用500毫升開水把紅茶泡好，放入預熱的茶杯裏，將生薑榨汁，再加入紅糖或蜂蜜即可。生薑、紅糖、蜂蜜的量可根據個人口味的不同適當加入。做好後，你就可以盡情享用了。

那麼薑紅茶怎麼喝才最好呢？原則上，每天可以喝3～6次的薑紅茶。第一杯最好在早餐前飲用，效果較好。其餘的2～5杯可以在進餐前、兩餐之間，例如在早餐與午餐之前，或是就寢前飲用。

另外，薑汁放入冰箱的冷藏室能保存一整天，如果放入冷凍室的話則能夠保存兩至三星期。不妨把薑汁分裝成小杯冷凍，想喝時取出來解凍就可以了。薑紅茶也可以加入鮮奶飲用。不過牛奶會使身體變寒，所以加的量不要太多。

在持續的喝薑紅茶一段時間以後，身體就會逐漸變得暖和，不容易感到疲勞，也不會動輒就傷風感冒。

第十一章

春日養生，養肝防睏正當時

氣血是人體臟腑、經絡等一切組織器官進行生理活動的物質基礎，而氣血的生成與運行又有賴於臟腑生理機能的正常。氣血精津，是人體內的重要物質成分，它們其實是相互聯繫的。精可以轉化爲氣、轉化爲血，使氣血充盛，使生命活動更加旺盛。

8 讓身體隨著春天的陽氣升發

春季，是最適合養生保健的季節。天氣回暖，草木復蘇，人體的陽氣也順其自然，向上、向外生發。中醫養生學認為，養生應掌握春令之氣生發的特點，從精神、起居、飲食、運動等方面，協調好四個辯證關係，才能保障人體正常的新陳代謝。

春季是一年中的第一個季節，大自然的陽氣在冬季初生，但卻未動，其主要是爲了儲備充足的能量，以便濡養來年萬物所需，經過一個冬天的的儲備，到立春開始逐步向外生發，陽氣的生發也意味著生命活力的開始，此時萬物開始慢慢充滿微生機。

人生長在大自然中，與大自然氣息相連，立春之後，人體內部的陽氣也應順天之序及時生發，生長。

由於工作，生活的不規律，很多人的氣機不能與大自然保持同步，這就需要我們科學合理的調整生活作息規律，以保證我們的身心健康和諧，而最佳的調整時間，就是每一個節氣了。要想讓人體也隨著大自然的陽氣變化生發，就要注意以下幾點——

一、**捂與凍**　爲適應天氣變化，古人有「春捂秋凍」之說。春季天氣變化大，捂才能抵禦寒邪侵入機體，使陽氣旺盛，抵抗力增強，有效地預防多種春季傳染病。春天在氣溫上升時，仍要注意防寒保暖，適當增減衣物。

二、**靜與動**　春季人體陽氣生發，周身氣血調和，經脈鬆弛，陽氣較易散泄。因此人們在鍛鍊時要注意控制運動量，以參加活動量小的運動爲宜，避免大汗淋漓使陽氣受損。晨練宜舒緩柔和，動靜結合，老人宜在戶外散步、打太極拳、做健身操等，以達到吸納春陽、吐故納新之目的。

三、**陽與陰**　冬季天氣寒冷，陰氣外逼陽氣內斂，人體新陳代謝趨緩，萬物蟄伏，是蓄養待發的時期。到了春季，陰氣下沉，陽氣上升，人體新陳代謝趨於活躍，體內之陽與外界春之陽氣相應滋長，因此春季是養陽的最佳時節。但是，由於春季天氣變化不定，風邪易入，又值百病滋生之時，要特別注意陰陽調和，以防損傷到人體正氣。

四、**甘與酸**　春季人體處於肝旺之期，酸性食物會使肝火亢升，損傷脾胃，故不宜過多食用。而甘辛之品有利於養肝護脾，因此可適量攝入蔥、棗、花生、蜂蜜、新鮮黃綠色的蔬菜、水果及乾果等。春季進補的原則，應以平補爲主，忌大辛大熱的滋補品。春季百花盛開，空氣中瀰漫著大量花粉，是過敏性疾病的多發季節。有慢性疾病或是過敏體質的人，春季一定要忌口，忌食「發物」，如蝦、蟹、鹹菜等食物，否則舊病極易復發。

除了上面所說的幾個方面外，還要做到以下幾點——

一、**保養體內陽氣**　《黃帝內經》裏有一句話「春夏養陽」。意思是在春季和夏季，應注重對體內陽氣的保養。陽氣就是通常人們說的「火力」，也就是人體的產熱機能和新陳代謝的能力。

春季氣候多風善變，北方還有供暖造成的溫度差異，在這種情況下要給身體一個最起碼的溫度保障。穿衣蓋被都以稍多稍厚爲宜，只要不會出很多汗即可。特別強調的是，要注意背部保暖。

二、**注意作息起居**　春天到來之時，白日漸長，黑夜縮短，人的作息起居也應該有一種主動的調整適應。按照古人四季養生的原則，春天應該「早臥早起」。春日的清晨陽氣初升，此時與之順應，身體活動起來帶動氣血的運行，這樣才能有效激發防病禦邪的「正氣」。

三、**加強戶外運動**　在溫度適宜、風力輕柔的春日裏，接觸戶外環境，盡可能多的呼吸新鮮空氣和曬曬太陽。經過冬天在室內的長期封閉，此時多與天地自然之氣做一番溝通交流，對身心健康有益，這是不言自明的。

乍暖還寒，適當「春捂」疾病少

從古至今，善於養生的醫學家們都十分重視「春捂」的養生之道。民間常常流傳著「二月休把棉衣撇，三月還有梨花雪」、「吃了端午粽，再把棉衣送」的俗語。專家認為，「春捂」這種民間的傳統習慣是有其一定的道理。因此，我們在養生過程中，要特別注意「春捂」。

「春捂」就是說在春季，氣溫剛轉暖時，不要過早脫掉棉衣。由冬季轉入初春，乍暖還寒，氣溫變化又大，正如俗話所說的——「春天孩兒臉，一天變三變」。一旦過早脫掉棉衣，氣溫降低，給人的神經系統、體溫調節中樞來個突然襲擊，會使人措手不及，難以適應，甚至會使身體抵抗力下降。同時進入春季，病菌大量繁殖，會乘虛侵襲人體。

現代的人們也早已認識到，如過早脫去棉衣，極易受寒，寒則傷肺，易發生流行性感冒、急性支氣管炎、肺炎等病。春天還是麻疹、腮腺炎等傳染病的多發季節。這些疾病的發生雖與細菌、病毒感染有關，但感染後發病與否很大程度上，決定於個人的體質和起居是否調攝適當。

不忙脫衣，「春捂」得法，就將會減少發病的機會。春天適當捂一捂，可以減少疾病。專家認爲，「春捂」有以下好處：

第一，有利於調節人體的恒定溫度，因爲無論季節如何變化，人的體溫總要保持在37度左右，人體保持恒定的溫度，一是靠血管的收縮和皮膚的出汗來調節；二是靠增減衣服來維持。如果過早地減掉衣服，就會破壞人體恒定溫度的調節，影響身體健康。

第二，「春捂」有利於抵禦風寒。人體也同自然界一樣，在春天開始復蘇，原先處於「冬眠」的皮膚細胞會開始活躍起來，毛孔張開。這時當冷風襲來時，就能長驅直入，使人感到寒冷。

第三，「春捂」有利於適應季節的變化，在初春時節，經常有寒流和強冷空氣南下，導致氣溫急遽下降。在這種情況下，如果不「捂」著點兒，就很難適應這種冷暖的變化，許多人甚至可能會罹患感冒、氣管炎、關節炎等疾病。

由此可見，「春捂」既是順應陽氣生發的養生需要，也是預防疾病的自我保健良方。醫生的建議，對於「春捂」要注意「捂」兩頭，即重點照顧好「首足」兩頭。由於早春天氣乍暖還寒，濕氣較大，早晚低溫，細菌病毒活躍，人比較容易生病，重點「捂」頭頸與雙腳，就可以避免感冒、氣管炎、關節炎等疾病得發生。

何謂春捂指數？

專家提供了人們在實際操作中，容易做到的幾種方式——

一、**把握時機**　冷空氣到來前24～48小時未雨綢繆。醫療氣象學家發現，許多疾病的發病高峰與冷空氣南下和降溫持續的時間密切相關。比如感冒、消化不良，在冷空氣到來之前便捷足先登；而青光眼、心肌梗塞、中風等，在冷空氣過境時也會驟然增加。因此，捂的最佳時機，應該在氣象臺預報的冷空氣到來之前24～48小時。

二、**注意氣溫**　15℃是春捂的臨界溫度。研究表明，對多數老年人或體弱多病而需要春捂者來說，15℃可以視爲捂與不捂的臨界溫度。也就是說，當氣溫持續在15℃以上且相對穩定時，則春捂即可結束了。

三、**小心溫差**　日夜溫差大於8℃是捂的信號。春天的氣溫，前一天還是春風和煦，春暖花開，剎那間則可能寒流湧動，讓你回味冬日的肅殺。面對「後母臉」似的春天，你得隨天氣變化加減衣服。而何時添加衣呢？現在認爲，日夜溫差大於8℃即是該捂的信號。

四、**把握時間**　7～14天恰到好處。捂著的衣衫，隨著氣溫回升總要減下來，而減得太快，就可能出現——「一向單衫耐得凍，乍脫棉衣凍成病」的情況，因爲你沒捂到位。怎樣才算到位？醫學家發現，氣溫回冷需要加衣禦寒，即使此後氣溫回升了，也得再捂7天左右。體弱者或高齡老人得捂14天以上，身體才能適應。

知道了「春捂指數」後，就要清楚如何做，「春捂」才更有效果，綜合專家的意見，我們整理如下——

一、衣服要遞減　當冬季向春季轉換時，人體防衛體系統處於「冬眠」初醒之際，因此這一階段不能急於一下子脫掉衣物，而應一件一件地脫，並根據不同的體質，因人而異。

二、「春捂」應「下厚上薄」　古人在長期的生活與勞動實踐中認識到，寒多自下而生，因此中國古代養生家提出了春令衣著宜「下厚上薄」的主張，《老老恒言》也有「春凍未泮，下體寧過於暖，上體無妨略減」之說，既養陽又收陰，與自然氣候變化協調一致，可謂「天人相應」。這也與現代醫學所認爲的人體下部血液循環較上部爲差，易受寒冷侵襲的觀點相吻合。所以，春天還是以遵循「下厚上薄」爲好。

三、「春捂」要有度　「捂」帶有一點熱的意思，也就是說衣服仍應適當多穿一些。由於春風比冬風柔和很多，因此可以選擇一些寬鬆的款式，既擋風，又透氣。但絕不是衣服穿得越多越好，如果衣服穿得很多甚至「捂」出了汗，冷風一吹反易著涼「傷風」。特別是對嬰幼兒來說，過度春捂容易使嬰幼兒出現「過暖綜合症」。主要表現爲高熱、抽搐、大量水樣或血水樣腹瀉、吐奶，嚴重者可能發生昏迷、休克甚至死亡。這是由於嬰幼兒新陳代謝旺盛，產熱量高，如果「春捂」過了頭，就容易誘發中暑。

四、春捂重在下半身　初春季節，因著涼而患病的人很多，其禍根皆因「冷落」了下半身，而引發季節病或舊病復發，尤其是婦科，經痛、功能性子宮出血等病患者明顯增多。每年冬去春來因愛美而受涼致病的女性急遽增加；下腹脹痛、月經失調、出血淋漓不盡者大有人在。這都是要「風度」不要「溫度」而造成的惡果。所以，爲了您的健康，春天還是捂住下身爲好。

五、春捂也要鍛鍊　中醫認爲，防病如禦敵。春捂只是被動防禦。要想防疾健身，還必須從春天開始加強身體鍛鍊，增強機體的適應能力和抗病能力，同時，還要講究科學飲食和起居。

春季養生重在養肝

中醫講：四季之中，春天屬木，而人體的五臟之中，肝也是木性，因而春氣通肝，春季易使肝旺。而肝臟在人體內是主理疏泄與藏血，非常重要，因此，養肝就要從春天開始。

春季養生重點在養肝。肝屬木，主疏泄，喜條達、舒暢而惡抑鬱。肝氣不舒的人，經常感到鬱悶，心情不佳，總想歎氣，要長長地吁一口氣才會覺得舒服，另外，還容易打嗝，容易情緒變化。

而入春時，人體陽氣升發使皮膚腠理疏開，而早春乍暖還寒，突如其來的倒春寒又迅致皮膚腠理密閉，忽開忽閉的調節功能一時來不及轉變，肝功能便受損，引起周身氣血運行紊亂，其他臟腑器官受干擾而導致疾患發作。

那麼，哪些人春天更應該養肝呢？主要有以下這幾類——

工作壓力大，火氣旺的人

在春天，工作強度大的上班族們最要關心自己的肝臟。過度操勞的結果之一就是肝氣偏弱，因為長時間的工作狀態，讓身體各器官血液需求量大大增加，血氣消耗很大，而肝是體內的藏血器官，一旦疲於工作就會受損。

還有一個養肝重點對象就是肝火旺盛的人。雖說春天天氣好，但陽氣驟升引動體內熱氣，熱性體質的人經常「肝火」旺盛，就像一個火藥桶被引爆了一樣，最吃虧的就是肝臟。尤其是長假之後，工作生活學習並未完全步入正軌，這個時候千萬要控制好情緒。要是發現最近一陣子老長痘痘，動不動就容易出汗，那可就要小心肝病來襲。

生活習慣不健康者

說到肝病，不得不提到脂肪肝。其實，專家們發現，脂肪肝是肝纖維化、肝硬化甚至肝癌的一個重要誘因。而提到脂肪肝，有專家特別提到了三個很常見，卻容易被忽視的壞習慣——

一、**不吃早飯**　不良的飲食習慣會擾亂人體代謝動態，爲脂肪肝的發病提供條件。這麼解釋吧，不吃早飯，中飯簡單解決，把一天的吃飯任務都「壓」到晚飯這一頓上，這本身就是一種不平衡，容易使人發胖。哪怕一天進食的能量相等，不吃早飯會因爲白天工作量大而存在營養不良，而晚上一頓高熱量、高蛋白、高脂肪的大餐，則會使營養物質不能利用而積聚，日久則難逃脂肪肝的命運。

二、**經常熬夜也會誘發脂肪肝**　某醫院曾來了一位身爲企業高階人士的肝病患者，這位患者其他什麼生活飲食習慣都好，就是有一點沒辦法，每天晚上要審查把關，到凌晨3點後才能入睡，後來一檢查，他患上了脂肪肝。原因說來也不難理解，中醫理論認爲肝膽在23時至次日凌晨3時最興奮，各個臟腑的血液都經過肝，肝膽在此刻發揮其解毒作用達到最高峰，人在此時也應順應自然保證充足的休息，所謂「靜臥血歸肝」就是這個道理。可每天熬夜錯過了肝臟的最佳工作期，身體裏的毒素不能及時排出，就「攢」出了肝病。

三、**吃海鮮時喜歡喝啤酒**　有報導南部一家公司在體檢時發現，全體單位員工都患上了脂肪肝，什麼原因？跟員工熱捧的「海鮮配啤酒」吃法脫不了干係。不少海鮮類食物，如海魚、蟹類、魷魚都含有豐富的甘油三酯、膽固醇，這些高蛋白高熱量的食物給肝臟增加了沉重的負擔，而酒精又是損害肝臟的「頭號」殺手，雙管齊下，你脆弱的肝臟是很難承受的。

◉如何養肝？

一、**主動休息**　每天主動找時間休息，是對肝的最大鍾愛。休息能降低體力消耗，減少糖原、蛋白質的分解及乳酸的產生，從而減輕肝臟的負擔。萬不可等到勞累感襲來才想到丟下手中的工作，這叫被動休息，此時體內的代謝廢物——乳酸、二氧化碳等已積累較多，對肝臟已經造成了傷害。而主動休息，即在疲勞感出現之前就休息，體內積存的廢物尚少，稍事休息即能完全清除，對肝的保護效果最佳。勿做工作狂，不可過勞，特別是肝臟已患病者。值得中年男性高度警覺。

二、**調暢情志**　選擇自己喜歡的歌曲戲劇，經常吟唱或者放聲高歌，或早晨到公園練練聲，將胸中的鬱悶之氣排出；春暖花開之時，到野外走一走，公園裏轉一轉，或者乾脆安排一段時間遠足郊遊，都是心情放鬆、促使肝氣舒暢的簡便方法。

三、**保暖防病**　適當保暖，維護陽氣的升發，特別要避免「淒風苦雨」。春天也是傳染病多發的季節，人們容易患感冒、肝炎、流腦、痲疹、腮腺炎等，一定要注意通風換氣，以保持室內空氣新鮮。

四、梳頭保健　春天，人體的陽氣也有向上向外升發的特點，毛孔逐漸舒展，代謝旺盛而生長迅速。當此季節，每朝梳頭一、二百下，有利於宣暢鬱滯，疏利氣血，通達陽氣。按摩敲打經絡腧穴，更是舒暢氣血的養生妙法。春天把肝調養好了，陽氣的運行就會進入有序狀態，也就爲一年的健康奠定了基礎。

五、提高睡眠品質　在中醫裏有這樣一種說法：「春季養肝，睡眠爲先。」這是因爲在中醫理論中，春天屬「木」，而人體五臟之中的肝也屬「木」性，所以，春季既是養肝的最佳時節，同時又是肝病的多發季節。

養肝首先就要睡得香。有不少人的肝病其實是「熬」出來的。通常的，人在熬夜後大都會雙目赤紅，這就是肝火上升的症狀。長期這樣下去，肝必然就會受到損傷。

現代醫學研究已經證實，人在睡眠時進入肝臟的血流量，是人在站立時的7倍。流經肝臟的血流量的增加，有利於增強肝細胞的功能，提高解毒能力，抵禦春季多種傳染病的侵襲。因此，注重科學睡眠對肝臟保健非常重要。

六、不要疲勞運動　不要過度疲勞。《黃帝內經》提到「肝爲罷極之本」，就是說肝是主管疲勞的，或者是耐受疲勞的。肝氣足，就耐受疲勞；肝氣不足，就容易覺得疲勞。所以不要經常疲勞工作，也不要疲勞運動，疲勞會有損肝臟的。

七、飲酒不過量　初春寒氣仍較盛，少量飲酒有利於肝陽開發，但肝臟代謝酒精的功能有限，超出了就會對肝臟產生危害。

八、春季多飲水　一是可增加循環血量，有利於養肝和代謝廢物的排除；二是可降低代謝產物、毒物對肝的損害。補水有利於腺體尤其是肝汁的分泌。

九、**毒物少接觸**　鋁、汞、砷、苯、四氧化碳、黃麴黴素及某些藥物等都會造成肝細胞壞死。因此要盡可能避免毒物與身體接觸，愼用或不用有害肝臟的藥物。

緩解春睏不是難題

每到春季，人體感覺是舒服多了，不過也出現了很多身不由己的身體反應，比較常見的就是「春睏」。在這種情況下，要注意休息、適當運動，同時多吃蔬菜水果等鹼性食物可有效緩解「春睏」。

所謂春睏，就是人體出現頭昏腦脹、手腳無力、做什麼都打不起精神、想睡覺的病狀。春睏是因爲季節交換給人們帶來的生理變化的一種反應。寒冷的冬天，人體受到低溫的影響和刺激，皮膚的毛細血管收縮，血液流量相對減少，汗腺和毛孔也隨之閉合，減少了熱量的散發，以維持人體正常體溫。而進入春季後，隨著氣溫的升高，人的身體毛孔、汗腺、血管開始舒張，皮膚血液循環也跟著旺盛起來。這樣一來，供給大腦的血液就會相對減少。隨著天氣變暖，新陳代謝逐漸旺盛，耗氧量不斷地加大，大腦的供氧量則必然就顯得不足了。加上暖氣溫的良性刺激，使大腦受到某種抑制。因而人們就會感到睏倦思睡，總覺得睡不夠。

但是值得人們注意的是，其中也含有一些病理因素，一些「春睏」是疾病的表現。比如：精神病發作前所出現的抑鬱症狀；肝炎前期的低熱嗜睡現象；糖尿病、心臟病等慢性病因體虛引起的睏乏。有人還發現，高血壓患者在春天嗜睡，呵欠頻頻，很可能就是中風的先兆。

有人認爲，既然睏那就多睡一些吧。其實要解決春睏，多睡反而不是辦法。春睏雖然不是病態，但它不利於人的身體及精神狀態健康協調，需要通過各種方法加以調節。

一般情況下，成年人每天睡眠8小時左右就可以了，再增加睡眠反而可能降低大腦皮層的興奮性，使之處於抑制狀態，人會變得更加昏昏欲睡，無精打采，結果是越睡越睏。春天不但不能貪睡，反而應該減少睡眠。《黃帝內經・四氣調神大論》中說：「春三月，此謂發陳。天地俱佳，萬物以榮。夜臥早起，廣步於庭。」大意是說春季萬物萌生，大自然生機勃勃，人也應該晚些睡覺早些起床，多到室外走走，放鬆放鬆，就可以促使心身從自然界汲取動力，保持一種生氣。

專家建議，若在睏時伸伸懶腰，就會馬上覺得全身舒展，精神爽快，十分自在。同樣，在不疲勞的時候，有意識地伸懶腰，也會覺得舒適。因爲伸懶腰時可使人體的胸腔器官對心、肺擠壓，利於心臟的充分運動，使更多的氧氣供給各個組織器官。同時，由於上肢、上體的活動，能使更多的含氧血液供給大腦，使人頓時感到清醒舒適。

此外，春天應經常開門開窗，使室內空氣流暢。增加戶外活動，適當增加適合自己的體育鍛鍊項目，增加人與人之間的來往。犯睏的時候，也可聞一聞風油精、清涼油或花香，或灑一些花露水，點一支香，以驅除困意而振作精神，會有很好的解睏效果。

春天是美好的季節，也是人們最愛犯睏的季節，只要人們正確認識，採取積極有效的措施，就會克服春睏帶來的煩惱，輕鬆愉快地度過春睏季節。醫學專家認爲，「春睏」並不是一種病，只要進行適當的養成好的生活習慣、注意飲食，多鍛鍊就可以減少「春睏」的發生。

《本草》教你春季飲食養生之道

萬物生長，陽氣初生，春天是一個充滿生機的季節，體內的精、氣、神也在此時復蘇。怎樣的飲食方案，才能在日常飲食中達到養生之效？李時珍的本草綱目向我們推薦了——「春日金牌食譜」。

李時珍《本草綱目》載：「元旦立春以蔥、蒜、韭、薹、芥等辛嫩之菜，雜合食之，取迎新之義，謂之『五辛盤』，杜甫詩所謂『春日春盤細生菜』是矣。」其實，古時人們吃五辛盤不僅僅如李時珍所說的那樣是爲了「取迎新之義」，同時也是了爲了散發五臟之氣、健身防疫。

春盤晉代已有，那時已稱「五辛盤」。五辛廣義講是指五種辛辣（蔥、蒜、椒、薹、芥）蔬菜做的五辛盤，服食五辛可殺菌驅寒。那時是將春餅（即春捲）與菜同置於一個盤內。到唐宋時吃春盤春餅之風盛行，皇帝以春酒春餅賜予百官近臣，宋人陳元靚撰《歲時廣記》稱：「立春前一日，大內出春餅，並以酒賜近臣。」當時的春盤極爲講究、精緻。至清代時，皇帝也以春餅春盤賞賜丹臣近侍，受賜者感涕不盡。這種吃春盤春餅之俗，傳向民間，更以食餅製菜並相互饋贈爲樂。

清代的《北平風俗類徵・歲時》載：立春，富家食春餅，備醬熏及爐燒鹽醃各肉，並各色炒菜，如菠菜、韭菜、豆芽菜、乾粉、雞蛋等，且以麵粉烙薄餅捲而食之。這正是清末民國時期老北京人家吃春餅應景咬春之節俗，至今北京仍傳承著此食俗，俗話有「打春吃春餅」之語。

按照現代科學觀點，在春天，寒盡春來，正是容易罹患感冒的時候，用五辛來疏通臟氣，發散表汗，對於預防時疫流感，無疑具有一定的作用。下面就分別介紹「五辛盤」的前三種——蔥、蒜、韭。

經常吃蔥

蔥是中國的一種很普遍的調味品或蔬菜。它是草本植物，葉子圓筒形，中間空，青色。中國人習慣於在炒菜前將它和薑切碎一起下油鍋中炒至金黃後，再將其他蔬菜倒入鍋中同炒。農曆正月生長出來的蔥，由於氣層和土壤的關係，蔥不再只是香料而是特殊的補品。它可以幫助身體機能的恢復，貧血、低血壓、怕冷的人，應多吃正月蔥，可以充分補給熱量。眼睛容易疲勞、出血、失眠和神經衰弱不安定的人，只有正月可以吃蔥，過了正月，蔥因爲刺激性強，會將體內的營養素消除，所以此類人群吃蔥的機會，一年只有一次，要抓住最好的機會吃蔥。

那麼，以蔥爲主料的菜肴有哪些呢？介紹如下——

（1）蔥豉湯

【配料】蔥30克，淡豆豉10克，生薑3片，黃酒30毫升。

【做法】將蔥、淡豆豉、生薑，並水500毫升入煎，煎沸再入黃酒一、二沸即可。此湯具有發散風寒，理氣和中之效，適用於外感風寒，惡寒發熱，頭痛，鼻塞，咳嗽等病症。

（2）蔥棗湯

【配料】大棗20枚，蔥白7根。

【做法】將紅棗洗淨，用水泡發，入鍋內，加水適量，用文火燒沸，約20分鐘後，再加入洗淨的蔥白，繼續用文火煎10分鐘即成。服用時吃棗喝湯，每日2次。此湯具有補益脾胃，散寒通陽的功效，可輔治心氣虛弱，胸中煩悶，失眠多夢，健忘等病症。

常吃大蒜

蒜爲一年生或二年生草本植物，味辛辣，古稱葫，又稱葫蒜。以其鱗莖、蒜苔、幼株供食用。蒜可做主料（如青蒜、蒜苔）、配料、調料、點綴之用。

蒜氨酸是大蒜獨具的成分，當它進入血液時便成爲大蒜素，這種大蒜素即使稀釋10萬倍仍能在瞬間殺死傷寒桿菌、痢疾桿菌、流感病毒等。蒜素與維生素B_1結合可產生蒜硫胺素，具有消除疲勞、增強體力的奇效。大蒜含有的肌酸酐是參與肌肉活動不可缺少的成分，對精液的生成也具有作用，可使精子的數量大爲增加，所謂吃大蒜精力旺盛即是指此而言。

近年來國內外研究證明，大蒜可阻斷亞硝胺類致癌物在體內的合成，到目前爲止，其防癌效果在40多種蔬菜、水果中，按金字塔排列，大蒜位於塔頂。在大蒜100多種成分中，其中幾十種成分都有單獨的抗癌作用。

會吃的人，也會用大蒜做出可口的菜肴——

（1）大蒜粥

【配料】紫皮大蒜30克，粳米100克。

【做法】大蒜去皮，放沸水中煮1分鐘撈出，然後取粳米，放入煮蒜水中煮成稀粥，再將蒜放入（若結核患者食用，可另加白笈粉5克），同煮爲粥。此粥具有下氣健胃，解毒止痢的功效，適用於急性菌痢患者食之。

（2）黑豆大蒜煮紅糖

【配料】黑豆100克，大蒜30克，紅糖10克。

【做法】將炒鍋放旺火上，加水1000毫升煮沸後，倒入黑豆（洗淨）、大蒜（切片）、紅糖，用文火燒至黑豆熟爛即成。此一菜餚具有健脾益胃的功效，適用於腎虛型妊娠水腫者食之。

常吃韭菜

《本草綱目》記載：「正月蔥，二月韭。」就是說，二月生長的韭菜最適合人體健康。血壓低、貧血，以及每天早晨爬不起來的孩子，一定要抓住二月韭的機會，盡可能多吃韭菜，把身體補好。韭菜對人體有保溫作用，還能增進體力和促進血液循環。

韭菜中含有大量維生素A，故多吃有美容護膚、益目和潤肺之功效，使人皮膚滑潤而柔韌，眼睛明亮而有神，並能減少罹患感冒、寒喘等疾病的機率。韭菜裏的粗纖維有滑腸通便之益。韭菜還具有抑菌作用，可防治痢疾，常吃可減少糞便中有害物質對肌體的毒害。現代醫學研究證明，韭菜含有的揮發性精油及含硫化合物的混合物，以及豐富的纖維素，對降低血脂和防治冠心病、貧血、動脈硬化都十分有益。此外在韭菜中，還有較多的蛋白質、脂肪、胡蘿蔔素、維生素以及鈣、磷、鐵等等的礦物質，營養甚爲豐富，其保健作用亦不可低估。

我們家庭常見的韭菜美食有下面這三種——

（1）韭菜炒蛋

【配料】韭菜4兩（約160克），雞蛋3個。調料：生油3湯匙，生粉2茶匙，清水1湯匙，雞粉1/4茶匙，麻油1茶匙，胡椒粉少許。

【做法】將韭菜洗淨切小段；太白粉用水拌勻待用；將調料、韭菜、生粉水一起拌勻；在大碗內攪散雞蛋；炒鍋燒熱，放入三湯匙植物食用油，待油熱後，倒入韭菜、蛋液，快炒至凝固，即可裝盤食用。

（2）豆絲韭菜

【配料】韭菜500克，馬鈴薯200克。調料：胡麻油15克，鹽3克。

【做法】將韭菜洗淨後切成段，放入沸水鍋中焯一下，瀝乾水分；馬鈴薯洗淨後去皮切成絲。再將花椒油、精鹽、韭菜段和馬鈴薯絲一起放入盆內，拌勻裝盤即可食用。

第十二章

夏日養生，蓄陽防暑是正道

《本草綱目》中提及養生要「春夏養陽，秋冬養陰」。這是因爲夏季節是陽氣最容易損耗的季節。天氣越熱，陽氣損耗就越大。

因此，我們在夏季應該把天氣中的熱量，轉化爲體內的陽氣。同時，夏季人容易中暑，做好夏季的防暑工作也是養生所必需的。

夏季養生要注意「蓄陽」

夏季是陽氣消耗最多的一個季節，容易導致陽氣不足，從而讓寒濕來襲，從而影響人的健康。因此，夏季一定要注意「蓄陽」。

說到了夏季要養陽，因爲很多人不了解，總是覺得夏季天氣這麼熱了，沒有必要再養陽了，其實這種觀點是錯誤的。在夏季，人體的陽氣浮於外，陰氣伏於內。這是爲了適應自然環境，腠理開泄，通過排汗以使人的體溫達到平衡，但是汗爲心之液，汗液外泄，氣隨汗也泄掉。氣爲陽，氣傷了陽也就傷，所以夏季人體的陽氣多不足，應養陽氣。《本草綱目》中指出的——「春夏養陽，秋冬養陰」養生法則，還是很道理的。

再者，夏季氣候炎熱，冷飲成爲人們最愛的飲品，很多家庭無論男女老幼每天必飲數杯，以此來清暑熱。人們卻不知夏季雖然氣候炎熱，但人體的陽氣處於外泄的狀態，即盛於外而虛於內，陰氣內伏，沒有足夠的陽氣來護脾胃，過度地飲用涼茶容易損傷脾胃之氣，引起食欲減少、胃痛、腹瀉等等的症狀，時間長了還會損傷腎的陽氣，導致脾腎陽虛。

◉夏天該怎樣保護陽氣？

一、**不要過於避熱趨涼**　人們不能只顧眼前的舒服而過於避熱趨涼，例如在露天乘涼過夜，或是飲冷無度，致使中氣內虛，從而導致暑熱與風寒之邪乘虛而入。夏天夜晚在乘涼時，要特別注意蓋好腹部。不管衣服穿得怎麼少，肚子上一定要蓋一下，避免寒氣、濕氣進入。

二、**要謹防冷氣病**　冷氣病是指人們久處冷氣設備的環境下工作和生活時所患的一種疾病。如長期待在空調的房間裏，輕者面部神經痛、下肢酸痛、乏力、頭痛、腰痛、容易感冒，和不同程度的胃腸病等，重者還會出現皮膚病和心血管疾病。

三、**調精神**　中醫認爲，驟然大喜可導致心陽之氣渙散，故夏季應注重精神調攝，遇事應恬淡對之，淡然處之，切忌大喜大悲，以保養陽氣，當然恬淡虛無並不排除正常的情志活動。

四、**慎起居**　夏季，草木生長旺盛，生活起居也應隨之做出適應性的調節。如清晨起床應早些，洗漱後可在室外清靜之處散步或慢跑，以呼吸新鮮空氣，舒展人體陽氣。夏日不要貪涼露宿，或夜臥冰冷潮濕之處，以免人體肌表經絡遭受風寒濕邪襲擊，陽氣爲邪氣閉阻而引起肢體、關節、肌肉等處疼痛、酸楚、痳木等。此外，性生活宜審慎安排，以適中爲度，以防房勞太甚，耗傷元陽。

五、**節飲食**　不要過度飲冷，尤其是老年人、幼兒，以及素體陽虛之人，須慎食瓜果、冷飲等生冷之物，以免傷脾胃陽氣。

六、**巧運動**　生命在於運動，夏季宜通過各種有益的運動來活動筋骨，暢達氣血，養護陽氣。一般來說，可根據不同的年齡、性別及身體狀況選擇適當的運動方式，以身體雖勞而不倦，肌膚微微出汗爲宜。

七、**重食療**　自然界夏季陽氣活動旺盛，素體陽虛之人趁此時採用適當的食療方法，往往能收到益氣溫陽的效果，具有益氣溫陽功用的食物有鯽魚、大棗、胡桃等。一般情況下，夏季多溫熱病症，常取寒涼的方藥進行治療。然而素體陽氣羸弱者，雖時值盛夏酷暑，仍可服用人參、黃芪、附子、肉桂等益氣補陽之品。此外，還有一些虛寒病症，每至冬季則易發作，往往可採用冬病夏治的方法來協助人體「夏季養陽」，以保證在秋冬仍有較強的抵抗力，預防這些疾病的發作。

八、**用溫水洗澡**　有人喜歡冷水洗澡，以爲這樣降溫效果好，其實不然，稍溫一點的水沖涼感覺更好。

夏日去暑仙方：綠豆湯

綠豆性涼，味甘，可以消暑益氣、潤喉止渴，並且有預防中暑、利尿下氣、解熱清毒的功效。因此，在食物或藥物中毒後喝綠豆湯，能起到排除體內毒素的作用。喝綠豆湯對熱腫、熱渴、熱痢、癰疽、痘毒、斑疹等病症，也有一定的治療作用。用綠豆熬湯，好吃，有營養，還能治病，真可謂「一舉三得」。

綠豆湯能解毒，綠豆湯最適宜夏天飲用。在夏季，氣候屬梅雨季節，暑濕比較大，而綠豆具有解濕熱氣功效。爲什麼如此簡單的綠豆湯卻有如此功效呢？原來，主料綠豆味甘、性寒，入胃、心及肝經，有清勢解毒、利水消腫、清暑止渴等功效。

唐·孟洗說它：「補益元氣，和調五味，安精神，行十二經脈，去浮風，益氣力，潤度肉，可長食之。」清·王士雄《隨息居飲食譜》說它「甘涼。煮食清膽養胃，解暑止渴，潤皮膚，消浮腫，利小便，止瀉痢，醒酒弭疫」李時珍稱讚它「眞濟世之良穀也。」

綠豆的食療用途很廣。以綠豆加水熬成湯或加米煮成粥，夏天食用即可解暑除熱；

用綠豆燉精肉吃，可治風火牙痛；將綠豆與荷葉一起煮粥加白糖，可消熱瘡紅腫，止痱癢；腮腺炎初起，可用綠豆二兩煮水，將熟時加入白菜心兩個，再煮一會，取汁服，日二次，可望消散；一切癰腫初起，用生綠豆搗碎，也可加牙皂同研，調醋敷患處，皮破者油調，良效；跌打損傷，綠豆粉炒至呈紫色，新汲水調敷，以杉木皮縛定。

近年科學發現，綠豆還有降血壓、血脂的作用，對防治動脈硬化和高血壓病有一定的作用。但綠豆性寒，脾胃虛弱的人不宜多食。

綠豆和綠豆湯這麼好，但綠豆湯到底該怎麼煮？用開水煮還是用冷水煮效果好？綠豆湯煮出來，有時候是紅色，有時候是綠色，這是什麼原因？下面就爲你詳細解說——

一、**綠色的綠豆湯最解毒**　取一隻不銹鋼鍋，加水。煮沸後放入綠豆，蓋上鍋蓋。3分鐘後，舀出裏面的湯，放在白色的大碗裏面。這時的湯爲綠色，澄清透明。這就是綠豆皮煮出來的眞正顏色。綠豆湯之所以能清熱解毒，主要是因爲綠豆皮中的多酚類物質，大量的多酚類物質只要見了氧氣，它們就會變色。在鍋裏用沸水煮，蓋上蓋子，接觸不到氧氣，所以暫時可以保持綠色。尙未氧化，它的清熱解毒作用是最強的，想清火的人可以趕緊喝掉。

但湯色會逐漸變化，隨著放置時間的延長，湯色越來越深，向紅色發展……這是因爲，多酚類物質只要接觸氧氣，非常容易氧化成醌類物質，並繼續聚合成顏色更深的物質。這和茶葉泡出來之後越放顏色越深的道理是類似的。這種顏色的湯在營養成分上並沒有什麼損失，但綠豆湯清熱解毒的效果是大打折扣了。鍋內舀掉湯後剩下的綠豆，可以繼續添水煮爛後再食用。

二、**煮湯不要用鐵鍋** 用鐵鍋來煮綠豆湯，會影響湯的顏色，這是因爲鐵離子往往會和多酚類物質形成「複合物」，顏色爲黑色、褐色等，使湯色變暗發烏。這是一種正常現象，無毒無害。不僅綠豆湯，中藥、水果也不能用鐵鍋來煮。其中理由，除了鐵會催化多種維生素的氧化分解，還有就是鐵和藥材、水果中的多酚類物質等成分發生反應，從而影響藥效或色澤。而用砂鍋或不銹鋼鍋煮，就沒有這些麻煩了。

三、**湯煮好後再放糖** 煮的過程中放大量糖或蜂蜜，會妨礙水分滲入豆子當中，影響澱粉的糊化過程。所以，煮的時候放入大量糖會減慢綠豆煮熟的速度，建議大家最好把湯煮好後，再放糖。

益氣去暑美食：苦瓜

盛夏時節，烈日炎炎，用苦瓜做菜佐食，能消暑滌熱，讓人胃口大開，因而苦瓜成了夏季人們喜愛的美食。苦瓜為葫蘆科的一種植物，《本草綱目》中說明苦瓜對糖尿病的作用，苦瓜中所含的類似胰島素的蛋白質，能改善體內的脂肪平衡，具有促進糖代謝的作用。藉此可以降低血糖值。此外，也可以消除成為糖尿病原因的肥胖或便秘，對高血壓也有效。苦瓜是不必擔心副作用的安全食品。

苦瓜是葫蘆科植物苦瓜的果實，原產亞洲熱帶地區，廣泛分布於熱帶、亞熱帶和溫帶地區。印度、日本以及東南亞地區栽培歷史久遠，中國栽培歷史約600年。苦瓜具有特殊的苦味，但仍然受到大衆的喜愛，這不單純因爲它的口味特殊，還因爲它具有一般蔬菜無法比擬的神奇作用，素有「君子菜」的雅稱。

苦瓜看上去沒有其他蔬菜那樣「漂亮」，然而，苦瓜的魅力就在於此。它不但能以其醜陋的外表贏得世人的青睞，而且還能讓在盛夏裏聞「苦」肉跳的世人、俗人、凡人在吃飯的時候，只要桌上有苦瓜，一上桌一伸筷子，第一口夾進嘴中的鐵定是苦瓜。

苦瓜不單好吃，還有很多的功效。李時珍在《本草綱目》中記載：「苦瓜氣味苦，寒，無毒，具有除邪熱，解勞乏，清心明目，益氣壯陽」的功效。

據《隋息居飲食譜》載：「苦瓜，苦寒，滌熱、明目、清心，可醬可醃，鮮時燒肉先瀹去苦味，雖盛夏而肉汁能凝，中寒者勿食，熟則色赤，味甘性平，養血滋肝，潤脾補腎。」中醫學認爲苦瓜具有清暑滌熱、明目解毒、清心養血、益氣壯陽、潤脾補胃等等的作用。

同時，苦瓜營養十分豐富，所含蛋白質、脂肪、碳水化合物等在瓜類蔬菜中較高，特別是維生素C的含量，每100克高達84毫克，約爲冬瓜的5倍，黃瓜的14倍，南瓜的21倍，居瓜類之冠。苦瓜還含有粗纖維、胡蘿蔔素、苦瓜 、磷、鐵和多種礦物質、多種氨基酸等。

苦瓜可烹調成多種風味菜肴，可以切絲，切片，切塊，作佐料或單獨入餚，一經炒、燉、蒸、煮，就成了風味各異的佳餚。如把苦瓜橫切成圈，釀以肉糜，用蒜頭、豆豉同煮，鮮脆清香。

我國各地的苦瓜名菜不少，如青椒炒苦瓜、醬燒苦瓜、乾煸苦瓜、苦瓜燒肉、泡酸苦瓜、苦瓜燉牛肉、苦瓜燉黃魚等，都色美味鮮。苦瓜製蜜餞，甜脆可口，有生津醒腦作用，苦瓜泡製的涼茶，飲後消暑怡神，煩渴頓消。

下面就介紹幾種苦瓜的菜餚——

（1）苦瓜炒臘肉

【配料】苦瓜300克，臘肉150克，薑絲15克，蒜末10克，紅辣椒10克，高湯30克，料酒10克，胡椒粉少許，太白粉10克，鹽適量。

【做法】臘肉切片，用溫水浸泡15分鐘，苦瓜洗乾淨切片，紅辣椒切段；食油旺火起鍋，先把薑絲、蒜末、辣椒段置入鍋中，炒出香味之後，再放入臘肉，翻炒一陣，烹入料酒，這時候再加入苦瓜片、30克高湯、胡椒粉、鹽，炒至只剩少許湯汁，勾點生粉即可出鍋盛盤上桌。

市場上賣的臘肉，鹹味比較重，高血壓的人要適當去鹹。臘肉要炒出香味，才能加入苦瓜，苦瓜炒好之後，仍要帶點脆脆的口感。

（2）**豬蹄燉苦瓜**

【配料】豬蹄2隻，苦瓜300克，薑20克，蔥20克，鹽適量。

【做法】豬蹄汆燙後切塊，苦瓜洗淨、去籽、切成長條，薑、蔥拍破；鍋中油熱後，放入薑、蔥煸炒出香味後，放豬蹄和鹽同煮；豬蹄熟時，放入苦瓜稍煮一下，即可起鍋上桌。

（3）**排骨魚頭苦瓜湯**

【配料】大魚頭1個，苦瓜500克，排骨600克，黃豆50克，鹹菜500克。

【做法】把黃豆洗淨用水浸數小時，然後將水倒去，備用；大魚頭洗淨，鍋燒紅後放少許油，把魚頭兩邊煎至微黃，待用；苦瓜洗淨，去籽去內膜，切方大塊；排骨洗淨，出水，備用；鹹菜切塊，用淡鹽水略浸10分鐘，洗淨；鍋中注入適量之清水煲滾，放入所有材料，大火煲20分鐘，轉慢火煲約2個小時，加鹽調味，即可趁熱飲，湯料可盛出蘸醬油食用。

這道湯以苦瓜、魚頭、黃豆、排骨、鹹菜熬製，可令你感到舒爽，沒煩躁。全因苦瓜可消暑，是治中暑熱病的良藥，黃豆又有清熱解毒之效，而大魚頭益腦去頭風，故此在這溫度漸高之時，不妨多煲此湯飲。此到菜餚有湯可飲，又有料可吃，但身體較虛寒的人就不是那麼適合了，應少吃。

《本草》教你夏季飲食養生之道

夏季陽氣盛而陰氣衰，宜吃清淡易消化的食物，宜多選擇稀飯、饅頭、麵條、瘦肉、冬瓜、雞蛋、新鮮蔬菜瓜果等清淡而平和的主副食。少食高糖、高鹽、高脂食品。另外，夏天氣溫高，應注意飲食衛生，防止食物中毒。下面就為你介紹幾道夏季的金牌食單。

夏季是身體機能旺盛時期，體內機能過度的旺盛和環境濕熱會導致疾病，如中暑、發燒、腹瀉等。主要的問題是暑熱。夏季食療的目的是保持體內清爽，避免濕熱侵犯，同時滋陰清熱，防止功能亢進造成的虛熱。針對夏季的這些特點，再結合《本草綱目》的記載，我們特地總結了夏季的飲食原則——

宜吃消暑瓜類

對於夏日季節消暑最佳食材，當數瓜類最適宜了，例如冬瓜、黃瓜等，配合中藥材如白扁豆、扁豆花，不但能祛濕解暑，更能補脾開胃以消暑熱。其中味甘性寒的冬瓜，有清熱利水、消腫解毒、生津除煩之效。如在暑熱或感冒期間進食冬瓜，可帶來解熱治療的作用。由於冬瓜性偏涼，屬虛寒人士者，則應儘量避免進食。

不宜吃燥熱食物

在夏天一定不能吃太多太燥熱的食物，例如羊肉。現代醫學認爲，夏季炎熱的刺激，令神經中樞處於緊張狀態，內分泌腺的活動水準亦會有所改變，引致消化能力不佳，胃口變差，不想進食。所以夏天最好多吃一些清淡少油的食物，這樣會較易消化，而太過油膩的食物則不適宜，會令胃液分泌減少，胃部排空減慢。身處暑濕季節，多進食清熱除濕的食物，有助預防體內受濕熱困擾，對解暑生津頗有幫助。相對而言，煎炸燥熱的食物，則應少吃爲妙。

寒底人少喝涼茶

不少人在夏天都愛喝一杯冰凍涼茶解暑，但原來飲涼茶都要因應個人體質，如寒底人士，飲下太多涼茶隨時會頭暈眼花，即使熱底人多飲亦不適宜，所以一定要留意自己的體質並適當飲用。因爲涼茶的藥性偏寒涼，具清熱解毒、滋陰降火之效，但容易罹患感冒的寒底人飲用如果太多，反而會加重感冒的病情，所以寒底人應選擇以祛濕寒爲主的涼茶，如紫蘇葉、生薑及大棗等。

適宜夏季食用的美食

（1）涼拌金針菇

【做法】金針菇切指頭長短的段，香菇切絲，芹菜也切段，半個紅蘿蔔切細絲，兩個紅辣椒切細絲，嫩薑切成細絲，然後油鍋燒熱，先下薑絲、辣椒絲爆炒，淋一點老酒然後是紅蘿蔔絲、香菇絲、芹菜段下去炒熟，最後把金針菇放下去炒，加一點陴縣豆瓣醬，一點鎮江香醋，一點糖翻炒片刻後，就可以起鍋了，口感軟，脆，滑，香、鹹、辣、甜口感層次分明。

（2）涼拌菠菜

【配料】菠菜2斤，洗淨後，切段，用爐子上沸水焯一下，待用。食鹽，蒜粉，香油。

【做法】一起攪拌均勻.最後可以放點琥珀花生仁.可以上桌啦！

優點：省時省事，營養豐富、爽口，是夏天的可口涼菜。

（3）蒜泥萵苣

【配料】萵苣1000克，大蒜一大粒，香油10克，醋25克，鹽2克。

【做法】將萵苣刮去皮，切成長5公分、寬厚各1公分的條，大蒜去皮，搗成泥；將萵苣放入鹽中拌勻，醃出水後，瀝去餘汁裝盤，放入蒜泥、香油、醋拌勻入盤即成。

上面介紹了涼菜，最後該介紹幾道夏季適合吃的熱菜了。在夏季一味地吃涼拌食物是不健康的，日常生活還是應該以熱菜爲主，這樣才有利於保養體內的陽氣。最適合夏季吃的熱菜有——

（4）**雞油黃瓜煲**

【配料】取黃瓜500克，雞油15克，精鹽4克，黃酒5克，鮮湯200克，植物油200克，香菜15克，火腿片5片。

【做法】先將黃瓜用刀削去皮，一剖兩半，挖掉芯，切成6.5公分左右長的一指條，用刀修成一樣粗細備用。炒鍋燒熱，放入油，燒至三成熱，放入黃瓜拉油，至黃瓜軟癟，撈出瀝油。鍋中倒入鮮湯，加黃瓜、黃酒，燒滾後轉溫火燜一燜，燜酥後改旺火燒滾，淋濕澱粉，用鐵勺推勻，推和成薄芡。煲加底油燒熱，下香菜，把黃瓜連鹵倒入，淋上雞油，放上火腿片，加蓋即成。本品特點爲色澤多樣，口味鮮美，溫中益氣，補精添髓，清熱利尿。

第十三章

秋日養生，滋陰潤燥防疾病

到了秋天，有些人常常會這樣的感覺：天氣變涼爽了總覺得渾身不舒坦；口乾舌燥，即使喝水也不感到滋潤；鼻腔有股似煙一般的乾燥感，一不小心還會出血；喉嚨也癢癢的，頻頻乾咳，有時有少量的黏液痰，卻總是咳而不爽；嘴唇一碰就乾裂，痛得喝水吃飯都困難……這些都是秋天容易出現的症狀。在秋天，空氣會變得乾燥，也使得人體消耗大量的水分和陽氣，因此，秋季潤身就顯得很重要了。

陽消陰長之始，滋陰潤燥是關鍵

在秋季，自然界陽氣漸收，陰氣漸長，秋風勁急，氣候乾燥。人們起居調攝應與氣候變化相適應，以免秋天肅殺之氣對人體產生不良影響。同時，還要「收斂」體內的陽氣，注意要滋陰潤燥。

秋季陽氣漸收，陰氣漸長，是陽消陰長的過渡階段。這個時候，人的皮膚黏膜水分蒸發加速，於是出現皮膚乾澀、鼻燥、唇乾、咽痛等現象。因為在這個季節裏，肺氣和燥氣過度地交換循環造成體內津液大量耗傷，此時人體如能及時順應秋冬收藏規律而養陰，可使體內保證氣血運行的陽氣有所收斂而不致外散，積累生命活動所必需的精氣和營養。所以秋季進補，養陰為上。

關於秋季養陰，《素問》上記載：人至中年以後，腎中精氣逐漸衰少，促進津液分泌和血液生成的腎陰，也隨之衰減，老年人容易出現腎陰虧虛，使人易倦怠、乏力、納呆等。根據中醫「春夏養陽，秋冬養陰」的原則，必須滋陰潤燥。

◉如何讓體內的「陽氣」收斂？

一、**滋陰潤肺**　秋天空氣乾燥，加之人體在夏季津液耗損，容易出現口舌生瘡、鼻腔和皮膚乾燥、咽喉腫痛、咳嗽、便祕等現象。可適當選服些滋陰潤肺補品或藥粥。如沙參、百合、銀耳、芝麻加粳米、冰糖適量煮粥即可食用。

二、**秋涼防寒**　俗話說：「一場秋雨一場涼」，且秋天晝夜溫差較大，應隨時增減衣服，以防止秋涼感冒。但為了提高人體對冬天的禦寒能力，某些呼吸道抵抗力較弱而易患氣管炎的人，特別應進行「秋凍」（不要過早過多地增加衣服），以保證機體從更熱順利地與秋涼「接軌」。以增強體質提高人體對氣候變化的適應性與抗寒能力。

三、**早睡早起**　秋風乍起，氣候乾燥而秋日早晨天高氣爽，空氣清新，是秋天一日中空氣最為濕潤的好時候，早睡早起，以利收斂神氣，使肺不受秋燥的損害，從而保持充沛的活力。

四、**運動不過量**　秋季人體生理活動處於「收」的時期，陰精陽氣處在收斂內養狀態，故運動養生也要順應這一原則，即運動量不宜太大，以防出汗過多，陽氣耗損。因此，中醫學認為，常人而言，尤其是平日不太運動的人群和老年人群，秋季不太適宜大肆進行高密度、消耗量大的運動，反而應該選擇進行一些「靜功」鍛鍊，在此基礎上，還可以根據自身體質進行一些相對較緩和的「動功」運動方式，如簡單體操、太極拳、瑜伽、韻律操等等。

五、**調理脾胃**　秋季進補之前要給脾胃一個調整適應時期，可先補食一些富有營養，又易消化的食物，以調理脾胃功能。否則，營養物質不能被人體所吸收利用，甚至還會引起疾病。

六、**精神調養**　要做到內心寧靜，神志安寧，心情舒暢，切忌悲憂傷感，即使遇到傷感的事，也應主動加以排解，以避肅殺之氣，同時還應收斂神氣，以適應秋天容平之氣。

七、**及時補水**　運動後要多喝水，以保持上呼吸道黏膜的正常分泌，防止咽喉腫痛。若運動時出汗過多，可在水中加少量鹽，可維持體內酸鹼平衡，防止肌肉痙攣。

八、**調理飲食**　秋季氣候較乾，空氣溫度低，汗液蒸發快，應多補充些水分以及水溶性維生素Ｂ和Ｃ，平時可多吃蘋果和綠葉蔬菜，以助生津防燥，滋陰潤肺。但秋天不應貪食瓜果，以防壞肚而損傷脾胃。也應少用蔥、薑、蒜、韭菜，及辣椒等溫燥熱食物，否則夏熱未清，又生秋燥，易患溫病熱症。

秋季多補水分可防秋燥

「燥」為秋季的主氣，稱為「秋燥」。燥邪傷人，容易耗人津液，所以人常常出現口乾、唇乾、鼻乾、咽乾、大便乾結、皮膚乾燥的現象。面對這種情況，我們再秋季應該多補充分水，使身體減少乾燥的危害。

秋天是收斂的季節，這時天氣爲燥氣，所以我們到秋天的時候會覺得秋高氣爽。在夏天我們的衣服會很潮濕，可一到秋天，衣服一下子就變得特別乾燥。這是什麼原因呢？這是燥氣的收斂功能在發生作用。

對於人體也一樣，秋天的乾燥影響著人，它易傷人體津液，津液既耗，會出現燥象，我們常稱爲秋燥，會有口乾、唇乾、鼻乾、咽乾、舌乾少津、大便乾結、皮膚乾，甚至破裂等症狀。而肺喜潤而惡燥，在秋燥影響下，肺的功能必然受到影響，也會出現鼻咽乾燥、聲音嘶啞、乾咳少痰、口渴便祕等一系列秋燥症。

秋燥是外感六淫的病因之一，在臨床上分爲「涼燥」、「溫燥」二種類型。它們分別是——

涼燥：感受秋涼燥氣而發病，即秋燥之偏於寒者，臨床表現初起頭痛、身熱、惡寒無汗、鼻鳴鼻塞，類似感受風寒，但本病有津氣乾燥的現象，如唇燥溢幹、乾咳連連、胸悶氣逆、兩脅竄痛，皮膚乾痛，舌苔薄白而乾等症，是肺受寒燥之邪、津液耗損而出現的寒燥症狀。

溫燥：感受秋季天亢旱燥氣而發病，是秋燥之偏於熱者。臨床上表現初起頭痛身熱、乾咳無痰，咳痰多稀而黏、氣逆而喘、咽喉乾痛、鼻乾唇燥、胸悶脅痛、心煩口渴、舌苔白薄而燥、舌邊尖俱紅等症，是肺受溫燥之邪，肺津受灼而出現的燥熱症狀。

秋燥傷人，那麼面對秋燥我們該怎麼呢？當然，我們必須從補水保濕入手，多吃補水分，多吃水果，適當吃點蜜，而最重要的還是飲食。

給身體補充水分

時值十月，暑氣漸消，白天光照減少，晝夜溫差變大，彌散在空氣中的水蒸汽逐漸凝結成露水。再加上秋風一起，空氣濕度就明顯減少，所以人們會覺得天氣非常乾燥。因此，秋季需要補水，給身體，同時也給肌膚補充水分。

（1）給身體補充水。秋季要注意補充水分，可以喝白開水、淡茶、果汁飲料、豆漿、牛奶等，以養陰潤燥，補充水分，保持濕潤。正常人一天攝入的水量大約在1200～2000毫升左右。

（2）洗臉後儘快使用化妝水、面霜。化妝水有完成清潔程式和平衡皮膚酸鹼質的雙重功能，它能調節皮膚因洗臉而形成的微酸性現象，所以在洗臉後最好儘快使用化妝水保濕，並且使用面霜鎖水。

（3）唇部補水。使用潤唇膏在唇上厚厚塗上幾層，然後用保鮮膜封住唇部，同時將熱毛巾敷在唇上20分鐘左右，可以拯救極爲乾燥的雙唇。

（4）眼部補水。一般女性到了25歲就應該使用眼霜了，如果眼睛四周實在太乾燥了，可用眼膜來補充大量的水分和養分，可以迅速恢復肌膚的潤澤度，每週1～2次的加強保養，可改善眼部皮膚乾燥的狀況—

多吃新鮮水果

秋季大量上市的許多新鮮水果，富含人體所需的多種營養物質，不僅具有滋陰養肺、潤燥生津之功效，而且能治療與肺有關的疾病，是秋季養生保健的最佳食品。我們常見的水果有：

（1）**梨**　梨肉香甜可口，肥嫩多汁，有清熱解毒，潤肺生津、止咳化痰等功效，生食、榨汁、燉煮或熬膏，對肺熱咳嗽、痲疹及老年咳嗽、支氣管炎等症皆有較好的治療效果。若與荸薺、蜂蜜、甘蔗等榨汁同服，效果更佳。

（2）**葡萄**　葡萄營養豐富，酸甜可口，具有補肝腎、益氣血、生津液、利小便等功效。生食能滋陰除煩，搗汁加熱蜜濃煎收膏，開水沖服，治療煩熱口渴尤佳。經常食用，對神經衰弱和過度疲勞均有補益。另外葡萄乾，鐵和糖的含量相對增加，是兒童、婦女和體弱貧血者的滋補佳品。

（3）**大棗**　能養胃和脾、益氣生津，有潤心肺、調營衛、滋脾土、補五臟、療腸澼、治虛損等功效。中醫常用其治療小兒秋痢、婦女臟燥、肺虛咳嗽、煩悶不眠等症，是一味用途廣泛的滋補良藥。

（4）**石榴**　石榴性溫味甘酸，有生津液、止煩渴作用。凡津液不足、口燥咽乾、煩渴不休者，可作食療佳品。石榴搗汁或煎湯飲，能清熱解毒、潤肺止咳、殺蟲止痢，可治療小兒疳積、久瀉久痢等。

（5）**柑橘**　性涼味甘酸，有生津止咳、潤肺化痰、醒酒利尿等功效，適用於身體虛弱、熱病後津液不足口渴、傷酒煩渴等症，榨汁或蜜煎，治療肺熱咳嗽尤佳。

（6）**甘蔗**　蔗汁性平味甘，爲解熱、生津、潤燥、滋養之佳品，能助脾和中、消痰鎮咳、治噎止嘔，有「天生復脈湯」之美稱。中醫常把其作清涼生津劑，用於治療口乾舌燥、津液不足、大便燥結、高燒煩渴等症。

（7）**柿子**　有潤肺止咳、清熱生津、化痰軟堅之功效。鮮柿生食，對肺癆咳嗽虛熱肺痿、咳嗽痰多、虛勞咯血等症有良效。紅軟熟柿，可治療熱病煩渴、口乾唇爛、心中煩熱、熱痢等症。

（8）百合　百合質地肥厚、甘美爽口，是營養豐富的滋補上品，功擅潤肺止咳、清心安神，對肺結核、支氣管炎、支氣管擴張及各種秋燥病症有較好療效。熟食或煎湯，可治療肺癆久咳、咳唾痰血、乾咳咽痛等症。

早鹽水晚蜂蜜防秋燥

防秋燥有妙招，早上空腹喝一杯涼的鹽水，晚上睡前喝一杯溫的蜂蜜水。清水在體內流失比較快，因此儘管我們不停地喝白開水，卻還總覺得口燥唇乾，這時你可以捏一小撮食鹽放入水裏，攪拌一下再飲用如此可以減慢水分流失。另外，蜂蜜有清熱、補中、解毒、潤燥等功用，經常食用對肺病、高血壓、痔瘡、動脈硬化、神經衰弱等都有一定的預防和療效。

洗澡

大風乾燥、氣溫驟降、溫差較大，很多慢性病也來「秋後算賬」，新老疾病如「按住葫蘆浮起了瓢」。通過洗澡可以補充皮膚的水分，這個大家都知道，其實洗不好也會「殺傷皮膚」。因此，合適的洗澡方式是，首先水溫不宜過熱；其次選擇偏酸性的沐浴露，這都是爲了避免刺激和傷害皮膚。而最重要的是洗澡後立即全身塗抹身體乳液，避免水分快速流失。

初秋時節四種易犯疾病的防治

夏天過去，秋天就來臨了，這個時候，感冒、慢性支氣管炎等舊病容易復發。因此，醫生提醒夏秋之交，應特別注意四種疾病的預防：腹瀉、呼吸道疾病、感冒、少兒手足口病。

夏末入秋或秋末入冬這種季節交替的時候，感冒和一些「老毛病」就會特別容易復發。以呼吸科為例，很多道醫院去看病都是由於季節交替而引起慢性支氣管炎等舊病的復發才去的。那麼，如何度過這個「多事之秋」呢？醫生提醒，夏秋之交應特別注意以下四種疾病的預防，以免舊病復發。

1．腹瀉疾病

秋季腹瀉大多數是病毒污染所致，與一般飲食不潔引起的腸炎不同。經過炎夏的消耗，入秋後，人體的消化功能逐漸下降，腸道抗病能力也減弱，稍有不慎，就可能發生腹瀉。

腹瀉不是一種獨立的疾病，而是很多疾病的一個共同表現，它同時可伴有嘔吐、發熱、腹痛、腹脹、黏液便、血便等症狀。一般腹瀉伴有發熱、腹痛、嘔吐等常提示急性感染；而伴大便帶血、貧血、消瘦等則需警惕腸癌；倘若伴隨腹脹、食欲差等常需警惕肝癌；另外，若伴水樣便則需警惕霍亂弧菌感染。

除此之外，腹瀉還可直接引起脫水、營養不良等，具體表現爲皮膚乾燥、眼球下陷、舌乾燥、皮膚皺褶等。

預防秋季腹瀉主要是防止著涼，尤其是要防止疲勞後著涼，因爲疲勞使身體免疫力下降，病毒容易乘虛而入。同時，還應該加強飲食調理，針對腹瀉病症的不同時期，飲食調理要注意——

一、發病初期，飲食應以能保證營養而又不加重胃腸道病變部位的損傷爲原則，一般宜選擇清淡流質飲食，如濃米湯、淡果汁和麵湯等。

二、急性水瀉期需要暫時禁食，脫水過多者需要打點滴治療。

三、緩解期排便次數減少後可進食少油的肉湯、牛奶、豆漿、蛋花湯、蔬菜汁等流質飲食。以後逐漸進食清淡、少油、少渣的半流質飲食。

四、恢復期腹瀉完全停止時，食物應以細、軟、爛、少渣、易消化爲宜。如食欲旺盛，就少食多餐。少吃甜食，因糖類易發酵和脹氣。腸道發酵作用很強時，可吃些澱粉類食物。每天都應吃些維生素C含量豐富的食物，還可飲用含強化維生素C的果汁，以保證足夠的維生素C供應。

2·呼吸道疾病

由於秋季氣候多變，往往讓人不易適應，病毒乘虛而入，使人致病，其中最爲常見的是呼吸道疾病。專家指出，夏秋季節北方氣溫溫差開始增大，對於一些有慢性支氣管炎的老年人或者小孩來說，因爲他們本身氣道的防禦功能較差，容易受氣候季節溫差的影響，從而引起感冒、咳嗽。而秋天，花粉過敏也容易引起支氣管哮喘。這個季節慢性阻塞性肺部疾患比較多，因爲溫差大，早晚比較冷，所以容易著涼，誘發氣道、氣管的毛病，咳嗽、氣喘隨之加重。

至於在如何抵抗秋季呼吸道疾病方面，專家建議如下——

一、老年人運動要量力而行，可以進行散步、打太極拳等活動。此外，老年人還可以在夏秋季用涼水洗臉，循序漸進地可以增加抗寒能力，減少支氣管炎、慢性氣管炎、風濕病等慢性病發病。同時早晚冷的時候也要注意增減衣服，以免受涼。在飲食上，忌食油膩的東西，老年人要儘量戒菸，因爲吸菸是引發慢性阻塞性肺部疾患的重要因素。

二、學齡前兒童的免疫功能發育不是特別健全，所以小孩對氣候比較敏感，也是易感人群。尤其是早晚天氣變化的時候，容易引起支氣管炎。小孩的支氣管炎比較好治，主要就是防止再發作，家長要注意給孩子早晚增減衣服飲食方面應該多吃雜糧、小米粥、米飯、饅頭、青菜、水果、雞蛋等食物，以防止食物單一化。

3．謹防秋寒感冒

隨著天氣逐漸轉冷，病房感冒患者增多，其中老年患者較多，專家提醒，秋冬季節，人們應做好預防感冒的準備，以防患於未然。對此，有關專家給出了秋季預防感冒的辦法作——

一、遇冷空氣做體式呼吸：外出活動時，有時因天氣突然變化，所穿衣服不足以禦寒，這時不能把身子往一塊緊縮，因爲越緊縮寒氣越易侵入，而應立刻做體式呼吸，方法是將兩手抬至腹前，做深呼吸，吸氣時意想四肢吸氣，並將兩手臂略向外擴張，這樣就可以增強抗寒能力，而不致感到冷了。

二、身冷搓後頸：如果冷氣已侵入肌體，感到全身發冷，就用手掌使勁搓後頸髮際，每手搓一百下，一般就可出汗了，出了汗就可避免感冒。

三、冷水洗臉：冷水刺激皮膚血管，能加強人體抗寒防病的能力。如果身體狀況允許，最好是從夏季開始進行冷水浴鍛鍊，長年不斷，即可大大增強體質。

四、開窗睡覺：開窗睡覺有三大好處，一是保持臥室內空氣新鮮，使人起床後頭腦清醒；二是室內的病菌等污染物，能通過空氣對流及時被排出屋外；三是晚間寒冷空氣徐徐進入房間，可增強人體對冷環境的適應能力，有利於防治感冒。

五、合理飲食：大蒜、大蔥、薑、食醋等，都是預防感冒的常用食品。如周身酸痛、咳嗽，可服調和營衛之方（梨、棗、薑、冰糖共煮水沖雞蛋），早、晚各一次，服後休息。或服蔥白、薑湯以發汗驅散風寒，一般表症即可解除。如症狀較重，要早用藥控制病情進展。

六、藥物預防：科學研究表明，服用預防藥物後，一般可使感冒的發病率降低50%左右。對於高危人群，可先注射氣管炎疫苗、流感疫苗等。

四、小心兒童手口足病

手口足病是由腸道病毒引起的傳染病，多發生於5歲以下兒童，可引起手、足、口腔等部位的皰疹，少數患兒可引起心肌炎、肺水腫、無菌性腦膜腦炎等併發症。個別重症患兒如果病情發展快速，可導致死亡。

手口足病對嬰幼兒普遍易感。大多數病例症狀輕微，主要表現爲發熱和手、足、口腔等部位的皮疹或皰疹等特徵，多數患者可以自愈。做好兒童個人、家庭和托幼機構的衛生是預防本病染的關鍵。

一、飯前便後、外出後要用肥皂或洗手液等給兒童洗手，不要讓兒童喝生水、吃生冷食物，避免接觸患病兒童；

二、看護人接觸兒童前、替幼童更換尿布、處理糞便後均要洗手；

三、嬰幼兒使用的奶瓶、奶嘴使用前後應充分清洗消毒；

四、在流行期間不宜帶兒童到人群聚集、空氣流通差的公共場所，注意保持家庭環境衛生，居室要經常通風，勤曬衣被；

五、兒童出現相關症狀要及時到醫療機構就診。居家治療的兒童，不要接觸其他兒童，父母要及時對患兒的衣物進行晾曬或消毒，對患兒糞便及時進行消毒處理；輕症患兒不必住院，宜居家治療、休息，以減少交叉感染。

秋季要謹防「情緒疲軟」

在秋季，很多人都有這樣的經歷：一早上班就沒精打采，到了下班時還覺得眼皮沉重，工作也無心打理。這是什麼病？原來這叫做「情緒疲軟」病。

入秋，天氣轉涼，草葉漸漸枯落，人心中常會因此產生憂鬱、煩躁等情緒變化……這是爲什麼呢？

原來，在人的大腦底部，有一個叫松果體的腺體，能分泌一種「褪黑激素」，這種激素能誘人入睡，使人意志消沉、抑鬱不樂。夏天充足的陽光能抑制褪黑激素的分泌，但入秋之後，光照時間減少，特別是碰到陰雨連綿時，松果體分泌褪黑激素相對增多，甲狀腺素、腎上腺素的分泌，就會受到抑制，人體細胞就會「怠工而偷懶」，人的情緒也就顯得低沉消極，引起了「情緒疲軟」症。

同時，由於日照減少，氣溫漸降，草枯葉落，花木凋零，到處是一派肅殺的景象，人生活在這樣的環境中，因景觸情，往往會產生凄涼、憂鬱、悲悉等傷感情緒。中醫學也認為秋應於肺，在志為憂，如再遇上不稱心的事，極易導致心情抑鬱。

有人做過研究，人在心情愉快的時候，體內一些有益激素、和乙醯膽鹼會增加分泌，使血液的流量、神經細胞的興奮調節到最佳狀態，有利於身心健康。相反，如果終日鬱悶憂傷，就會使這些有益激素分泌紊亂，內臟功能失調，而引發胃痙攣、高血壓、冠心病等。

◉怎樣擺脫「情緒疲軟」？

一、**要有充足的睡眠**　最好能保持充足睡眠，儘量在晚上10點之前上床睡覺；要早睡早起，早晨人如能提前進入儲備狀態，就能防止一上班就犯睏；中午適當「充充電」，小睡10～30分鐘也利於化解困頓的情緒。

二、**多吃「好心情」食物**　蓮藕、蓮子、小麥、甘草、紅棗、桂圓等，這些食物具有養心安神的作用，對焦慮、抑鬱很有幫助。香蕉是對付秋季憂鬱症的最好的一種「解藥」，因爲其中富含一種稱爲「好心情」的複合胺。

另外，富含鉀、鎂以及鐵等元素的食品，如南瓜籽或葵花籽等，可以改善憂鬱症患者的心情。同時可以多吃一些有健腦活血作用的食物，如魚類、蛋類、豆製品、核桃仁、牛奶等，有利調節情緒。也可酌情增加一些綠茶、咖啡等飲料，以改善心境。

三、保持善良的心態　因爲心存善良的人，會保持泰然自若的心理狀態，這種心理狀態能把血液流量和神經細胞的興奮度，調至最佳狀態。

另外要有寬容的心態，一個不會寬容只知苛求的人，其心理往往處於緊張狀態，從而導致神經興奮、血管收縮、血壓升高，使心理、生理進入惡性循環。

四、經常放鬆，多做戶外活動　到大自然中去走一走，接受陽光的沐浴，這能增強人體的呼吸和血液循環功能，對神經系統也具有良好的營養和調節安撫作用，並消除煩人的秋愁。經常放鬆也可以讓身心保持舒坦平和的狀態。放鬆可以降低交感神經的衝動，平撫情緒、安定心神，更能有效幫助睡眠。打呵欠、伸懶腰、深呼吸等都是人體自動的放鬆機制，差別在於程度的不同。

肌肉鬆緊法很簡單，適合長期做：從頭部開始，眼睛用力閉，然後放鬆；牙齒用力咬合，再放鬆；拳頭握緊後放鬆；依次類推到全身各部位，在在都能在最短時間內達到放鬆肌肉效果。

《本草》教你秋季飲食養生之道

秋天是一個豐收的季節，飯桌上多了很多可以讓我們食用的果實，在這樣的季節裏，我們要吃些什麼才更健康呢？根據《本草綱目》的記載，特向大家推薦幾道秋季的飲食良方。

秋季是一個從炎夏向寒冬過渡的季節，人的抵抗力在這個時候也相對較弱。秋季來臨時，人們的口、鼻、皮膚等部位往往會出現不同程度的乾燥感，因此，在秋季應該多吃一些能夠增強人體抵抗力和免疫力的食品，同時多吃些有生津養陰滋潤多汁的食品。爲此，特向大家推薦一些常見菜餚、粥品。

以下介紹幾種常見秋季佳餚——

(1) **清蒸鱸魚**

這道菜味清淡，鮮美，適合脾胃虛弱，食少泄瀉及易水腫的體質者食用。

【原料】鱸魚一條約1公斤左右，薑3～4片，調味料爲鹽及米酒各少許。

【做法】鱸魚去內臟、洗淨，用鹽及米酒抹勻、醃幾分鐘。薑帶皮洗淨，切片或切成薑絲，鋪於魚上，放入電鍋蒸熟即可。

（2）滋陰銀耳羹

【功效】滋陰清熱，益氣養血。適應症：適於疲倦少氣，乾咳少痰，口乾舌燥，煩熱多汗，大便乾結等症狀。

【原料】沙參10克，新鮮山藥250克，玉竹25克，麥冬25克，紅豆50克，白木耳15克（乾品）及適量冰糖。

【做法】先將山藥洗淨，切塊，白木耳泡軟。將沙參、玉竹和麥冬放入藥袋中，加適量水熬煮約1小時，取湯汁備用。將紅豆放入鍋內，加水浸泡1小時，開大火煮滾，轉爲小火，煮10分鐘後，熄火燜約1小時。藥湯開大火，加入紅豆、山藥及白木耳，煮滾後轉爲小火，熄火後再燜約30分鐘即成。

（3）冷水豬肚

【特點】豬肚色澤潔白，豐厚飽滿，細嫩爽口，味美鮮香。

【功效】豬肚含有蛋白質、碳水化合物、維生素等，具有補虛損、健脾胃的功效，適用於氣血虛損、身體瘦弱者食用。

【原料】新鮮豬肚750克。

【做法】將豬肚的油脂割除乾淨，然後用精鹽、澱粉抓洗乾淨；用特製滷水將新鮮豬肚浸熟，冷卻冰鎮後，配上醬料，撈起切片即可。

（4）美極鯊魚角

【特點】鮮口嫩滑，清香中夾雜著鮮甜的鯊魚味道。

【功效】鯊魚肉有行水化痰，抑制癌細胞的作用。

【原料】鯊魚肉200克，活海參100克，青紅椒20克，元茜粒少量。

【做法】將鯊魚去骨取肉，打成羹；將活海參與鯊魚肉混合在一起調味後，加入少量元茜粒；燒開溫水後，將鯊魚羹一勺一勺放入溫水中灼熱；最後加少量美極調味料，在鍋中翻炒入味即可。

（5）雞汁海中寶

【特點】色澤鮮豔，形美軟嫩，口味鮮香。

【功效】冬瓜有利尿、清熱、化痰、解渴等功效；蝦仁蛋白質含量高且脂肪低，適宜中老年人及正在減肥的人群食用。

【原料】冬瓜1000克，蝦仁100克，雞蛋6個。

【做法】將冬瓜去皮並挖去內瓤後雕成花狀，用雞湯燴30分鐘左右後撈起；把蛋清和蝦仁炒好鋪在冬瓜上面，灑上蝦子，最後淋上雞汁即成。

秋季不僅要吃菜，還要多喝粥，這樣才不上火。我國民間素有食粥的習俗，營養學家認爲，在秋冬時節喝粥養生是最佳時機，特別是在米粥中加入一些補品或藥物，能達到護肝明目的效果。

下面就爲你介紹幾種美味的粥——

(1) 潤膚止癢粥

【功效】補血養肝，滋陰潤燥，止膚癢。適應症：皮膚乾燥、搔癢脫屑、大便乾燥等屬肝腎不足者。

【原料】炙首烏25克，百合15克，白果10克，黃精25克，紅棗10顆，粳米（糙米）1杯，蜂蜜適量。

【做法】將炙首烏、黃精放入紗布袋內。鍋內加12杯水與上述藥材、粳米熬煮成粥，待涼後加入蜂蜜調味後即可食用。

(2) 桑椹果粥

【功效】補肝滋腎，益血明目。

【原料】桑椹罐頭50克，糯米100克，冰糖適量。

【做法】先將桑椹罐頭中的桑椹子搗爛（加入桑椹果汁）備用；米洗淨後加適量清水入砂鍋中煮粥，先大火煮滾，後轉小火，待粥熟後，加入搗爛的桑椹子和冰糖，稍煮一下，等冰糖溶化後即可食用。

（3）豬肝雞蛋粥

【功效】補肝明目。

【原料】豬肝50克，雞蛋1個，粳米50克，鹽、薑少許。

【做法】豬肝切細，與米煮粥，熟時打入雞蛋，加鹽、薑調味，稍煮就可以了。

第十四章

冬日養生，養腎進補正當時

冬季養生的重要原則是「養腎防寒」。腎是人體生命的原動力，腎氣旺，生命力強，機體才能適應嚴冬的變化。而保證腎氣旺的關鍵就是防止嚴寒氣候的侵襲。同時，冬季也要滋陰。冬季也是進補的最好時機，想要進補的人士不妨利用冬季這個進補的最佳時機。

冬季陽氣「收藏」，養腎防寒是重點

進入嚴冬，天氣寒冷，中醫學認為冬季是陰盛陽衰之時。寒為陰邪，易傷陽氣。而陽氣是生命之源，不可損耗。因此，冬季養生提倡「陽氣收藏」、「養腎防寒」。

入冬後，陰氣盛極，草木凋零，蟄蟲伏藏，萬物活動趨向休止，以冬眠狀態養精蓄銳。而這時，人體的陽氣也隨著自然界的轉化而潛藏於內，代謝也相對變得緩慢。正如《黃帝內經》中說：「冬三月，此謂閉藏，水冰地坼，無擾乎陽，早臥晚起，必待日光，使志若伏若匿，若有私意，若已有得，去寒就溫，無泄皮膚，使氣亟奪，此冬氣之應，養藏之道。逆之則傷腎。」

冬季自然界陰寒之氣旺盛，而人體的陽氣蓄於內必虛於外，即陽氣閉藏了，那麼對形體、器官等有形物質的保護作用，也相應的減弱了，所以我們更要注意避寒保暖，穿著上要去寒就溫，起居上要早臥晚起，運動要以靜爲主，少做劇烈的活動，儘量降低人體的新陳代謝，減少腎精的消耗。精神上要平和，使情志藏而不露，勿大嗔大悲大喜，使志若伏若匿。

另外，根據五行原理，冬季爲水，對應於腎，對應的味是鹹，根據五行相剋，水剋火，而火對應的是心臟，對應的味是苦，所以冬季飲食上應少鹹，冬季本腎氣旺盛，多食鹹會助腎之旺，轉而爲亢，亢盛就是不正常的了；宜增苦，因爲水剋火，所以食苦可以助心氣，以防旺盛之腎水剋伐心火；要忌食辛燥發散之物，以培補陽氣。同時又要注意防止溫補太過，鬱積化熱，所以宜適當吃些滋陰潛陽的食物，如黑木耳、鱉甲等。

冬季的季節特點是寒冷、陰濕。萬物陰陽的變化是陽氣閉藏於內，人體也應這樣。因此，冬季養生之道，應著重於「藏」字。

冬季如何「收藏」體內陽氣

一、**養腎爲先**　腎是人體生命的原動力，是人體的「先天之本」。冬季，人體陽氣內斂，人體的生理活動也有所收斂。此時，腎既要爲維持冬季熱量支出準備足夠的能量，又要爲來年貯存一定的能量，所以此時養腎至關重要。飲食上就要時刻關注腎的調養，注意熱量的補充，要多吃些動物性食品和豆類，補充維生素和無機鹽。羊肉、鵝肉、鴨肉、大豆、核桃、栗子、木耳、芝麻、紅薯、蘿蔔等，均是冬季適宜食物。

二、**精神調養**　爲了保證冬令陽氣伏藏的正常生理不受干擾，首先要求精神安靜。「無擾乎陽」，養精蓄銳，有利於來春的陽氣萌生。《黃帝內經》中「使志若伏若匿，若有私意，若已有得」的意思是說，在冬季應避免各種不良情緒的干擾和刺激，讓心情始終處於澹泊寧靜的狀態，遇事做到含而不露，祕而不宣，使心神安靜自如，讓自己的內心世界充滿樂觀喜悅的情緒。

三、**起居調養** 冬季作息時間應「早睡晚起」，起床的時間最好在太陽出來之後。因爲早睡可以保養人體陽氣，保持溫熱的身體，而遲起可養人體陰氣。待日出再起床，就能躲避嚴寒，求其溫暖。睡覺時不要貪暖而蒙頭睡。被窩裏的空氣不流通，氧氣會越來越少，時間一長，空氣變得混濁不堪。人在這樣的環境中睡覺，就會感到胸悶、噁心或從睡夢中驚醒、出虛汗，第二天會感到相當疲勞。

四、**飲食調養** 冬季飲食對正常人來說，應當遵循「秋冬養陰」，「無擾乎陽」的原則，既不宜生冷，也不宜燥熱，最宜食用滋陰潛陽，熱量較高的膳食爲宜。爲避免維生素缺乏，應多多攝取新鮮蔬菜。

五、**防病保健** 冬季是痲疹、白喉、流感、腮腺炎等疾病的好發季節，除了注意精神、飲食運動鍛練外，還可用中藥預防，如大青葉、板藍根對流感、痲疹、腮腺炎有預防作用；黃芩可以預防猩紅熱；蘭花草、魚腥草可預防百日咳；生牛膝能預防白喉。這些方法簡便有效，可以酌情採用。

冬寒也常誘發痼疾，如支氣管哮喘、慢性支氣管炎等。心肌梗塞等心血管病、腦血管病，以及痹證等，也多因觸冒寒涼而誘發加重。因此防寒護陽，是至關重要的。同時，也要注意顏面、四肢的保健，防止凍傷。

六、**做好保暖**　冬季要做好保暖，可緩衝外界寒冷氣候對人體的侵襲。要頭部保暖。如果不注意頭部保暖，頭部血管會因爲天氣寒冷而收縮，產生頭疼等症；要背部保暖，不然會出現頸椎、腰椎疼痛；腳部保暖，由於腳離心臟最遠，血液供應少且慢，因此腳的皮膚溫度最低。中醫認爲，足部受寒，勢必影響內臟，可引致腹瀉、月經失調、陽痿、腰腿痛等病症。

七、**學會放鬆**　平日繁忙的工作令人神經緊繃，可利用簡單肌肉鬆弛法，使人專心注意到自己身體肌肉的變化，藉以達到全身鬆弛狀態。如找個地方坐下，將心思集中在放鬆上，快速地拉緊身體某一塊肌肉持續5秒鐘，然後再慢慢地放鬆。反覆進行肌肉拉緊放鬆的動作，從頭、眼睛到腳趾，全身肌肉都可以進行。

八、**運動鍛鍊**　冬天，因爲氣候寒冷，許多人不願意參加體育運動。但正如俗話所說：「冬天動一動，少鬧一場病；冬天懶一懶，多喝藥一碗。」、「夏練三伏，冬練三九。」這些都說明，冬季堅持體育鍛鍊，非常有益於身體健康。

三九補一冬，來年無病痛

冬季是最佳的進補季節。正所謂「秋收冬藏」，冬季是人體處於收納的時節，這時補充的營養更容易吸收，是機體休養生息的大好時機。俗話說：「三九補一冬，來年無病痛」，這時適當的進補能為來年的身體健康打下良好基礎。

冬季進補是我國的民俗之一。中醫學認爲——「萬物皆生於春，長於夏，收於秋，藏於冬，人亦應之」，「冬三月，此謂閉藏」，也就是說，冬季是生機潛伏、陽氣內藏的季節，是一年四季中積蓄能量的最佳時機。

如在這個季節進行調補身體，則從某種程度上可起到改善人體的陰陽平衡、旺盛臟腑的氣血功能、提高機體抗病能力的作用。所以民間流傳著——「冬令進補，來年打虎」的俗語，這種說法是包含著一定科學道理的。

冬令進補應恪守以下三種功能——

一、要有保溫功能，即多吃能增加熱能供給，富含脂肪、蛋白質和碳水化合物的食物，包括肉類、蛋類、魚類及豆製品等。

二、要有禦寒功能，醫學研究表明，人怕冷與其體內缺乏礦物質有關。因此，應注意補充礦物質。中國人一般以——「五穀爲養、五果爲助、五畜爲益、五菜爲充」。只要不偏食，就可以保證人體對鉀、鐵、鈉等礦物質的需求。

特別怕冷的人可多補充一些邊根帶皮的蔬菜。專家認爲，這類蔬生長在土壤裏，其根部和皮殼中含有大量的礦物質及營養素。

三、要有防燥功能，冬季氣候乾燥，人們常有鼻乾、舌燥、皮膚乾裂等症狀，補充維生素B_2和維生素C十分必要。維生素B_2多存於動物的肝、蛋、乳中；維生素C主要存在於新鮮蔬菜和水果中。

那麼，是不是所有的人都要補呢？冬季進補需要根據個人體質而定，如果盲目亂補，非但達不到預期目的，反而還會出現不良反應，所以，在進補之前，最好先了解自身的體質狀況，這樣才能補得有效。

體質較差者，例如氣虛型，包括脾胃氣虛或肺氣虛者，比較適合食用人參、北芪、淮山等。「因爲這類型人常易疲勞、胃口差、精神狀態也不佳，所以適宜食用這些補氣的藥物。」其中，人參是較爲名貴的補氣藥物，有「大補元氣」之功。其可提高機體免疫力，增強抗病能力，還有調節人體膽固醇代謝和抑制高膽固醇血症。

血虛型則適宜食用補血類的藥物，例如：當歸、阿膠、鹿膠、熟地等。據介紹，血虛型的人常見的表現症狀爲瘦弱且面色蒼白，唇色、指甲顏色淡白，並且還會有頭暈眼花、心悸失眠、手足發麻、舌質淡、脈細無力等症狀，女性還會伴有月經顏色淡且量少的特點。

而陽虛型則適宜食用溫補陽氣的食物或者藥物。常用的有羊肉、巴戟、杜仲等，其中，羊肉的營養極爲豐富，不僅含有大量蛋白質和脂肪，而且還含有各種維生素及鈣、磷、鐵等人體所需元素，被人們喻爲冬季食補佳品。「陽虛類型的人在冬季非常怕冷，四肢冰涼，所以，這些補陽氣的食物和藥物，能夠幫助他們增強禦寒能力。」

體質特別虛弱者可食用鹿茸。鹿茸是雄性梅花鹿、馬鹿未骨化而帶茸毛的幼角，是一種名貴的藥材。鹿茸中含有膠質、激素、脂肪酸、氨基酸，及鈣、磷、鎂、鈉等成分，其性溫而不燥，能提高機體功能，對全身虛弱的人、久病體弱的患者，具有較好的強身作用。

明代名醫李時珍在《本草綱目》中稱鹿茸具有「善於補腎壯陽，生精益血，補髓健骨」等功效，是體內陽氣不足，腎氣虧虛者的冬季進補良藥。

現代研究表明，鹿茸能提高人體的工作能力，改善睡眠和食欲，並能減輕肌肉的疲勞，又具有類似性激素的作用。

冬季進補除了因人而異，還有地區的差異。不同的地區，有不同的地理環境和生活習慣，人體生理特點和病理改變也不盡相同。因此，在飲食及進補方面也應有所避就，才能達到防病治病，增進健康的目的。冬季一般採用溫辛回陽的食療方案，在西北嚴寒地區，用量宜多；在東南濕熱地區，用量宜少；而在高寒、高濕地區，宜食辛溫、辛熱、助火、補陽類食療原料，尤其忌食具有寒涼降瀉作用的食物。

冬季常見的重病信號

冬季，如果你身體覺得不舒服，或者有上面不適，那你一定要小心了，說不定你已經得了什麼病，如果你不在意它們，久而久之，潛伏在體內的某些病症就會爆發出來，讓你措手不及。因此，我們要警惕並了解一些重病的信號，做到有病早知道，這樣才不會延誤了病情。

寒冬是中老年人心腦肺等重病的多發季節，學會識別重病信號非常重要，可以幫助你及時去了解自己的病情，做到有病早預防，預防不了的就去到醫院去找醫生求助。人體常見的重病信號如下——

急性心梗的發病信號

急性心梗是冠心病發展的最嚴重結果，一般冠心病引起的心絞痛，通常不超過15分鐘，經休息或舌下含速效硝酸甘油片可以很快緩解，而且不會經常發作。如果近期心絞痛發作變得頻繁，或疼痛時間延長，疼痛經休息或含硝酸甘油也不能緩解，就要看作是急性心梗的先兆了。還有，過去從無心絞痛的人，突然出現心絞痛，並伴隨胸悶、心慌、氣短、噁心、嘔吐、面色蒼白、煩躁不安、有死亡將至的恐懼感等症狀，也是急性心梗即將來臨的先兆。

預防急性心梗的幾點措施——

（1）患有冠心病的中老年人要在醫生指導下堅持進行治療，服用中西藥物，如腸溶阿司匹靈、血管緊張素轉換　抑制劑、β－腎上腺素能受體阻滯劑或加服複方丹參滴丸、等藥。研究表明，阿司匹靈可抗血小板凝集，減少冠狀動脈內血栓形成；血管緊張素轉換　抑制劑能改善心功能，減少心臟重塑和變形；β－阻滯劑可改善心功能，降低心梗復發率和減少猝死發生。複方丹參滴丸可擴張冠狀動脈，保護心肌；

（2）控制高血壓，是防治冠心病和預防心梗的重要措施。高血壓患者應選用適合自己的降壓藥，並堅持每天服用，將血壓控制在130/85毫米汞柱以下。

（3）平時應參加適度的體育鍛鍊，以增強心肺功能，還可使冠狀動脈建立起側支循環，保證對心肌的血供。

（4）飲食以富有營養、清淡爲宜，多吃魚類、豆製品和新鮮蔬菜，不要暴飲暴食及酗酒。

（5）不要吸菸，因爲菸中的尼古丁等物質可促使冠狀動脈發生痙攣，加重病情，引發心絞痛和心梗。

（6）患有血脂異常、糖尿病者，應積極治療，控制好血脂、血糖。還要防治各種感染性疾病和便祕、腹瀉等。

（7）注重保持心理平衡，這點極爲重要。應盡力避免過度緊張、激動、焦慮、抑鬱等不良刺激，以一顆平常心過好晚年。有了心理平衡，才有生理平衡，各臟器功能正常，血流通暢，就會遠離心梗的威脅，健康長壽。

腦血管意外的發病信號

腦血管意外的發病信號表現在以下幾個方面——

運動障礙。逐漸或突然感到上肢和手腳軟弱無力，忽然間活動笨拙或不靈便。

感覺障礙。手腳或部分肢體突然麻木，冷、熱、觸等感覺變得十分遲鈍或消失。

語言障礙。談吐不清或聽不懂別人說話的意思。

視力障礙。出現短暫性視力模糊、偏盲或一過性失明。

共濟失調。突發頭暈、耳鳴、走路搖擺不穩。

精神狀態改變。或沉默寡言，或急躁多語，或嗜睡，或短暫性的意識喪失。

突發劇烈頭痛。沒有任何情況下，突然發生劇烈疼痛現象

預防腦血管病的幾點要求——

（1）改變不健康的生活方式。不健康的生活方式包括：運動過少、休息時間不規律、膳食營養成分攝入不合理等等。要教育人們注意採用健康的生活方式，多參加一些體育鍛鍊活動，注意勞逸結合。多吃一些含蛋白質、纖維素較高的食物和蔬菜、水果等，少吃鹽和高脂肪飲食。

（2）克服不良習慣。吸菸肯定對健康有害，更容易引起腦血管病，應下決心徹底戒除。否則不但害己，而且影響他人的健康。飲酒要適度，絕對不能過量。

（3）心腦血管患者宜食水果。①香蕉含鉀豐富，對高血壓患者維持血壓平穩十分有益。②蘋果含果膠、維生素C和鎂、鉀等微量元素，可降低血液中膽固醇含量，降低血壓和減少腦血栓的發病率。③奇異果能夠降低血液中的膽固醇的含量，對於防治高血壓等心血管疾病很有效。④鳳梨鳳梨汁中含有一定量的生物　及鳳梨蛋白　，這些物質能使血凝塊消散，並防止血凝塊的形成，對冠狀動脈和腦動脈血管栓塞有緩解作用。⑤山楂含有豐富的維生素C，具有促進脂肪分解，軟化血管，降低膽固醇等作用。

高血壓的重病信號主要有——

（1）原有高血壓病史，平時血壓尙穩定，現血壓逐漸或突然升高，達高壓180毫米汞柱、低壓130毫米汞柱以上。

（2）有越來越重的頭痛，走路不穩，腳似踩棉花。

（3）有頭暈、噁心、嘔吐，視物模糊，以及全身或局部肌肉出現抽搐。

高血壓病的防治建議——

注意勞逸結合。要想防治高血壓帶來的危害，最主要的環節還在於早期預防，預防是處理高血壓最有效的方法，否則等出現併發症就爲時過晚。建議患者要結合病情適當安排休息和活動，每天要保持8小時睡眠與適當的午休，並輕鬆愉快地與家人在林蔭道、小河邊、公園散步，這對絕大多數高血壓病人都是適宜的。當然若能適當地做體操，打太極拳，對保持體力，促進血壓恢復也十分有好處。

注意合理飲食。高血壓患者的飲食上應遵守低鹽、低脂、低熱量的原則，並注意飲食結構的合理搭配；飲食不宜過飽、過快；最好忌不良嗜好，如菸、酒等。從預防高血壓的角度，還應注意適當控制食鹽的攝入量，改變重口味的飲食習慣。研究結果表明，在人群中約有20%的人，就是由於食鹽過量而患有高血壓，這部分人醫學上稱爲鹽敏感者。此外，還有一些食品是天然的「降壓藥」，平時注意適當進食有助於降壓。

冬季少尿液可能是重病信號

冬季尿少也可能是重病信號。一般正常人24小時尿量約爲1500毫升至2500毫升，如果24小時尿量少於500毫升稱爲少尿。少尿在醫學上常是一些嚴重疾病的信號。出現少尿症狀的疾病有：

（1）腎臟本身的疾病。如急性腎炎、腎腫瘤、嚴重腎結核、腎功能衰竭等。由於腎臟功能受損，使尿量減少，當這類疾病引起少尿時，病情往往已較嚴重。

（2）進入腎臟的血流量減少。當病人在外傷失血過多、休克、心力衰竭、嚴重脫水等情況下，進入腎臟的血流量明顯減少，從而使腎臟產生功能性衰竭，出現少尿。

（3）尿路梗阻。輸尿管及腎盂結石、血塊、膿栓的阻塞，會使生成的尿液不能進入膀胱。如果不及時除去梗阻的原因，久而久之會使腎臟發生腎盂積水而影響腎功能。

注意發燒的症狀

發燒是疾病的常見症狀，有時來得快，去得也快。但有時病人發燒預示疾病趨於嚴重，甚至已達病危程度，應引起高度重視。當你有下面發燒症狀時，你要小心了——

（1）持續不退的高燒。持續數天的高燒（39℃以上），會使人體內抵抗力大大地削弱，病情也可能加重。

（2）高燒突然驟降。如果病人高燒突然降至正常溫度以下，同時出現渾身發涼、疲憊不堪等時，說明病情已發展到新的嚴重階段。

（3）臥床不起的高燒。如果病人發燒不久就感異常疲勞、精神極差、滴水不進、臥床不起，說明患者抵抗力極差，病情已經十分危重。

（4）發燒伴異常消瘦，發燒後消瘦明顯，甚至連走路也走不動，或是短時間內異常消瘦，則提示體內有較重的病變。

（5）發燒伴尿量顯著減少。如果發燒病人尿量很少，一天一夜僅有500毫升左右或更少，且有噁心嘔吐症狀，提示腎臟已受到損害，病情已經相當嚴重。

（6）發燒伴有身上長瘡。發燒病人遍身長瘡，可能是嚴重的細菌感染，細菌在血液中到處擴散的跡象，應謹防發生敗血症。

（7）發燒伴神志不清。發燒病人如神情淡漠，說話不清，或說胡話，煩躁不安等，說明病情已影響到腦部功能，再發展下去可能導致昏迷。如發燒伴有驚厥，也屬腦子受損的表現，應及時送醫院救治。

（8）發燒伴呼吸困難。若發燒病人出現呼吸困難、口唇發紺（紫）、心動過速等缺氧現象，表明病人心肺功能受損，是生命垂危的徵兆。

對於本節中所介紹的症狀，不管出現任何一種情況，病人都應及時治療，如果嚴重的話就應趕快送醫院救治，否則可能會造成無法估量的後果。

《本草》教你冬季飲食養生之道

前面已經講過，冬季是進補的最好時機，那麼在這個季節有哪些美味菜餚最適合享用，最有利於「收藏」體內陽氣，最有利於保暖呢？根據《本草綱目》的介紹，特向大家推薦幾道冬季的金牌菜單。

冬季氣候寒冷，人們爲了禦寒保暖，應多食用具有溫熱性質的食物，而少食用寒涼生冷食物。溫熱性質的食物包括糯米、高粱米、栗子、大棗、核桃仁、杏仁、韭菜、香菜、南瓜、生薑、蔥、大蒜等。其中，有一種叫「黃精」的植物，是冬季養生的首選。用它做出的菜餚，絕對是佳品。

黃精，是較理想的補養品之一，冬季中老年人不僅陽氣較弱，而且陰液多有不足。黃精其性平和，作用緩慢，可作久服滋補之品，既有補脾氣、脾陰，又有潤肺生津、益腎補精的作用，並且無大補溫燥之品可能帶來的副作用。

《本草綱目》載：黃精能寬中益氣，有五臟調良、肌肉充盛、多年不老、顏色鮮明、髮白更黑、齒落更生的功效，現代藥理實驗顯示：黃精具有降血糖及降血壓作用，還可增加冠狀動脈血流量，起降低血脂和延緩動脈粥樣硬化等作用。據測定，黃精含脂肪、蛋白質、多種氨基酸等有益成分，黃精的根莖含黏液質、澱粉及糖分。

以下是我們建議的幾種冬季養生食療——

（1）黃精瘦肉粥

【配料】黃精50克，豬瘦肉、粳米各100克，蔥、薑、鹽各適量。

【做法】蔥切段，薑切片；黃精洗淨，放入砂鍋內用文火煎煮20分鐘取汁，反覆煎煮兩次，將兩次煎好的藥汁混合一起；豬肉洗淨切成小丁；粳米淘洗淨，放入砂鍋內，注入藥汁，放入蔥段、薑片，用武火煮沸後，改用文火煮至肉爛粥稠，揀出蔥段、薑片，調入鹽即成。

【功用】益氣養血，養顏，適用於氣血不足。如面色蒼白、乏力、食欲不振、腹脹、自汗、心悸等症，常服肌膚潤澤容顏不老。

適合冬季的功能表除了黃精還有很多，黃精雖好，但一般人很難買得到，爲此我們還要爲大家介紹幾種美味的菜餚——

（2）川芎白芷燉魚頭

【原料】川芎，《本草別錄》還指出川芎能——「除腦中冷動，面上游風，去白芷性溫、味辛微甘、無毒。有祛風，消腫，止痛作用。」《本草綱目》指出白芷對「婦人血風眩暈」有效。

【做法】購買一個魚頭，加入3～9克川芎以及6～9克白芷（兩者都不宜過多），放在瓦煲內一起燉至魚頭熟軟即可。

（3）**蘿蔔燉牛肉**

【原料】白蘿蔔450克，牛肉（瘦）100克，大蔥15克，薑15克，料酒10克，醬油10克，鹽4克，八角3克，以及花生油40克。

【做法】將蘿蔔、牛肉分別洗淨，均切成2公分見方的塊，分別入沸水中略焯一下，撈出；鍋內加油燒熱，放大蔥段、薑塊、八角炸香，加入鮮湯、料酒、牛肉塊，燉至熟爛；）再放入蘿蔔塊，燒開，撇去浮沫；待蘿蔔塊熟爛，加入精鹽、醬油，揀出蔥、薑、八角不要；再撇去浮抹，出鍋盛入湯碗內即可趁熱食用。

〈全書終〉

國家圖書館出版品預行編目資料

本草綱目養生智慧全書，趙靜濤　著，
初版，新北市，新視野 New Vision，2023.01
面；　公分 --
ISBN 978-626-96569-3-6（平裝）
1.CST：本草綱目　2.CST：養生　3.CST：健康法

414.121　　111017374

本草綱目養生智慧全書

趙靜濤　著

出　　版　新視野 New Vision
製　　作　新潮社文化事業有限公司
製 作 人　林郁
電話 02-8666-5711
傳真 02-8666-5833
E-mail：service@xcsbook.com.tw

總 經 銷　聯合發行股份有限公司
新北市新店區寶橋路 235 巷 6 弄 6 號 2F
電話 02-2917-8022
傳真 02-2915-6275

印前作業　東豪印刷事業有限公司
印刷作業　福霖印刷有限公司

初版一刷　2023 年 1 月